U0281806

儿童常见器官移植护理

Nursing of Pediatric Organ Transplantation

崔璀　周恒宇 —— 主编

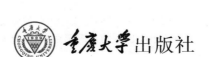

重庆大学出版社

图书在版编目（CIP）数据

儿童常见器官移植护理／崔璀，周恒宇主编. -- 重
庆：重庆大学出版社，2024.1
ISBN 978-7-5689-4255-3

Ⅰ. ①儿…　Ⅱ. ①崔…②周…　Ⅲ. ①儿童—器官移
植—护理　Ⅳ. ①R473.6

中国版本图书馆 CIP 数据核字（2023）第 230970 号

儿童常见器官移植护理

ERTONG CHANGJIAN QIGUAN YIZHI HULI

主　编：崔　璀　周恒宇
策划编辑：胡　斌　张羽欣
责任编辑：胡　斌　版式设计：胡　斌
责任校对：邹　忌　责任印制：张　策

*

重庆大学出版社出版发行
出版人：陈晓阳
社址：重庆市沙坪坝区大学城西路 21 号
邮编：401331
电话：（023）88617190　88617185（中小学）
传真：（023）88617186　88617166
网址：http://www.cqup.com.cn
邮箱：fxk@ cqup.com.cn（营销中心）
全国新华书店经销
重庆长虹印务有限公司印刷

*

开本：720mm×1020mm　1/16　印张：19.5　字数：321千
2024 年 1 月第 1 版　2024 年 1 月第 1 次印刷
ISBN 978-7-5689- 4255-3　定价：98.00 元

编委会

主　编:崔　璀　周恒宇
副主编:(按姓氏笔画排序)
　　　申玉洁　吴　娟　张　黎　易　强　屈　虹　高　洁
参　编:(按姓氏笔画排序)
　　　马金香　王寒凝　韦柳萍　邓　星　申玉洁　华　燊
　　　刘　巍　刘梅华　李　洁　李云兰　李佳佳　杨圣娅
　　　吴　娟　邱宏翔　邹天凯　张　黎　张世群　张晶洁
　　　陈军华　陈春利　易　强　周恒宇　周雅婷　屈　虹
　　　项　明　姚　娟　高　洁　高中敏　郭泓伶　崔　璀
　　　蒋　瑶　曾　嵘　赖丽婷　蔡　莹　廖运琳　潘小容
　　　魏小丽

序

　　器官移植术是"现代医学技术发展的巅峰"，被称为 20 世纪人类医学领域的三大进步之一。随着医学的发展和科技的进步，器官移植术为越来越多的终末期器官衰竭患者带来了福音，使疾病得到有效治疗，患者生存率和生活质量也得到了明显的改善。《中国器官移植发展报告（2020）》指出，我国器官捐献、移植数量均居世界第二位，每年约有 1500 名青少年、儿童通过接受器官移植手术而重获新生。据统计，我国每年实施的儿童肝移植手术量居全球首位，实施的儿童肾移植手术量居全球第二，儿童心脏移植和肺脏移植技术近年也取得了显著进步。

　　儿童器官移植的蓬勃发展，敦促儿童移植护理事业的快速进步和器官移植护理学科的持续发展。器官移植护理学是临床器官移植和护理学专业结合的学科，是移植团队工作中不可缺少的重要组成部分，在临床护理工作中，特别是围手术期，发挥着重要作用。同时，随着"生物-心理-社会医学模式"和"以儿童及家庭为中心的儿科护理模式"的提出，与儿童器官移植相关的医疗护理工作的范畴在扩展、服务内涵在深化、临床实践要求在不断提升，规范儿科临床器官移植护理工作迫在眉睫。临床工作急需一部针对儿童器官移植相关护理实践的指导性书籍，为儿童器官移植领域相关护理实践和研究工作提供理论知识与实践指导。

　　重庆医科大学附属儿童医院是集医教研于一体的国家三级甲等综合性儿童医院，是国家儿童区域医疗中心、国家一流本科专业建设单位、国家临床医学研究中心、国家发展和改革委员会优质医疗资源输出单位。该院自 2006 年开展儿童终末期肝病肝脏移植工作以来，至今已成功完成 300 余例儿童肝移植手术，创造了国内移植年龄最小、移植体重最轻、首例肝段移植等多项第一，获国家、重庆市政府及重庆市卫生健康委员会等多次嘉奖。同时，该院还具备全面的肾移植 MDT 专家团队，拥有全国儿童专科医院规模最大的肾脏移植病区等。该院致力于实现西部地区儿童器官移植中心的建设。

　　重庆医科大学附属儿童医院护理学科是国家临床重点专科、国家儿童医学中心儿科护理联盟协作单位、中华护理学会儿科护理专委会副主任委员单位、国家儿童区域医疗中心护理联盟质控中心，是中华护理学会京外专科护士培训临床教学基地(儿科和新生儿)、中国康复医学会儿童康复护理专科培训基地，也是重庆市小儿外科、新生儿、儿童ICU、儿童呼吸、儿童血液净化、儿童伤口造口等专科护士培训基地及儿童PICC专项技术培训基地，具备过硬的专科护士培养和临床护理专科实践指导工作基础和优质平台。

由国家级专科护士培训基地负责人、临床护理和医疗专家、医院管理专家、儿童营养和药学专家、儿外科专科护士带教师资或资深临床专科护士等组成的编写团队，在其丰富的临床工作基础上，结合移植学科的进展和理论知识，合力编撰了《儿童常见器官移植护理》。该书从理论出发，并结合具体临床案例，总结了儿童常见器官移植的护理工作及移植相关领域的护理知识，全面展示了儿童移植工作的详尽内容和具体要求，内容充实且实用。

《儿童常见器官移植护理》是我国儿科临床器官移植护理学领域的一部具有参考性和指导性的专著，相信它一定能为从事儿童器官移植临床护理工作的同仁提供很好的理论与实践指导。

李秋文

2023 年 8 月 8 日

前　言

近十年来，我国器官捐献和移植工作取得了突破性进展，器官捐献与移植体系经过系统化建设，逐步走上科学化、规范化的健康发展轨道。2019年，中华医学会器官移植学年会提出，我国器官移植发展的总体目标是全面深化供给侧结构性改革，推动器官移植发展"由数量规模型向质量提升型转变"，促进器官移植科学、平衡、规范和高质量发展。儿童器官移植工作面临器官捐献全流程优化，移植不同临床阶段工作差异性显著，儿童各个生长发育阶段所需理论知识、专业技能和多学科人员支撑全面性等挑战，儿童器官移植学科的高质量发展关键在于不同专业人员的全面和系统化发展。

随着临床器官移植技术的进步、护理模式的转变以及社会对医疗保健需求的变化，移植护理学得到了相应快速的发展。移植护理学是临床器官移植与护理学专业结合的学科，是移植工作中不可或缺的重要组成部分，器官移植的护理质量关系到移植手术的成败，与移植患者术后的恢复、并发症、生存质量和生存时间等密切相关。随着我国专科护士角色潜力的扩大，护理人员在器官移植中逐渐体现出专业而独特的价值。由于服务对象的特殊性，儿童器官移植护理学的实践要求更高：儿童的生长发育、生理功能和心理需求与成人有很大差异，因此需要在护理中尤其注重个性化和综合性照护策略；器官移植可能对儿童的生长发育产生影响，儿科护士需要密切监测儿童的生长情况，并及时调整治疗计划，保证儿童的健康发育；儿童器官移植患者及其家庭在心理和社会方面都面临着较大的压力，儿科护士需提供全方位的心理社会支持，促进与患儿及其家属的良性互动；儿童的免疫系统处于不断发展和成熟的过程，对药物的反应较成人有很大差异，儿科护士对患儿的药物管理和免疫状态观察要求更精准；儿童器官移植手术对患儿的身体和心理都是一次巨大挑战，儿科护士在器官移植管理中不仅要履行专业任务，还要促进学科成员互动，给予患儿前瞻性的信息支持及后续护理问题的协调管理等。重庆医科大学附属儿童医院的临床团队基于临床实践中积累的器官移植护理经验，查阅国内外大量文献，参考当前国内外该领域最新知识进展和技术，在多个领域的专家学者和临床实践者共同努力下,编写了这本《儿童常见器官移植护理》,希望能对我国儿童器官移植护理学的发展起到抛砖引玉的促进作用。

本书共九章,主要对包括学科和团队建设、儿科移植护士角色与素质要求、健康评估、营养管理、排斥反应及免疫抑制治疗和管理、器官移植病房感染与控制、儿童人体器官捐献和伦理、手术室和重症监护管理在内的儿童器官移植相关领域进行了介绍,并对儿童肝脏移植、儿童肾脏移植、儿童心脏移植和造血干细胞移植的相关理论和实践进行了详细阐述。本书结构清晰、内容简洁,并在专科护理部分呈现具体临床案例和解析,帮助儿科临床医务人员更好地理解儿童器官移植护理工作的特点、重点和难点。希望本书能激发从事儿童器官移植护理工作的同道们的探索精神,对临床护理质量的提高有所裨益,为儿童器官移植护理事业的发展贡献一份力量。

由于编写时间仓促,加上编者水平有限,书中难免有欠妥之处,我谨代表各位编者恳请各位专家和临床医护工作者批评指正,以便我们再版时修正。

在本书编写过程中,我们得到了重庆大学出版社的鼎力支持,在此谨表深切感谢!

崔　瑾　周恒宇

2023 年 8 月

目　录

第一章 儿童器官移植及移植护理学概述

第一节 儿童器官移植及移植护理学现状和发展

器官移植、微创手术、基因治疗被认为是 20 世纪人类医学发展史上的三大里程碑,人体器官移植技术的应用为无数患儿带来了"第二次生命",推动人类医学发展,被誉为"医学之巅"。人体器官移植是指摘取人体器官捐献人具有特定功能的心脏、肺脏、肝脏、肾脏或胰腺等器官的全部或者部分,将其植入接受人身体,以代替其病损器官的过程。器官移植是多种器官终末期疾病的有效治疗手段,能明显提高患者的近远期生存率和生存质量。儿童器官移植是当前医疗实践中一个复杂且具有挑战性的领域。我国儿童器官移植起步较晚,移植数量较少,但随着移植技术的逐步成熟,我国儿童器官移植得到了较快发展。《中国器官移植发展报告(2020)》显示,全球每年大概有 200 万人需要器官移植,全球平均器官供需比为 1∶20~1∶30。其中,中国每年约有 1 500 名青少年、儿童接受器官移植手术而重获新生。尤其是近年来,随着亲属活体供肝移植技术的开展,特别是儿童逝世后捐献器官数量逐渐增加,我国儿童器官移植取得快速发展。我国每年实施儿童肝移植逾千例,居全球首位;每年实施儿童肾移植近 400例,位居全球第二;儿童心脏移植和肺移植也取得显著进步。

我国开展的儿童器官移植主要为肝脏、肾脏和心脏移植,随着移植技术的逐步成熟,能够规范化开展儿童器官移植的移植中心数量逐年增加,术后的存活率也不断提高。然而,目前供体器官的短缺仍然是影响儿童器官移植发展的全球性问题。每年因无法等到合适供体器官而死亡的儿童超过 30%,远远高于成年患者。因此,儿童器官捐献协调、科学获取以及器官分配政策有效合理地实施,对挽救终末期器官功能衰竭儿童的生命尤为重要。我国开始全面实施公民逝世后器官捐献项目,儿童供体器官优先分配给儿童的国家政策的执行,以及"中国人体器官分配与共享计算机系统"的启动,已逐步帮助患儿在器官分配中获得更多益处。

另外,儿童器官移植伦理审核的不断规范,人们对器官移植伦理的认知不断提高,极大地提高了患儿家庭对儿童器官移植治疗手段的认可。我国经济的快速发展、卫生保健体制的改革、医疗保险制度的成熟也使更多的患儿有机会接受器官移植治疗,儿童器官移植事业将迎来发展的新阶段。

随着临床器官移植技术的进步、护理模式的转变以及社会对医疗保健的需求变化,移植护理学得到相应快速的发展。移植护理学是临床器官移植与护理学专业结合的学科,是移植工作中不可或缺的重要组成部分。器官移植的护理质量关系到移植手术的成败,与移植患儿术后的恢复、并发症、生存质量、生存时间等密切相关。器官移植护理学将整体护理理念和护理程序贯穿整个移植过程。随着疾病谱的变化和"生物-心理-社会医学模式"的提出,医疗卫生工作从原来的生物医学范畴扩展到社会医学和心理医学的广阔领域。护理工作也从原来的以疾病护理和以病人为中心的护理发展到以整体的人的健康照顾为中心的现代护理。同时,临床器官移植的复杂性也要求临床护理实践按照整体护理观,从生理、心理、社会等层面给予护理干预。

移植护理工作需要移植护士和移植协调员参与。移植护士不仅需要具备贯穿护理程序(评估、诊断、预期目标、计划、实施、评价)的评判性思维,而且要求在护理质量、继续教育、技术指导、护患沟通、职业道德、科研成果运用等方面具有更高、更强的专业能力。由于移植技术和管理的复杂性,移植团队内部成员之间、移植团队与移植团队之间、移植团队与其他领域专家之间的协调工作由新兴部门——器官获取组织(Organ Procurement Organization, OPO)统一管理。我国的人体器官捐献协调工作处于探索阶段,临床护理协调员主要指担任或者兼任移植协调工作的移植专科的注册护士。

医学技术的发展、医学模式的改变和整体护理观的形成,促使移植护理学的发展将循证护理融入现代护理发展趋势,使传统的经验主义护理模式向以循证为基础的新型护理模式转变。循证护理要求护士除了具备扎实的理论知识和过硬技能,还促进护士将科学的证据和临床经验、患儿需求相结合,保证护理工作在严谨、科学的轨道上运转。器官移植技术虽然取得了巨大突破,但是在整个移植过程的护理工作中仍然面临着许多问题,亟需提升护理人员的专科素养和循证思维能力,以实现器官移植的精准化和个性化护理。

(蔡　莹　崔　璀)

第二节　儿童器官移植多学科建设和护理团队建设要求

学科交叉融合是当前科学技术发展的重大特征,跨界融合逐渐成为常态。当前我国儿童器官捐献工作面临器官捐献的全流程优化,移植不同临床阶段、儿童各个生长发育阶段所需的理论知识、专业技能和人员的全方位支撑,多学科融合发展等是儿童器官移植学科建设的关键。

从具体工作流程而言,儿童逝世后器官捐献规范化流程主要包括器官捐献志愿者登记,潜在捐献者的识别与转介,死亡的判定,潜在捐献者与其器官功能的评估、管理及维护,与潜在捐献者家庭照顾者沟通,伦理审查与监督,器官分配,器官获取、保存与运输,缅怀纪念与人道关怀等环节。从器官移植质量管理和效益评估的角度阐述,移植成功率、存活率、功能恢复率、并发症发生率、移植患儿生活质量、生长发育质量等是衡量儿童器官移植工作和技术团队专业性的关键指标。儿童器官移植的多学科融合是指医学领域内二级学科的融合,包括移植、重症、神经、感染、肿瘤、影像、检验、手术室、营养、心理等专业,涵盖儿童和成人临床医学的综合发展;医疗领域与法律伦理、社会人文、经济学、管理学、儿童心理学、大众传媒等领域的学科融合。儿童器官捐献和移植作为一个复杂的医疗和社会行为,其多学科的专业理论支撑和多团队协作的实践模式符合推动我国器官捐献和移植事业高质量发展的根本要求。

护理人员在多学科协作的儿童器官移植工作中的作用日益重要。护理人员作为儿童器官移植患儿治疗与康复的全程参与者和直接照顾者,在多学科协作团队中起关键作用,特别是具有高水平和专长的专科护士,发挥着更大作用。器官移植专科护士核心能力包括理论知识、专业技能、评判性思维、专业发展、人际交往、团队协调、组织管理等能力。此外,作为儿童器官移植领域专科护士,在以儿童和家庭为中心的儿科护理要求下,对其沟通、协调、转介、指导和鼓励家庭参与等能力要求更高。

护理质量的高低与患儿结局有着密不可分的联系。儿童器官移植护理团队应重视并积极探索科学、安全的器官移植护理方案,包括开展围手术期精细化护理管理,关注感染、排斥反应、营养、功能恢复等影响器官移植受体预后的重要因素,基于儿童器官移植最新指南和操作规范,制订多学科协作护理方案;开展移植患儿术前全面营养评估及干预,为儿童受体移植手术及术后肠道功能恢复创造有利条件,实施分阶段营养管理,改善受体营养状况;实行严格感染预防和控制策略,降低术后感染风险;采用个体化的免疫抑制及排斥监测方案,早期识别及有效预防排斥反应;重视术后早期康复运动计划的制订和实施,促进康复进程;实施儿童和家庭成员有效心理干预;建立电子化个案管理档案,提高受体随访依从性,确保受体从医院顺利过渡到家庭照护等。

(崔　璀)

第三节　儿科护士在器官移植管理中的角色与素质要求

一、儿科护士在器官移植管理中的角色

儿童在原发病、器官功能、免疫及生理状态等方面具有其自身特点,因此儿科护士在器官移植管理中面临更多挑战。新形势下,儿科护士在器官移植管理中充当着临床护理专家、咨询者、教育者、研究者、协调管理者的角色。

(一)临床护理专家

为患儿提供护理服务是儿科护士的首要任务。儿科器官移植护士作为高级实践护士(Advanced Practice Nurse, APN)中的一个重要分支,在患儿移植护理管理方面具有较高的护理水平和技术专长,需要向器官移植患儿提供围手术期护理,包括对移植患儿健康需求的评估、健康问题的诊断、护理计划的制订、护理措施的实施、参与多学科的诊疗活动以及效果评价,并在患儿出院后提供延续照护服务。

（二）咨询者

儿科护士作为患儿和家庭照顾者的代言人，需利用心理学、社会学、医学以及其他学科的专业知识，为器官捐赠者、移植患儿和家庭照顾者提供全面的器官移植信息咨询；同时为卫生组织、卫生技术人员等不同群体提供移植管理咨询服务，在制订、实施患儿移植护理管理方案中具有战略性意义。

（三）教育者

健康教育贯穿患儿器官移植全程，儿科护士通过充分评估移植患儿及家庭照顾者学习能力、知识需求，根据其接受程度提供相宜的学习计划、学习资料并进行相关课程培训，帮助患儿及家庭照顾者确立健康信念，建立健康行为。此外，儿科护士还为器官移植相关医务人员及相关医疗机构提供指导培训，通过讲座、书籍、信息平台等形式分享专业知识。

（四）研究者

儿科护士在器官移植管理中还承担着以学术带动临床护理发展的责任。护士运用循证思维，通过临床实践发现问题、解决问题，设计参与研究项目，获得临床实践最佳证据，并将其应用推广，从而促进移植护理学科发展。

（五）协调管理者

器官移植患儿管理常由多学科团队成员组成，涉及医疗、康复、呼吸治疗、营养、药剂、心理、院感等多学科领域，儿科护士在器官移植管理中不仅要履行专业任务，而且要促进学科成员互动，给予患儿前瞻性的信息支持及后续问题的协调管理。同时，儿科器官移植护士是移植中心管理的理想人选，他们具有敏锐的临床创新能力，在器官移植护理质量方面发挥关键作用。

二、儿科护士在器官移植管理中的素质要求

儿童移植中的护理管理是一个系统工程，涉及供体选择、受体评估、器官保存、免疫抑制的应用和移植后随访等多个环节。护理工作是保证移植成功的必要条件，应为移植患儿提供全方位、个性化、精准化的护理。儿科护士需具备人文道德素质、专业素质、科学文化素质、身体心理素质四个核心素质。

（一）人文道德素质

良好的人文道德素质是儿科护士开展器官移植护理工作的基础。儿科护士应具备敬业精神、责任心、同情心、服务意识。器官移植供体短缺涉及供体利益保障、受体受益的实现和医务人员道德监管等系列医学伦理问题，儿科护士应基于伦理、法律、法规要求，将尊重生命、不伤害、公正和效用原则自觉纳入器官移植管理的临床实践中。

（二）专业素质

专业素质是儿科护士开展器官移植护理工作的首要和核心。器官移植是外科疑难手术之一，在提供全程移植护理过程中，儿科护士应掌握各类移植疾病专科理论、护理技能及移植围手术期的护理管理、并发症的观察与处理，善于观察与处理患儿病情变化的前驱症状、体征；同时熟练掌握各类急救技术，保障移植患儿护理安全。儿科移植护士作为高级实践护士，还应结合专业系统的知识，制订个性化护理方案，落实护理措施，评价移植效果，最终改善患儿的护理质量。

（三）科学文化素质

儿童器官移植作为现代医学技术发展高地领域，护士正积极地承担着提高护理质量、规范护理教育及促进护理学科发展的使命。儿科护士应掌握科研方法，及时关注儿童器官移植领域新技术及新动态，运用循证思维评判性使用现有研究成果，培养独立的临床判断和决策能力。现代医学教育发展迅速，儿科护士还应树立终身学习理念，具备专业发展能力，利用网络信息、讲座、远程教育等方式接受专业训练，切实改善移植患儿护理质量。

（四）身体心理素质

良好的身心素质是为移植患儿提供优质护理的重要保障。儿科护士在器官移植护理管理中，由于服务对象的特殊性及护理技能的高要求性，常产生角色压力、焦虑抑郁、道德困境等社会心理健康问题。移植受体在移植期间常面临着许多痛苦的情绪，如对器官的接受、对捐赠者的感受以及角色关系的变化，儿科护士需为移植患儿及家庭照顾者提供情感支持。儿科护士可通过体能锻炼、继续教育、建立职业认同感等多种方式，积极提升自我效能、工作成就感和护理专业价值。

（周恒宇）

第四节　器官移植儿童的健康评估要点

器官移植患儿的原发病、器官移植术的适应证和禁忌证,均需要在术前明确。器官移植儿童的健康评估有助于了解患儿全面的生理、心理和社会状态,对器官移植患儿的健康评估通常在医疗机构指定的场所进行。

（一）一般情况评估

（1）基本情况:姓名、性别、年龄、民族、籍贯、家庭地址和电话号码等;资料来源的可靠性和收集资料的时间等。

（2）主诉、现病史、既往史、手术输血史、家族史、药物过敏史:重点明确器官功能衰竭的病因、活检的具体报告、器官衰竭的症状和体征以及前期和正在进行的药物治疗。

（3）对全身各系统健康状况的整体回顾,尤其是可能影响移植手术或免疫抑制治疗、出现器官功能不全症状或体征等。

（二）生理状况评估

（1）生命体征:体温、呼吸、心率和血压。

（2）精神和意识状态评估。

（3）全身重要生命器官的功能评估:心脏、肝脏、肺脏、肾脏和脑。所有移植候选儿童均应行心电图,除心脏以外的移植候选者中,若有心悸、气促等主诉或体格检查有心脏杂音等均需要完善超声心动图。通过胸部 X 线片和脉搏氧饱和度进行血氧饱和度的评估,必要时进行肺功能测定。通过血清学肝肾功检测和腹部超声了解肝脏和肾脏功能。

（4）全身凝血功能、水与电解质、酸碱平衡和代谢状态的评估。

（三）其他实验室辅助检查

（1）ABO 血型检测:通常需要器官移植的患儿接受两次血型检查。

（2）器官组织配型和全身免疫功能评估:人类白细胞抗原（Human Leukocyte Antigen, HLA）、群体反应抗体（Panel Reactive Antibody, PRA）、免疫细胞相关分子检测。

（3）病毒血清学筛查:所有移植手术后的整体病毒感染率为 25%～30%。

儿童发生原发性病毒感染的比例是成人的 5 倍。病毒学的检测既可以判定受体是否能够接受移植手术,也可以预测受体术后感染的风险。通常需要检测以下几种病毒:人类免疫缺陷病毒(Human Immunodeficiency Virus,HIV)、肝炎病毒、疱疹病毒、巨细胞病毒(Cytomegalovirus,CMV)、EB 病毒(Epstein-Barr virus,EBV)和单纯疱疹病毒(Herpes Simplex Virus,HSV)等。

(4)其他病原体检测:在免疫抑制的个体中,弓形虫感染通常是致命的。弓形虫感染状况可以通过检测受体血液中的弓形虫抗体(如 IgG)得知。另外,所有候选者都需要接受结核检查,最常用的检查方法是结核菌素试验(PPD 试验)。若既往有暴露史或者接种卡介苗者可呈阳性反应,应结合胸部 X 线片可确诊。

(5)肿瘤筛查:若移植儿童接受免疫抑制方案,任何未检测出的,或者已经存在的癌症的机体,在免疫抑制药物作用之下,发生肿瘤的风险将明显增加,可能加重病情甚至导致死亡。

(6)其他实验室检查:血常规、尿分析、大便常规+隐血等。

（四）疫苗接种状态的评估

实体器官移植(Solid Organ Transplant,SOT)受体儿童免疫力低下,感染风险明显增高,尽量完善移植前麻疹、流行性腮腺炎、风疹联合疫苗(Measles-Mumps-Rubella,MMR)及水痘疫苗(Varicella Vaccine,VV)接种。因终末期肝、肾等脏器疾病等待脏器移植的儿童,无重度免疫功能抑制状态,推荐接种 2 剂次新冠灭活疫苗,在免疫抑制剂治疗前或者移植前 2 周完成接种。专家建议 SOT 受体儿童在移植手术前间隔 2 周及以上接种灭活疫苗,在移植手术前间隔 4 周及以上接种减毒活疫苗。

（五）营养状态评估

各类器官终末期病变通常导致不同程度的营养不良,增加了移植儿童的术后感染率、并发症发生率和死亡率。术前需要纠正营养不良、贫血、低蛋白血症和凝血功能障碍等情况。

（六）患儿和家庭照顾者的心理状态和依从性评估

由于接受器官移植儿童除了终末期器官衰竭导致的全身代谢紊乱以外,大多数都存在心理方面的巨大压力,因此患儿和家庭照顾者还需要接受相关的心理评估和专家咨询。医护人员通过面对面的交流和沟通,了解他们目前的心理和精神状态,掌握其认知、情感和意识等方面的变化,这是移植术前评估的重要组成部分。由于不同年龄阶段的儿童对疾病的认知能力有差别,因此需要根据不同年龄特点有针对性地进行心理状态和依从性评估。通过与儿童及其家庭照顾者、亲友的沟通、观察和心理干预等手段,密切关注与疾病相关的心理社会因素,尊重家庭的文化背景,及时地提供心理转介服务,帮助儿童和家庭建立积极应对方式和策略。此外,建议坦诚告知家庭照顾者,患儿移植后可能发生的并发症和心理变化,告知术后长时间应用免疫抑制剂带来的神经系统和精神方面的不良反应。指导患儿自我调节心情和缓解焦虑。同时,关注对移植家庭经济条件的评估,包括患儿是否购有医保、家庭经济支持是否充分等,能及时提供支持资源相关信息。

（蔡　莹）

第五节　儿童器官移植的家庭支持

儿童器官移植是一项复杂且艰难的手术过程,对患儿和家庭来说也是一次巨大的挑战和应激事件。在这个过程中,医护人员应该重视家庭的力量,发挥家庭的优势,助推家庭支持的建立,这对儿童的康复和生活质量具有关键的作用。

一、儿童器官移植家庭支持的内容

（一）提供心理支持

器官移植手术对儿童来说是一次非常特殊的经历,可能会引发焦虑、恐惧。在这个时候,家人的陪伴和鼓励对患儿的情绪稳定和积极心态至关重要。家人的支持和安抚可以帮助患儿减缓焦虑,并帮助他们面对手术和术后康复过程中的困难。

（二）给予日常生活支持

器官移植手术通常需要患儿住院一段时间,并需要术后长期康复。在这个过程中,家庭成员在医护人员指导下提供日常生活支持,如确保患儿按时服药、规范饮食和协助医疗团队进行康复训练。

（三）知识和信息的共享

家庭成员可以在儿童器官移植手术前积极了解手术的过程、风险和可能的并发症。他们可以与医疗团队沟通，获取必要的知识和信息，并在决策过程中提供支持和意见。针对年长儿，在医护人员帮助下，适时解释疾病的治疗、手术风险、自我管理策略和积极开发患儿共享决策能力等。

（四）提供社会资源支持

医护人员可以帮助家庭成员联系当地的社会服务机构，如慈善组织、义工机构；向家庭成员介绍一些专门为移植手术家庭提供支持的社区组织或团体；提供专业心理咨询师的联系信息，或将他们转介给专业的心理支持服务等。

（五）社交支持

儿童器官移植手术往往涉及长期住院和康复，这可能会让患儿感到孤独和与外界隔绝。家庭的支持可以帮助患儿保持社交联系，提供陪伴和关爱，有助于他们积极面对治疗过程。

（六）照顾家人的健康

在儿童器官移植过程中，家人面临巨大的压力和负担。因此，患儿的家庭成员也需要得到支持和照顾，以确保他们有足够的体力和精力来应对这个挑战。

总的来说，儿童器官移植的家庭支持是至关重要的，它可以在患儿的身体和心理康复过程中提供必要的支持和安全感。家庭成员的陪伴、关心和鼓励可以帮助患儿克服困难，更好地适应新的生活状态，并最终提高手术成功和康复的机会。

二、医护人员与器官移植儿童及其家庭照顾者的沟通策略

医护人员与器官移植儿童及其家庭照顾者的沟通策略是家庭支持的关键部分，对儿童的康复和家庭的心理健康都具有重要影响。

（一）良好的沟通策略促进有效家庭支持的建立

（1）提升信息共享和理解。医护人员可以通过与家庭成员进行积极的沟

通,提供关于器官移植手术的详细信息。帮助家庭成员更好地理解手术的过程、风险和术后康复,从而做出更明智的决策。同时,医护人员也应该倾听家庭成员的问题和疑虑,及时解答,增进家庭对治疗计划的信心。

（2）提供心理支持。术前、术中和术后,儿童及其家庭成员可能会经历情绪的波动和压力。医护人员通过与他们进行情感上的交流和共情,可以提供必要的心理支持。理解家庭的情感需求,并提供安慰和鼓励,有助于减轻他们的紧张和恐惧,使他们感到不再无助。

（3）促进家庭参与和合作。通过有效的沟通,医护人员可以鼓励家庭成员积极参与患儿的治疗和康复过程。家庭成员在康复期间可能需要承担一些照顾和监护的责任,积极参与的家庭成员可以为患儿提供更全面的支持,促进康复的进展。

（4）推进康复计划的制订和执行。医护人员与家庭成员共同制订康复计划,并确保家庭理解和遵循医嘱。这有助于确保患儿在康复过程中得到适当的护理和治疗,以达到最佳的康复效果。

（5）及时解决患儿和家长的疑虑。器官移植儿童在康复阶段可能遇到各种问题和困难。医护人员通过与家庭成员保持定期沟通,可以及时了解问题,并提供必要的解决方案或转介给相应的专业人员。

医护人员与器官移植儿童及其家庭照顾者的有效沟通,可以促进信息共享、提供心理支持、鼓励家庭参与和合作,帮助制订和执行康复计划,并及时解决问题。通过有效的沟通,医护人员可以建立与患儿家庭的信任关系,使患儿家庭成员更有信心应对手术和康复的挑战,为儿童的康复创造良好的环境。

（二）与器官移植儿童及其家庭照顾者的沟通策略

医护人员与器官移植儿童及其家庭照顾者的沟通是确保手术成功和康复顺利进行的关键因素之一。以下的沟通策略可以帮助建立积极的医患关系。

（1）清晰简明的语言。医护人员应该用清晰简明的语言与患儿和家庭照顾者沟通,避免使用过于专业的术语,造成误解。应使用容易理解的词汇和表达方式,确保患儿和家属能够充分理解医学信息。

（2）尊重和共情。医护人员应该尊重患儿及其家庭成员的感受和情绪,展现共情和理解。移植手术可能使患儿和家庭成员处于明显的情绪波动状态,医护人员的理解可以帮助建立信任,让他们更容易接受和遵循治疗方案。

（3）提供透明信息。医护人员应该提供透明的信息，包括手术过程、风险、康复期望等。回答家属的问题，并帮助他们理解术后可能出现的情况，以减轻他们的不安和担忧。

（4）建立有效沟通渠道。确保与患儿及家属建立有效的沟通渠道，使他们可以随时向医护人员提出问题和疑虑。提供联系方式，让家属在需要时能够方便地与医护人员联系。

（5）团队合作。医护人员应该与其他专业团队成员紧密合作，确保信息传递准确一致。整个团队应该协调一致地向患儿及其家属传达相关信息，避免出现信息混乱和冲突。

（6）定期沟通。医护人员应该定期与患儿及其家属进行沟通，及时更新他们的治疗进展和康复计划。通过定期的沟通，家属可以更好地了解患儿的情况，并参与决策。

（7）教育支持。为患儿及其家属提供有关器官移植术的教育支持，让他们了解手术的过程、术后护理知识技能和预期效果。教育可以增加他们对治疗的信心，提高配合度。

（8）倾听意见。医护人员应该倾听患儿及其家属的意见和建议，尊重他们的意愿和选择。与患儿及家属共同商讨治疗计划，使他们能够主动参与决策。

（9）与器官移植患儿及其家庭照顾者的语言沟通技巧。语言沟通是最常用、最直接的交流方式。在与患儿进行语言沟通时，要注意恰当地使用"请""请稍候""谢谢你的协助""小朋友"等礼貌性语言让他们感受到被尊重。耐心倾听患儿及家属的想法，对患儿的遵医行为表示肯定，鼓励患儿配合日常护理操作。

（10）与器官移植患儿及其家庭照顾者的非语言沟通技巧。非语言沟通如面部表情、眼神接触、触摸等也是儿科护理工作中的重要沟通交流方法。患儿通常对非语言交流较为敏感，能够从护士的行为、语气声调等感知其态度。熟练使用非语言交流有助于护理人员积极获取患儿感受，例如与患儿交流时，保持同一水平的眼神交流以示尊重与关心；关切地抚摸孩子的额头让孩子感受到被关爱等。

医护人员与器官移植儿童及其家庭照顾者的沟通应该是开放、尊重和透明的。通过有效的沟通策略，医护人员可以建立良好的信任关系，让患儿及其家属更好地理解治疗过程，更积极地参与康复，从而提高手术成功和康复的机会。

三、对器官移植儿童的心理反应的积极关注和干预

器官移植儿童在手术过程和术后康复期间面临着巨大的心理压力和情绪波动。家庭是儿童生活中最重要的支持体系之一,医护人员应积极关注患儿和家庭成员的心理反应并及时干预,是提供有力的家庭支持的重要部分,以确保他们在康复过程中获得积极的心理支持和照顾,从而促进康复的顺利进行。

（一）器官移植儿童常见的心理反应

（1）恐惧和不安。对于许多器官移植儿童来说,手术过程本身可能是一次未知和具有挑战性的经历,他们可能会感到害怕和不安。担心手术的风险、疼痛和术后康复的不确定性是常见的心理反应。

（2）焦虑和紧张。器官移植是一项复杂的手术过程,术前和术中的紧张情绪在儿童中较为普遍。术后,儿童可能会对自己的身体有一定程度的担忧和焦虑。

（3）分离和孤独感。在手术期间,儿童可能需要长时间住院治疗,与家人和朋友分离,导致他们感到孤独和失落。特别是对于年龄较小的儿童来说,分离和孤独感可能更加强烈。

（4）抑郁和悲伤。器官移植儿童可能会因长期住院和康复过程中的限制而感到沮丧和悲伤。他们可能会想念正常生活和与同龄人的互动。

（5）自我身份和自尊。器官移植可能会对儿童的自我身份和自尊心产生影响。他们可能会因与同龄人的不同而感到自卑,或对自己的身体形象产生负面感受。

（6）希望和乐观。尽管面临许多挑战,一些器官移植儿童也可能保持积极的态度和乐观的心态。他们对康复和未来的希望可能会帮助他们更好地应对困难。

器官移植儿童的心理反应是多样且复杂的。医护人员和家庭成员的积极关注和心理支持可以帮助儿童更好地应对情绪波动和心理挑战,促进他们的心理健康和康复进展。及早识别和干预可能存在的心理问题,提供专业的心理支持,对儿童的康复过程至关重要。

（二）器官移植儿童的心理干预和家庭支持策略

（1）早期识别。器官移植患儿手术前后心理状态直接关系到患儿预后。早期识别患儿的负性情绪及消极行为，争取患儿及家庭照顾者的合作，实施必要的心理干预或药物治疗，帮助患儿早期实现心理和生理的康复。

（2）情感支持。医护人员和家庭成员应当向儿童表达关心和支持，让他们感受到情感上的陪伴。倾听他们的感受和情绪，让他们能够宣泄和发泄内心的压力和不安。

（3）提供信息和教育。医护人员和家庭成员可以向儿童提供有关器官移植手术和康复的详细信息和教育。通过讲解过程和风险，帮助儿童理解手术和康复的过程，减轻他们对未知的恐惧。例如，在器官移植手术前，手术室护士应加强术前访视，向患儿及家庭照顾者做自我介绍，询问患儿和家庭照顾者的需要，解答家庭照顾者的疑惑，与患儿建立友好关系；向患儿介绍手术室及 ICU 环境，以缓解患儿对陌生环境的恐惧感。采用儿童容易接受的方式介绍手术和麻醉过程、手术风险及配合工作、术后治疗与护理，让患儿及家庭照顾者了解移植手术。

（4）减轻分离感。在儿童住院治疗期间，家庭成员可以定期探访，给予他们陪伴和支持，减轻分离感。同时，医护人员也可以鼓励儿童与其他同龄病友交流，减少孤独感。

（5）专业心理干预方法。专业医护人员可以对儿童进行心理状况和应激水平及时筛查和干预，例如采用认知行为疗法、沙盘游戏治疗、正念疗法、情绪疏导等方法，帮助他们应对焦虑、紧张、抑郁等负面情绪。

（6）建立支持网络。家庭成员可以与其他有类似经历的家庭联络，分享经验和情感，建立支持网络。提倡同伴鼓励，医护人员提供优秀范例，通过同伴交流，鼓励儿童和家庭感受到彼此的理解和共鸣，建立战胜疾病的信心。

（7）提供心理资源。医护人员和家庭成员可以提供儿童所需的心理资源，如心理咨询、心理支持小组等，为他们提供更全面的心理帮助。

综合运用以上干预策略，医护人员和家庭成员可以帮助器官移植儿童更好地应对心理反应，促进他们的心理健康和康复进展。这种综合性的支持对儿童的康复过程至关重要，有助于缓解情绪困扰，增强抗挑战能力，为他们创造更良好的康复和成长环境。

四、以家庭为中心的儿科护理模式建立支持策略

器官移植儿童家庭照顾者具有普遍而强烈的负面经历。家庭照顾者因承受过重心理压力、经济压力和照护负担，导致家庭生活质量降低。在临床工作中，护理人员需关注患儿家庭照顾者的应对方式，提供良好的家庭支持。

围绕以家庭为中心的护理（Family-centered Care，FCC）模式建立有效的应对方式。FCC 是指将家庭视为一个整体，儿科护理实践者和家庭合作，尊重合作关系中每个人的力量、文化、传统和特长，共同促进儿童健康。以家庭为中心的护理实践者包括儿科医护人员、社区人员及义工等，以合作互助的关系照护患儿，同时发挥整个家庭的重要作用。

以家庭为中心的护理核心是尊重患儿和家庭、传送健康信息，尊重家庭照顾者的选择权；强调患儿、家庭及照顾者间的协作，给予力量和支持。尊重移植患儿家庭的文化信仰、与家庭成员交流和倾听需求；根据器官移植不同阶段的特点，给家庭提供信息支持和情感支持，鼓励患儿和家庭照顾者对健康问题做出选择和决定的权利。通过多媒体授课、角色扮演、访谈等多种方式，向家庭普及相关疾病知识、日常护理及自我管理技能。通过自我表达干预法，鼓励家庭照顾者表达对孩子器官移植治疗的看法、经历、感受及未来打算等，提高器官移植患儿家庭照顾者的创伤后成长水平。器官移植患儿需要漫长的治疗和康复，建议建立儿童器官移植家庭的创伤后应激障碍、抑郁、焦虑和儿童养育压力的持续支持系统，助力器官移植儿童家庭成长，有效提升器官移植儿童的家庭应对水平。

五、器官移植患儿临终关怀的家庭支持

临终关怀是指对预计生存期只有半年甚至更短时间的疾病终末期患儿及家庭照顾者，提供身体、心理、社会等方面的照护服务，以达到提高患儿生命末期生存质量、维护家庭照顾者身心健康的目标。器官移植患儿家庭经历了器官移植术前治疗决策、手术风险应对、术后康复治疗的全部或部分治疗过程，但是仍然不能逆转孩子死亡的现实，家庭照顾者有深深的无助感。患儿临终阶段，医护人员应以医疗为主的治疗转变为以护理为主的照护，帮助患儿平静地度过

生命最后时光,减轻患儿痛苦和增进舒适,给予家庭照顾者情感支持。

器官移植患儿的临终关怀和家庭应对的支持是一项非常敏感和复杂的任务。以下是关于器官移植患儿临终关怀和家庭应对的支持策略。

（一）舒适和缓解痛苦

确保患儿在临终阶段得到舒适和最佳的疼痛缓解。有效的疼痛管理可以减轻患儿的痛苦,提高其生活质量。对患儿疼痛的预防和管理是器官移植患儿临终关怀最基本的工作。护士应指导家庭照顾者评估识别患儿疼痛,采取疼痛"三阶梯"治疗原则,定时、定量进行个体化治疗,并依据疼痛情况予以调整。对于无法控制疼痛的患儿,可由麻醉医师进行疼痛控制的辅助治疗。

（二）安宁的环境

提供舒适、宁静的环境,让患儿和家庭成员能够在安详的氛围中度过最后的时光。为危重症患儿提供空气新鲜、光线充足、具有儿童特色的病房环境,开设家庭成员陪伴床,提供资源让患儿参与学习和游戏,减少患儿痛苦。对较大患儿可通过访谈、音乐疗法、舒适的体位、治疗性抚摸等,鼓励患儿表达自己情绪;对婴幼儿实施母乳喂养、感觉刺激、非营养性吸吮、襁褓等方法,增加其舒适感。

（三）尊重和隐私保护

尊重患儿和家庭的意愿,为他们提供隐私保护和自主权,允许他们在临终时选择与家人团聚的方式。提供专业的心理支持,帮助患儿和家庭成员应对临终时的情绪和心理困扰。

（四）与患儿和家庭成员保持开放、真诚的沟通

充分了解患儿和家庭成员的需求和感受,尊重他们的意愿。鼓励家庭成员分享与患儿的美好回忆,帮助他们化解不舍和不安。

（五）提供社会支持资源

医护人员可以帮助家庭成员联系当地的社会服务机构,如慈善组织、义工机构等,也可以向家庭成员介绍一些专门为面临丧亲的家庭提供支持的社区组织或团体,这些组织可能有专业的悲伤辅导员或抚慰悲伤的志愿者,能够陪伴家庭成员渡过难关。

（六）跨文化关怀

考虑到不同文化关于临终关怀的差异,医护人员应尊重患儿和家庭的文化信仰和习惯,提供符合其价值观的服务。为家庭成员提供适合的临终关怀教育,帮助他们理解和应对这个过程中的各种情绪和反应。

（七）提供情感支持

医护人员应该给予家庭成员充分的情感支持,理解他们的痛苦,鼓励他们宣泄情绪。

（八）提供家庭时间

尽可能满足家庭成员在患儿临终时的愿望,让他们有机会团聚,陪伴患儿度过最后时光。

（九）建立长期支持

医护人员可以建议家庭成员寻求心理咨询和辅导,专业心理咨询师能够帮助他们处理悲伤和情绪,提供情感支持,促进情绪的调适;通过社区和社团组织,安排定期的随访,与家庭成员保持联系,了解他们的近况和需求。让家庭成员感到被关心和支持,并及时发现潜在的问题;医护人员可以建议家庭成员参加患儿家庭支持小组或悲伤辅导小组。在这些小组中,他们可以与其他家庭分享经验,找到理解和共鸣。

（张 黎 崔 璀）

第六节　儿童器官移植围手术期营养管理

一、供受体营养状态的判定

（一）受体营养状态判定

所有儿童移植受体均应在入院 24 小时内完成营养风险筛查(一般由护士完成);然后针对存在营养风险者行全面营养评定(由富有经验的营养师或医师完成),营养风险筛查和营养评定均需根据受体情况定期重复进行。目前,国际上尚无针对器官移植患儿设计的营养风险筛查工具和营养评定方法。

1.营养风险筛查

各医疗机构可结合自身情况选择下列常用工具,如营养状况和生长发育风险筛查工具(Screening Tool for Risk of Nutrition Status and Growth,STRONGkids)、儿科营养不良筛查工具(Screening Tool for the Assessment of Malnutrition in Pediatrics,STAMP)、儿科 Yorkhill 营养不良评分工具(Pediatric Yorkhill Malnutrition Score,PYMS)等。

2.营养评定

营养评定包括人体测量、膳食摄入量、实验室指标、临床表现及病史,临床应用中可根据实际情况选用或组合下列指标。

(1)营养相关病史。是否存在影响营养状况的疾病,评估疾病严重程度;询问用药情况、手术史、过敏史、生长发育史等。

(2)膳食调查。详细询问并记录膳食摄入量和食物种类,经专业营养软件计算分析,将结果与相应性别和年龄儿童膳食营养素参考摄入量(Dietary Reference Intakes,DRIs)进行比较,了解调查对象膳食情况。

(3)体格测量及评估。体格测量指标包括身高、体质量、头围、中上臂围、肱三头肌皮褶厚度等。儿童营养不良的评价方法多采用 Z 值评分法,如表 1.6.1 所示。或利用生长曲线图判断儿童生长是否偏离。

表 1.6.1　儿童营养不良 Z 值评分法诊断指标

指标	年龄(岁)	营养不良(Z 值)		
		轻度	中度	重度
年龄别身高	0~15	−2.0~−1.0	−3.0~−2.0	≤−3.0
年龄别体质量	0~15	−2.0~−1.0	−3.0~−2.0	≤−3.0
身高别体质量	0~2	−2.0~−1.0	−3.0~−2.0	≤−3.0
BMI	>2	−2.0~−1.0	−3.0~−2.0	≤−3.0

注:BMI(Body Mass Index)为体质指数,BMI=体重(kg)÷身高^2(m^2)。

(4)实验室检查。临床常用指标包括:各种营养素;血浆(清)蛋白,如白蛋白、前白蛋白和视黄醇结合蛋白;免疫指标,如免疫球蛋白、外周血淋巴细胞;其他常见指标,如血红蛋白、血糖、尿酸、尿素氮、肌酐。

(5)其他。包括人体成分分析、双能 X 线骨密度检测、肌力及体能测试等。

（二）供体营养状态判定

1.儿童供体

儿童供体的营养状态判定方法可参考上述移植受体的营养状态判定。

2.成人供体

成人的营养风险筛查和营养评定标准与儿童不同。

（1）营养风险筛查。成人可使用营养风险筛查2002量表（Nutrition Risk Screening 2002，NRS 2002）。

（2）营养评定。成人可参考全球营养领导层倡议营养不良诊断标准（Global Leadership Initiative on Malnutrition，GLIM），包括3项表现型指标和2项病因型指标。表现型指标：①非自主的体重减轻，②低BMI，③肌肉量减少。病因型指标：①食物摄入或吸收减少，②疾病负担或炎症。当满足至少1项表现型指标和1项病因型指标时认为存在营养不良。

二、儿童器官移植围手术期营养状况及机体代谢特点

（一）营养状况

儿童器官移植围手术期营养问题较普遍，包括蛋白质-能量营养不良、生长发育障碍、肌肉减少症、低蛋白血症、贫血及多种营养素缺乏等。接受器官移植的患儿发生营养不良的原因较多，如手术应激、某些药物使用、肿瘤放化疗等可引起胃肠道症状、口腔黏膜炎及味觉障碍，导致营养素摄入减少、吸收障碍或丢失。此外，脏器功能衰竭或遗传代谢性疾病患儿往往需限制食物种类和量，导致营养素摄入不足。

（二）机体代谢特点

器官移植儿童围手术期机体代谢有其共同点，移植术前脏器功能不全，机体往往处于高分解代谢状态。移植术后早期，机体处于严重应激状态，同时移植器官功能尚未恢复，影响机体对糖、蛋白质及脂肪的代谢，主要表现为糖代谢紊乱、蛋白质分解增加和合成减少、瘦组织消耗增加及负氮平衡。

不同的器官移植或不同疾病状态机体代谢有其各自特点。肝移植围手术期患儿可存在糖、蛋白质和脂肪代谢紊乱，出现低血糖，低蛋白血症、高氨血症；合并胆汁淤积时也可存在脂肪吸收不良和脂溶性维生素吸收障碍。慢性肾脏

病（Chronic Kidney Disease，CKD）终末期患儿可出现血脂升高、电解质紊乱、氮质血症、糖耐量下降、贫血、高尿酸血症以及钙磷代谢失调、维生素 D 缺乏。心功能不全患儿，容易出现肠道缺血和肠壁水肿，导致营养素的吸收减少和丢失增加。肿瘤患儿化疗可导致胃肠黏膜受损，常合并感染及肝肾功能损害、造血干细胞移植后可出现消化道急性移植抗宿主反应等。

三、儿童营养支持治疗

器官移植围手术期的营养支持既具有一般应激患儿营养支持的共性又具有其自身营养支持的特性。移植围手术期应根据受体的营养状况、胃肠功能、疾病特点等进行合理的肠内营养（Enteral Nutrition，EN）和/或肠外营养（Parenteral Nutrition，PN）支持。营养支持优先选用肠内营养，如肠内营养不能满足能量需求或无法进行肠内营养时，需及时提供肠外营养。

（一）肠内营养

（1）肠内营养禁忌证。肠梗阻、重度消化道出血、肠缺血、肠坏死、高流量肠瘘、严重休克等。

（2）肠内营养方式。①口服营养补充；②管饲营养：可根据胃肠道耐受性选择推注法、间歇输注法和持续输注法。

（3）肠内营养制剂。肠内营养制剂的选择取决于移植受体的营养状况、消化道功能和液体负荷能力。婴儿一般首选母乳，儿童常用肠内营养制剂及适应证如表 1.6.2 所示。

表 1.6.2　儿童常用肠内营养制剂及适应证

制剂类型	适应证
标准配方	胃肠道功能正常
高蛋白配方	高分解代谢状态，创伤愈合期
高能量配方	限液，高消耗高能量需求
短肽配方（含 58%MCT）	1 岁以上消化或吸收功能受损/胆汁淤积/脂肪吸收障碍/乳糜胸（腹）

续表

制剂类型	适应证
深度水解蛋白配方（含一定比例 MCT，部分不含乳糖）	轻中度牛奶蛋白过敏，消化或吸收功能受损，1 岁以内胆汁淤积/脂肪吸收障碍/乳糜胸（腹），乳糖不耐受
氨基酸配方	严重牛奶蛋白过敏，消化或吸收功能受损
专病配方	肾病、肝病、遗传代谢性疾病

注：MCT（Medium Chain Triglyceride）为中链甘油三酯。

（二）肠外营养

肠外营养期间，需根据患儿病情制订合适的方案并定期监测相关指标，防止肠外营养相关并发症发生。肠外营养的具体实施方法参考 ESPGHAN/ESPEN/ESPR/CSPEN 于 2018 年联合发布的《儿科肠外营养指南》（*Guidelines on Pediatric Parenteral Nutrition*）。

（三）移植术前营养支持

移植术前营养治疗的目标包括改善营养状况，治疗营养相关并发症，维持机体有效代谢和器官、组织功能，提高手术耐受性。轻度营养不良者，建议术前短期（7~10 天）营养支持；重度营养不良者，需 14 天甚至更长时间营养支持。具体的营养方案需根据受体实际情况而定，如年龄、体重、营养状况、代谢状态、器官衰竭类型及程度、胃肠道功能情况及并发症等。CKD 患儿移植术前能量、蛋白质、电解质、铁和维生素摄入量可参考 2021 年儿童肾脏营养工作组（Pediatric Renal Nutrition Taskforce，PRNT）推荐的膳食摄入量和 2009 年美国肾脏病预后质量倡议（Kidney Disease Outcomes Quality Initiative，KDOQI）。晚期肝病儿童能量需求高，静息能量比正常同龄儿高 30%~40%；胆汁淤积患儿可使用高 MCT；肝病无高血氨者不应限制蛋白质摄入。根据相应指标水平合理补充脂溶性维生素及矿物质。心功能不全患儿需限制钠盐及液体摄入，避免循环负荷过大加重心衰。

（四）移植术后营养支持

移植术后早期，机体处于分解代谢状态，同时存在排斥、感染等风险。因此，术后早期营养治疗目标为满足分解代谢需求，促进手术创口愈合，维持内环境平衡，补充丢失的营养储备，促进新的免疫平衡。移植术后若肠道功能存在且无禁忌时，鼓励术后 24～48 小时开始肠内营养，注意选择合适的喂养方法，避免误吸。如肠内营养供能不足，待血流动力学稳定后行肠外营养。

移植术后机体能量消耗可参考 Schofield-HTWT 公式计算静息能量消耗，再结合患儿代谢特点、营养状态及活动量变化动态调整；有条件的医疗机构最好采用间接测热法测定。术后需根据代谢需求和生化指标补充电解质。肝移植术后常规补充脂溶性维生素。心、肺移植术后需注意维持机体内环境稳定。造血干细胞移植术后常伴中性粒细胞缺乏，移植围手术期需无菌饮食。

儿童器官移植围手术期积极的营养支持，不仅关系到移植器官的功能，而且还与移植受体的生存和术后并发症密切相关。规范的围手术期营养管理，能减轻患儿分解状态和瘦体组织丢失，促进蛋白质合成，从而减少并发症的发生，为最佳的创伤愈合和恢复提供保障。

（高中敏）

第七节　儿童移植的排斥反应及免疫抑制治疗

近几十年来，随着免疫学不断发展，免疫抑制剂不断研发，移植配型技术不断改善，器官保存和外科技术不断精进，器官移植技术得到了空前发展，移植物和患儿的存活率大幅提高。但是，器官移植相对于一些疾病来讲，仍然是一个前期阶段，存在很多影响器官移植质量的因素，如缺血再灌注、移植物功能延迟恢复、急性或慢性排斥反应、亚临床炎症/排斥状态，以及器官的长期存活等，都是器官移植领域中亟待解决的问题。特别是儿童器官移植，免疫治疗方案大多延续成人，因儿童的免疫系统与成人存在差异，也就导致了儿童移植术后的免疫治疗与成人有不同的侧重点，需要更多的关注与研究。

一、移植排斥反应的概念、机制和类型

排斥反应本质上是机体针对异体移植物抗原的适应性免疫应答,包括细胞免疫和体液免疫,移植物内的血管内皮细胞是免疫反应的靶点,排斥反应主要表现为血管损伤及慢性损伤后所致移植物的缺血性损伤。排斥反应的强度和持续时间在很大程度上取决于供-受体之间遗传背景的差异。排斥反应的发生是一个复杂的过程,当移植手术血流放开后,移植物即被受体免疫系统所识别,激活各种免疫细胞,如T淋巴细胞、B淋巴细胞、巨噬细胞、自然杀伤细胞、树突状细胞等,并激活补体系统以及分泌各种细胞因子造成组织损伤,这些过程互相交错,互相促进影响。

（一）排斥反应类型

各种器官移植排斥反应类型类似,现以肾移植举例。

（1）超急性排斥反应(Hyperacute Rejection,HR)。超急性排斥反应多发生在移植术后几分钟或几小时内,是严重的排斥类型,可直接导致移植失败。超急性排斥反应主要与受体体内预存有针对移植物的抗体有关,随着移植配型技术的提高,高效免疫抑制剂诱导的应用,此类排斥反应的发生率明显降低。超急性排斥反应的主要分子机制是:预先形成的抗体与移植物血管内皮抗原结合,激活补体直接导致移植物血管内皮的损伤,导致移植物失功。

（2）急性排斥反应(Acute Rejection,AR)。急性排斥反应是常见的排斥反应类型。一般发生在移植后几天到几周内,在临床上由于免疫抑制剂的应用,急性排斥反应可以发生在移植术后任何时间。不论是1年内还是1年后,急性排斥反应的发生均会影响移植肾的长期存活率。根据反应类别的不同,急性排斥反应又分为T细胞介导的排斥反应(T Cell Mediated Rejection,TCMR)和抗体介导的排斥反应(Antibody Mediated Rejection,ABMR),以及T细胞、B细胞共同介导的排斥反应。

TCMR是早期移植物失功的独立危险因素,是最常见的急性排斥反应类型。虽然随着激素冲击和高效免疫抑制剂的应用,大多数急性排斥反应可逆转,但TCMR仍然威胁着移植肾长期存活。发生TCMR 1年后,微血管炎症、C4d沉积、移植肾小球病变和供体特异性抗体发生率增加。

ABMR 是一类由供体特异性抗体（Donor Specific Antibody,DSA）、补体等多种体液免疫因子介导的排斥反应,亦可叫作体液性排斥反应。抗体可以是预存的,也可以是移植后新生供体特异性抗体（de novo Donor-specific Antibodies,dnDSA）,在 TCMR 期间器官微环境也会促进 DSA 的生成。目前 ABMR 相关的 DSA 主要是针对人类白细胞抗原（Human Leukocyte Antigen,HLA）,但也有非 HLA 抗体在 ABMR 中扮演重要角色的情况。

（3）慢性排斥反应（Chronic Rejection,CR）。慢性排斥反应主要是抗体介导的排斥反应,也有 T 细胞介导的,主要发生在移植术后 3 个月以上,最终导致移植肾功能丧失,是影响移植物长期存活的重要原因。其可能发生机制是由于 CD4+T 细胞的活化以及干扰素-γ（Interferon-γ,INF-γ）等细胞因子的分泌,导致移植物血管的慢性炎症反应,进行性的血管壁增厚、管腔狭窄或阻塞。

（二）排斥反应的表现、诊断与治疗

器官移植术后移植物和患儿存活很大程度上取决于对移植排斥反应的干预。急性排斥反应临床表现大多为非特异性的,例如肾移植表现为突然的尿量减少、肌酐突然或进行性升高、发热、恶心、乏力、头晕等非特异性症状,以及局部的移植肾区肿胀、疼痛等,而肝移植术后患儿则表现为 T 管引流胆汁减少、性状改变、肝功能异常,以及精神、睡眠异常等非特异性表现。这些症状很不典型,需要与其他引起此类症状的病因相鉴别,如不及时处理可能会导致移植物损伤,甚至短期内功能丧失。

以肾移植为例,大部分 TCMR 可根据临床表现、生化检查、移植肾超声等综合评估做出临床诊断。移植物穿刺是诊断器官移植急性排斥反应的金标准。因此一旦发现可疑排斥征象,应立即做出判断并予以积极治疗,甚至可以进行治疗性诊断,以免延误病情造成移植物不可逆损害。激素冲击是针对 TCMR 的主要治疗方式,对于激素耐受的 TCMR 应尽早给予抗胸腺细胞球蛋白（Anti Thymocyte Globulin,ATG）,不同移植中心对急性排斥反应的治疗方案也有所差别。大多数急性排斥反应经过积极抗免疫治疗后缓解,TCMR 缓解征象是不适症状逐渐好转,实验室检查逐渐趋于正常。患儿可能因为生长发育,引起免疫抑制剂相对不足,需动态调整免疫抑制剂用量并监测血药浓度。

仍然以肾移植为例,ABMR 临床表现与 TCMR 相似,少尿或无尿、移植肾疼痛、发热、乏力等非特异性表现。急性 ABMR 往往只能通过血肌酐急性升高或蛋白尿来发现。儿童由于肌肉含量少,血肌酐数值变化没有成人明显,容易忽略。ABMR 的明确诊断标准依赖于移植器官的穿刺活检和患儿体内抗体 DSA 检测。术后定期执行移植肾活检,可以识别亚临床 ABMR,但是定期活检往往在临床上不容易实现。目前新型的标志物包括供体来源游离 DNA(Donor-derived cell-free DNA,dd-cfDNA)检测,可能有助于区分 ABMR 和 TCMR;胱抑素 C 也是针对儿童肾移植术后较为准确的损伤指标。

ABMR 的主要治疗措施是清除循环中的 DSA,抑制补体系统,应用免疫抑制治疗等综合治疗。血浆置换联合大剂量静脉用免疫球蛋白(Intravenous Immunoglobulin,IVIG)是治疗急性 ABMR 的主要治疗方案;另外还有利妥昔单抗、硼替佐米等治疗药物的选择。目前尚无有效针对慢性排斥反应的防治措施,并且伴随儿童的生长发育增快,免疫抑制剂的剂量相对减少,这类排斥反应的发生率可能会更高。

二、儿童器官移植排斥反应的防治原则

儿童器官移植术后结局很大程度上与排斥反应的防治有关,主要涉及供-受体的严格筛选、免疫抑制剂的应用和术后免疫检测等。

(一)供-受体的筛选

移植配型是当前进行肾脏移植手术不可缺少的一项内容,主要是检测供-受体之间的组织相容性。检测项目包括血型(ABO)、群体反应性抗体(PRA)、补体依赖的细胞毒性作用(Complement Dependent Cytotoxicity,CDC)试验、HLA 基因配型等。HLA 错配是发生急性排斥反应的重要原因之一,可促进 DSA 的产生。随着儿童器官移植供体数量的增加,跨省区域捐赠逐渐增多,这也促成了 HLA 错配增加的概率,应给予更多关注。

(二)供体和受体的预处理

在供体的生命体征维护期间,应尽量支持治疗,避免休克等微循环障碍的发生。在器官获取时,尽可能将移植物中的血液灌注出来,一方面可以减少血栓的形成,另一方面是将移植物中的白细胞冲出,有助减轻或防止急性排斥反应的发生。受体的预处理包括血浆置换出预存抗体,术前即开始服用免疫抑制剂进行免疫诱导。对于接受亲属供体的患儿,在术前应有计划地进行免疫诱导。

（三）免疫抑制剂的应用

免疫抑制剂的应用是预防急性排斥反应发生的重要组成部分。在亲属移植前可以提前服用免疫抑制剂，心脏死亡后器官捐献（Donor After Cardiac Death, DCD）供肾则在术前应用 ATG 和激素进行诱导；术后继续应用，并长期服用免疫抑制剂。目前公认的免疫抑制治疗方案是以钙调磷酸酶抑制药（Calcineurin Inhibitors, CNIs）为核心的三联免疫抑制方案，即他克莫司+吗替麦考酚酯+激素。儿童机体环境和免疫系统与成人有所差别，但是儿童移植受体的免疫抑制方案大多延续成人方案，考虑到儿童的生长发育问题，建议个体化应用激素和免疫抑制剂，制订出适合儿童器官移植的免疫抑制方案。

（四）移植后的免疫监测

儿童的生长发育差异很大，由于免疫抑制剂的个体差异很大，即使是同一标准化剂量下的不同个体差异也能达到 10 倍以上；同时存在儿童和青少年的心理和依从性问题；移植术后药物管理亦较成人复杂，均为移植后的免疫监测带来挑战。细胞监测包括免疫淋巴细胞分析，体液监测包括 DSA 的监测，以及药物浓度的监测。淋巴细胞，特别是 CD4+、CD8+细胞是导致 TCMR 的主要细胞，监测它们在循环中的比例是预防急性排斥反应的重要措施。药物浓度监测是淋巴细胞免疫分析和 DSA 监测的重要前提，与后续的免疫状态监测直接相关；长期、规律地对儿童器官移植术后的监测管理是预防排斥反应发生的重要环节。

三、儿童免疫抑制剂的临床应用

免疫抑制治疗是预防排斥反应和维持移植物长期存活的关键，大部分移植患儿需要长期甚至终身服用免疫抑制剂。然而免疫抑制剂是一把双刃剑，在防止移植物发生排斥反应的同时，也能引起移植物的毒性损伤、机会性感染增加及肿瘤发生等。与成人器官移植不同，儿童器官移植术后免疫抑制剂的使用除考虑儿童生理、心理、器官功能、免疫状态以及药物代谢等方面外，还需考虑药物对患儿生长及发育的影响，因而对免疫抑制剂使用的要求更高。儿童器官移植术后免疫抑制治疗分为免疫诱导治疗和维持治疗，常用免疫抑制剂包括生物免疫抑制剂、CNIs、哺乳动物雷帕霉素靶蛋白（mammalian Target of Rapamycin, mTOR）抑制剂、抗细胞增殖类药物和糖皮质激素等。

（一）免疫诱导治疗

儿童器官移植术后免疫诱导治疗药物主要为免疫生物制剂,包括淋巴细胞清除性抗体和白细胞介素(Interleukin,IL)-2受体拮抗剂。关于儿童器官移植术中最佳诱导治疗方案的现有数据有限,诱导治疗的选择仍有争议,取决于各移植中心基于患儿因素的考虑。

(1)淋巴细胞清除性抗体。通过与T淋巴细胞表面的抗原结合导致淋巴细胞溶解破坏或者被网状内皮细胞吞噬,从而阻止淋巴细胞发挥作用。临床常用兔抗人胸腺细胞免疫球蛋白(Rabbit Anti-human Thymocyte Globulin,rATG),其给药方案为:1~1.5 mg/(kg·d),连用2~9天,心脏移植累积剂量2~7.5 mg/kg,其他器官移植累积剂量为2~13.5 mg/kg。研究表明,与较高累积剂量(>4.5 mg/kg)相比,较低累积剂量(≤4.5 mg/kg)亦可有效预防儿童肾移植急性排斥反应的发生。rATG首选中心静脉输注,以减少静脉炎和血栓的发生。静脉输注前应使用皮质类固醇、退热药和抗组胺类药物,输注时间超过4小时。

(2)IL-2受体拮抗剂。IL-2受体拮抗剂可阻止T细胞的活化、抑制T细胞的增殖,进而预防急性排斥反应的发生。临床常用巴利昔单抗,其给药方案为:体重≥35 kg的患儿总剂量40 mg,体重<35 kg的患儿总剂量20 mg,均分二次给药;首次于术前2小时静脉滴注,第二次于术后4天给予。

（二）免疫维持治疗

免疫维持治疗是器官移植术后预防移植物排斥反应及维持良好移植物功能的关键。目前儿童器官移植术后免疫维持治疗常联合多种不同机制的免疫抑制剂,包括CNIs、抗细胞增殖类药物、mTOR抑制剂和糖皮质激素等。CNIs常作为一线用药,主要包括他克莫司(Tacrolimus,FK506)和环孢素(Ciclosporin,CsA),目前临床大多采用以CNIs为基础的联合免疫维持治疗方案。以肾移植为例,相关指南建议以FK506+霉酚酸(Mycophenolic Acid,MPA)+糖皮质激素为肾移植术后的标准免疫抑制方案。

1.CNIs类药物

(1)FK506:FK506通过与钙调磷酸酶结合,抑制转录因子-活化T细胞核因子的易位,从而抑制IL-2及其他相关细胞因子的转录。与成人相比,他克莫司在儿童胃肠道的吸收功能较差,清除更快,因此需要高于成人剂量才能达到相同的血药浓度。

①用法：速释剂型日剂量分2次服用，间隔12小时；缓释剂型每日1次。如有必要，可将速释剂型的胶囊内容物悬浮于水，经鼻饲管给药。

②剂量：肾移植受体初始剂量 $0.15 \sim 0.30$ mg/（kg·d），应在术后一周内达到目标浓度。在FK506+MPA类药物+糖皮质激素的三联方案中，肾移植受体目标浓度为术后1个月内 $10 \sim 15$ ng/mL，$1 \sim 3$ 个月 $8 \sim 15$ ng/mL，$3 \sim 12$ 个月 $5 \sim 12$ ng/mL，1年以上 $5 \sim 10$ ng/mL。肝移植受体初始剂量为 $0.1 \sim 0.15$ mg/（kg·d），目标浓度为术后第1个月内 $8 \sim 12$ ng/mL，第 $2 \sim 6$ 个月 $7 \sim 10$ ng/mL，第 $7 \sim 12$ 个月 $5 \sim 8$ ng/mL，12个月以后 5 ng/mL 左右。心脏移植受体初始剂量为 0.3 mg/（kg·d），目标浓度为术后3个月内 $10 \sim 15$ ng/mL，$3 \sim 12$ 个月 $8 \sim 12$ ng/mL，12个月以上 $8 \sim 10$ ng/mL，24个月以上 $6 \sim 10$ ng/mL。

（2）CsA：CsA作用于T细胞活化的早期阶段，并可抑制IL-2及其他细胞因子、细胞因子受体的转录。与成人相比，CsA在儿童体内的代谢更快，因此在儿童器官移植受体中的使用剂量要酌情增加。肾移植受体：6岁以下儿童，起始剂量为每日500 mg/m^2，分3次给药，每8小时1次；6岁及以上儿童，起始剂量 $6 \sim 10$ mg/（kg·d），分2次给药，每12小时1次。在CsA+MPA类药物+糖皮质激素的三联方案中，目标浓度术后1个月内谷浓度（C_0）为 $200 \sim 350$ ng/mL、峰浓度（C_2）为 $1\,000 \sim 1\,500$ ng/mL，$1 \sim 3$ 个月 C_0 为 $150 \sim 300$ ng/mL、C_2 为 $800 \sim 1\,200$ ng/mL，$3 \sim 12$ 个月 C_0 为 $100 \sim 250$ ng/mL、C_2 为 $600 \sim 1\,000$ ng/mL，一年以上 C_0 大于50 ng/mL、C_2 大于400 ng/mL。肝移植受体：起始剂量 $6 \sim 10$ mg/（kg·d），目标浓度术后第1个月内 C_0 为 $150 \sim 200$ ng/mL、C_2 为 $1\,000 \sim 1\,200$ ng/mL，第 $2 \sim 6$ 个月 C_0 为 $120 \sim 150$ ng/mL、C_2 为 $800 \sim 1\,000$ ng/mL，第 $7 \sim 12$ 个月 C_0 为 $100 \sim 120$ ng/mL、C_2 为 $500 \sim 800$ ng/mL，12个月以后 C_0 为 100 ng/mL 左右、C_2 为500 ng/mL左右。

2.抗细胞增殖类药物

抗细胞增殖类药物可减少CNIs和糖皮质激素的使用，MPA类药物作为一线用药，包括吗替麦考酚酯（Mycophenolate Mofetil，MMF）和麦考酚钠肠溶片（Enteric-coated Mycophenolate Sodium，EC-MPS），二者活性成分均为MPA。儿童肾移植受体MMF剂量一次 600 mg/m^2，一日2次（一次最大剂量1 g）；EC-MPS稳定期 $5 \sim 16$ 岁儿童肾移植患儿一次 400 mg/m^2（一次最大剂量720 mg），一日2次；维持治疗根据临床表现或MPA血药浓度曲线下面积（Area Under

Curve，AUC）调整剂量，目标 MPA-AUC 为 30~60 mg·h/L（高效液相色谱法）。

3.mTOR 抑制剂

mTOR 抑制剂主要有西罗莫司，该药只影响 IL-2 受体的信号传递，但不干扰 IL-2 的转录与合成。西罗莫司在器官移植术后的应用包括两种方式：一是初始治疗，即在器官移植的受体中立即使用；另一种是转换治疗，即在稳定期的受体中替换其他免疫抑制剂，包括在器官移植术后发生肿瘤的受体。

使用剂量：西罗莫司在成人中的半衰期较长，采用一日 1 次给药，但针对儿童的药代动力学研究表明，其在儿童中的半衰期要短得多，儿童可能需要使用一日 2 次方案维持治疗水平。可根据受体的体重、免疫情况、是否合并应用 CNIs 等，考虑是否给予负荷剂量及具体每日应用剂量。目标浓度初始治疗为 8~12 ng/mL，早期转换为 4~10 ng/mL，晚期转换 4~8 ng/mL。

4.糖皮质激素

糖皮质激素可抑制多种细胞因子的转录，抑制 T 细胞的活化和增殖，也可抑制单核细胞和中性粒细胞的活性。糖皮质激素通常在术中及术后 1~2 日给予，一般为静脉用甲泼尼龙。肾移植受体甲泼尼龙剂量为 2~10 mg/kg，用于诱导治疗时为 10 mg/kg；术后第 3 天泼尼松维持治疗起始剂量为 1 mg/（kg·d），6~12 个月内逐渐降至 0.12~0.16 mg/（kg·d）。肝移植受体首剂甲泼尼龙 10 mg/kg 应在术中无肝期给予，术后第 1 天甲泼尼龙的剂量为 4 mg/（kg·d），随后每日逐步减量至术后 1 周更换为口服糖皮质激素［如泼尼松起始剂量 0.25~1 mg/（kg·d）］。

（三）免疫抑制剂相关不良反应

免疫抑制剂因缺乏选择性和特异性，因此长期使用或使用不当可能导致严重的不良反应，包括肝肾毒性、感染、发生恶性肿瘤、骨髓抑制、消化道副作用、代谢性疾病、生长障碍、神经毒性、皮肤和黏膜病变、高尿酸血症等。

（四）免疫抑制剂治疗药物监测

开展免疫抑制剂血药浓度监测，对制订个体化治疗方案具有重要意义，其检测的数据受多种因素影响，因此分析受体的免疫抑制剂血药浓度时应综合考虑。

1.FK506血药浓度监测

FK506药代动力学个体差异大,有效治疗浓度范围窄,血药浓度水平易受药物相互作用、胃肠功能、红细胞含量、基因多态性、年龄及饮食等众多因素的影响。FK506全血药物浓度一般选择C_0,即采样时间为次日清晨服药前,并在开始治疗2~3天后或剂量调整后测定,不同器官移植受体FK506监测频率如表1.7.1所示。特殊情况下,如出现肝功能改变、药物不良反应以及使用能改变FK506药代动力学的药物时,可增加监测频率;对病情稳定的低风险受体术后大于6个月监测频率可适当降低。

表1.7.1 不同器官移植受体FK506血药浓度监测频率

移植类型	第1~2周	第3~4周	第5~6周	第7~8周	第3个月	第4~12个月及以后
肾移植	1周1~2次	1周1次	2周1次	2周1次	2周1次	2周1次
肝移植	1周3次	1周2次	1周1次	2周1次	2周1次	2周1次
心脏移植	1日1次	频率可降低	频率可降低	频率可降低	频率可降低	频率可降低

2.CsA血药浓度监测

CsA生物利用度和药代动力学的个体差异及机体对CsA的敏感性和差异性很大,临床主要监测CsA的全血药物C_0和C_2。通常在移植术后短期内隔日监测,直至达到目标浓度。

3.MMF和EC-MPS血药浓度监测

MMF和EC-MPS在体内的有效成分均是MPA,但吸收时间及效率不同。MPA在体内药代动力学个体差异大,同样需进行血药浓度监测。二者均检测血浆药物浓度,临床上常采用有限采样法,即通过3~4个采血点估算MPA-AUC。监测频率早期主张频繁,一般术后1周内监测1次,术后1月内每周1次,术后3个月每月1次,半年后每半年1次。

4.西罗莫司血药浓度监测

西罗莫司存在药代动力学个体差异大、治疗窗窄的特性,因此,临床要求对其血药浓度进行监测。临床监测全血药物浓度C_0,如首剂给予负荷剂量继以维持剂量,首次测定可在服用后3~4天,如不给予负荷剂量,仅给予维持剂量,应在第5~7天进行监测。

（五）免疫抑制剂与食物、其他药物之间的相互作用

1. 食物与免疫抑制剂之间的相互作用

饮食可降低 FK506 的吸收速率和程度，高脂食物作用最明显，因此 FK506 应空腹服用。此外，葡萄柚可使 FK506、西罗莫司血药浓度明显升高。食物可使 MPA 的血药峰浓度下降 40%，因此应空腹服用 MMF。

2. 免疫抑制剂与其他药物之间的相互作用

经 CYP3A4 同工酶代谢并抑制 CYP3A4 及 P-糖蛋白转运活性的药物，可增加 FK506、CsA 及西罗莫司的血药浓度，如氟康唑、伏立康唑、维拉帕米、地尔硫卓、红霉素、克拉霉素、奥美拉唑。此外，五酯胶囊能抑制 CYP3A4 的活性及 P-糖蛋白的转运而显著增加 FK506 血药浓度。诱导 CYP3A4 活性的药物可降低 FK506、CsA 及西罗莫司的血药浓度，如苯巴比妥、利福平、卡马西平、异烟肼等。考来烯胺可干扰 MMF 和 EC-MPS 肠肝循环而降低其血药浓度；阿昔洛韦、更昔洛韦与 MMF 或 EC-MPS 的代谢产物 MPA-葡萄糖醛酸化物竞争肾小管排泄，合用可使二者血药浓度增加。

（华 燚 韦柳萍）

第八节 儿童器官移植病房感染管理与控制措施

感染是器官移植失败和患儿死亡的主要原因之一，为了降低感染的风险，需要医护人员、患儿及其家属的共同努力。

一、感染管理制度

（一）管理组织与职责

器官移植病房应成立感染控制管理小组，由科主任、护士长及本科兼职监控医师、护士组成。小组成员需认真履行职责，进行感染环节的监测，监督和指导工作人员严格执行无菌技术操作，落实感染管理各项规章制度。

（二）管理制度建设

（1）医院感染防控的基本制度。移植病房感染防控涉及患儿及陪护人员、医护人员、后勤人员等；涉及各种诊疗操作规程、消毒隔离、环境卫生学监测、患

者进出管理、医疗废物管理等诸多方面,相关制度需认真制订并履行。

（2）重点环节的感染防控制度。移植病房的重点环节包括气管插管、使用呼吸机、中心静脉置管、留置导尿管等感染防控制度和措施。

（3）培训制度。各种进出移植病房的工作人员除接受专业知识培训外,均应该定期接受感染控制相关教育,提高感染防控意识和技能,避免发生医院感染。

二、感染控制设施要求

（一）器官移植病房环境要求

（1）器官移植病房属于极高危险区域,病区内应设置医务人员生活区作为更衣休息区;设置过渡区提供手术相关准备工作的区域,介于清洁区和生活区之间;设置移植病房用于患儿居住。遵循医疗机构的指南和卫生要求设置移植病房的层流装置,例如涉及高风险器官如心脏、肝脏和肺脏的移植,通常会要求设置万级以上的层流洁净室;骨髓移植病房可设置为千级以上层流洁净室,严格实施保护性隔离措施。移植病房应设置为正压,如处于保护性隔离环境中的患儿同时又需要空气隔离时,应在病房与走廊之间设置一个缓冲间以便进行适当的气压平衡,且该区应有独立的排气设施并有高效过滤装置。

（2）室内装修应该使用表面光滑、无孔耐腐蚀材料,利于清洁消毒。为利于地面清洁消毒措施的实施,禁止在病房或走廊上铺设地毯。

（3）保护性环境内应该避免摆放鲜花、干花或盆栽植物,避免引起病菌传播或过敏等问题。

（二）手卫生设施

移植病房内应配备足够的流动水洗手设施,包括感应式水龙头、擦手纸等,不便安装洗手设施时要配备速干手消毒液。

（三）设置隔离病房

移植病房如有特殊感染患者、多重耐药菌（Multi-drug Resistant, MDR）感染或定植的患者需严密隔离,诊疗护理活动应严格实施消毒隔离措施,严防交叉感染。

三、感染控制措施

（一）环境清洁消毒

应采用湿式卫生,防止灰尘飞扬;可采用清洁剂辅助清洁,每日不少于2次,对于高频接触的环境表面,实施中、低水平消毒,频率同上,可参照《医疗机构环境表面清洁与消毒管理规范》(WS/T 512—2016)、《医院消毒卫生标准》(GB 15982—2012)执行。抹布拖把应分区使用,并采取集中清洗方式管理。空气净化达到上述标准要求。

（二）患者管理

（1）感染性疾病筛查。包括流行病学史、疫苗接种史、血清学检测、抗原检测、细菌培养、病原核酸PCR检测、胸部X线/CT检测等。血清学检测包括梅毒、HIV、巨细胞病毒、EB病毒、单纯疱疹病毒、水痘-带状疱疹病毒、HBV和HCV等。有时需要一些特殊的检测,如结核干扰素测定了解结核感染情况,采用宏基因组测序技术检测可能存在的感染病原体等。

（2）感染风险评估。在器官移植过程中,感染风险包括白细胞减少、免疫抑制药物使用、长期使用抗生素、血浆置换、移植物排斥反应、移植物功能障碍、供体及受体的活动或隐性感染、吻合口漏、大出血、伤口感染或愈合不良以及长期置管、口腔卫生不良等。

（3）口腔护理。口腔是病原体进入体内的主要通道之一。如果口腔卫生不佳,细菌和病毒可能会滋生并导致感染。术后患者可能会有口干、口臭或口腔疼痛等不适症状。刷牙、使用漱口水等口腔护理可以清除口腔中的细菌和食物残渣,降低伤口感染的风险。

（4）皮肤护理。保持皮肤清洁干燥,洗澡或擦浴后用柔软的毛巾轻轻擦干身体。避免使用刺激性肥皂和热水,以免刺激皮肤。穿宽松舒适的衣服,避免使用粗糙毛巾或海绵擦洗皮肤。术后患者皮肤可能会变得干燥,因此需要注意保湿,可使用温和的润肤霜或乳液涂抹在皮肤上。需要特别注意手术切口或伤口的护理,按时换药和清洗,注意伤口周围红肿、疼痛、渗液等异常情况。

（5）预防性使用抗感染药物。为避免手术部位感染,根据移植器官来源及流行病学特点,采取常规预防措施。例如,肝移植抗感染药物需覆盖皮肤菌群、胆道肠球菌、厌氧菌及肠杆菌科细菌;肺移植则需覆盖革兰氏阴性细菌、霉菌和地区性真菌。预防性抗真菌治疗应根据感染风险和流行病学因素进行调整,念珠菌和曲霉属是最常见的致病菌。磺胺甲恶唑/甲氧苄啶(复方新诺明)是一种多效合一的药物,可预防耶氏肺孢子菌肺炎、弓形虫感染、孢子球虫、环孢子虫、诺卡菌等多种病原体引起的感染。口服抗病毒药物也可以用于预防移植后的巨细胞病毒和其他疱疹病毒感染。

(6)手术部位感染(Surgical Site Infection,SSI)。手术部位感染是影响实体器官移植受体生存的重要因素。SSI包括切口浅部组织感染、切口深部组织感染和器官或腔隙感染,其发生的风险与受体、供体(移植物)及手术相关因素均密切相关。病原菌多为细菌和真菌,特别要重视多重耐药菌感染。防控措施包括移植前感染情况筛查、控制已经存在的感染、做好术前准备、正确预防性使用抗生素、精细手术和加强伤口管理等。

(三)医务人员管理

(1)手卫生。应遵循手卫生要求,严格执行"两前三后"手卫生时机的要求,可参照《医务人员手卫生规范》(WS/T 313—2019)执行。

(2)落实标准预防措施。工作人员进入移植监护室应更换室内工作服、工作鞋,戴帽子、口罩,洗手,患有感染性疾病者不得进入。护理感染患儿时,应穿隔离衣、防护围裙,必要时穿防护服。

(3)严格执行无菌技术操作规程。进入人体组织或无菌器官的医疗用品必须灭菌;接触皮肤黏膜的器具和用品必须消毒。感染患儿用过的医疗器材和物品,应先消毒,彻底清洗干净,再消毒或灭菌。所有医疗器械在检修前均先经消毒或灭菌处理。为患儿进行各种留置管路的护理操作时,应严格执行无菌技术操作规程,并根据要求进行必要的预防感染监测。

(四)感染监测

(1)为了控制医院感染发生,需要对流行病学上有意义的病原体进行监测,如耐甲氧西林金黄色葡萄球菌(Methicillin-resistant Staphylococcus aureus,MRSA)、耐万古霉素肠球菌(Vancomycin-Resistant Enterococcus,VRE)、多重耐药革兰氏阴性菌(Multi-drug Resistant Gram Negative Bacteria,MDR-GNB)、艰难梭菌和侵袭性真菌等。当感染数量增加时,应对环境进行评估,包括通风系统的评估。

（2）每月对空气、物体表面、医护人员手和使用的消毒剂进行环境卫生学监测。参照《医院消毒卫生标准》（GB 15982—2012）执行。

（五）探视管理

严格控制探视人员数量。医护人员应对探视人员进行传染性疾病初步筛查，患有或疑似有感染性疾病的人员禁止探视，最近暴露于传染性疾病者也不应探视。入室前应做手卫生，必要时戴手套、口罩及穿隔离衣等。

四、工作人员的职业风险与安全防护

（一）工作人员的职业风险

（1）感染风险。器官移植手术是一种高风险操作，移植术后患儿免疫力低下，易发生医院感染，由于医护人员是健康人群，对于真菌及一般细菌抵抗力较强；而对于病毒、多重耐药菌、结核杆菌等感染抵抗力相对较弱，故被此类病原体感染的风险相对较高。

（2）身体损伤风险。器官移植手术通常涉及手术刀、针头、尖锐器械和其他器械的使用，医护人员可能在操作过程中受到误伤，如切割、穿刺或扎伤。此外，手术过程中也可能发生其他意外事件，如溅射液体、烧伤等。

（3）药物毒性风险。器官移植手术需要使用大量的抗排异药物，这些药物可能会对医护人员产生毒性作用，如肝肾功能损害、免疫系统抑制等。

（4）心理压力风险。器官移植手术通常是复杂且长时间的手术过程，医护人员可能面临长时间的工作、高强度的工作负荷和职业紧张。可能对身体和心理健康产生影响，如疲劳、压力和情绪波动。

（二）工作人员的职业安全防护

（1）安全教育。医务工作者应充分了解器官移植的相关知识、安全操作规程和防护措施。医院应定期开展相关的安全教育课程，提高工作人员的安全意识和自我保护能力。

（2）改善环境及设施。良好的环境和设施是保障器官移植病房职业安全的基础。医院应当加强病房的环境管理，确保室内空气流通良好、温湿度适宜，每日定时进行环境消毒，每月定时进行空气监测。

（3）实施屏障保护。采取屏障保护措施减少意外风险。例如，在进行气管插管、吸痰、静脉抽血和静脉置管操作时，接触患儿血液、体液、分泌物和排泄物，处理被患儿血液、体液污染的物体表面和医疗器具时，都应该佩戴乳胶手套和外科口罩。对于特殊感染患儿，需要穿隔离衣并戴医用防护口罩。有产生喷溅可能的操作时应佩戴眼罩/防护面屏，如果患儿的血液或体液不慎飞溅到脸上或眼中，应立即用消毒液清洗面部，并用抗菌滴眼液做好眼部清洗和保护。

（4）防止交叉感染。在医疗过程中应尽可能使用一次性医用产品，对于需要呼吸机治疗的患儿，应将呼出的气体通过管道排出室外。对于特殊感染患儿，如铜绿假单胞菌、金黄色葡萄球菌、结核分枝杆菌等，应采用密闭式吸痰管进行吸痰，降低感染风险。在床旁就近配置感应式流动水洗手设备；如果没有条件，应配备速干手消毒液，以便随时进行手卫生。

（5）防止锐器伤。医护人员需要严格遵守安全操作规程，佩戴适当的防护装备减少意外风险。例如，规范传递锐器，不双手回套针帽，避免用手分离污染过的针头和注射器，使用后的锐器及时弃入锐器盒，避免发生锐器伤。一旦发生锐器伤应立即按"一挤二冲三消毒"的流程处理，伤口较大时应就诊包扎处理。同时根据暴露源情况抽血做相关病原学检查（通常包括 HIV、HBV、HCV、梅毒等）确认感染情况，必要时行感染情况追踪随访。疑有特异感染，上报医院相关部门采取服药或注射免疫球蛋白进行预防。

（6）防止化学药物损伤。在处理细胞毒性药物时，医护人员应佩戴适当的个人防护装备，例如手套、口罩、护目镜等，以减少药物接触皮肤、口腔和眼睛的风险；有条件的医疗机构应配置垂直层流生物安全柜。

（7）医疗废物处置。医疗废物桶必须加盖并保持密闭状态，以防止病原体进一步传播。当医疗废物达到容器的 3/4 时，应立即打包转运，以避免废物在运输过程中溢出或破裂，造成污染和交叉感染。医疗废物必须按照严格的规定进行处置，包括分类、包装、标记、运输和处理等环节。

（8）医护人员因素防护。合理配置医护人员，避免超负荷工作。合理安排人力资源，采用弹性排班，确保医务工作者休息和体能恢复；注意饮食营养和均衡，保持乐观情绪，增强抵抗力并接种疫苗。

（陈军华）

主要参考文献

[1] 何晓顺,成守珍,朱晓峰.器官移植临床护理学:普及版[M].广州:广东科技出版社,2018.

[2] 朱有华,江文诗.合理利用儿童捐献器官 发展我国儿童器官移植[J].中华器官移植杂志,2018,39(2):67-70.

[3] 郑志,叶启发,司晶等.浅析中国人体器官捐献协调员的重要作用[J].武汉大学学报(医学版),2017,38(6):950-953.

[4] Perito E R,Squires J E,Bray D,et al. A learning health system for pediatric liver transplant:the Starzl network for excellence in pediatric transplantation [J]. J Pediatr Gastroenterol Nutr,2021,72(3):417-424.

[5] 卢芳燕,汤洒潇,王燕,等.活体小肠移植受者多学科协作护理方案的制订及应用[J].中华护理杂志,2021,56(2):218-224.

[6] 肖烨,王晓霞,彭山玲,等.器官移植专科护士核心能力评价指标体系的构建[J]. 中华护理杂志,2019,54(4):532-537.

[7] 江文诗,马联胜,殳儆,等.多学科融合促进器官捐献学科体系建设及专业化发展[J].器官移植,2022,13(6):711-721.

[8] 中华医学会肠外肠内营养学分会儿科学组,中华医学会小儿外科学分会新生儿外科学组,中华医学会小儿外科学分会肛肠学组,等.儿童围手术期营养管理专家共识[J].中华小儿外科杂志,2019,40(12):1062-1070.

[9] Muratore E,Leardini D,Baccelli F,et al. The emerging role of nutritional support in the supportive care of pediatric patients undergoing hematopoietic stem cell transplantation[J]. Front Nutr,2023,10:1075778.

[10] Górska M,Kurnatowska I. Nutrition disturbances and metabolic complications in kidney transplant recipients:etiology,methods of assessment and prevention—a review[J]. Nutrients,2022,14(23):4996.

[11] Mihatsch W A,Braegger C,Bronsky J,et al. ESPGHAN/ESPEN/ESPR/CSPEN guidelines on pediatric parenteral nutrition[J]. Clin Nutr,2018,37(6):2303-2305.

[12] 崔向丽,沈素,孙丽莹,等.儿童肝移植围手术期营养风险评估及营养支持要点[J].中华器官移植杂志,2021,42(9):566-569.

[13] 中华医学会器官移植学分会,中国医师协会器官移植医师分会.中国儿童肝移植临床诊疗指南(2015版)[J].临床肝胆病杂志,2016,32(7):1235-1244.

[14] 陈文倩,张雷,张弋,等.实体器官移植他克莫司个体化治疗专家共识[J].中国医院用药评价与分析,2021,21(12):1409-1424.

[15] 中华医学会器官移植学分会,中国医师协会器官移植医师分会.中国肾移植受体免疫抑制治疗指南(2016版)[J].器官移植,2016,7(5):1-5.

[16] 中华医学会.临床诊疗指南器官移植学分册(2010版)[M].北京:人民卫生出版社,2010.

[17] 中华医学会器官移植学分会.器官移植免疫抑制剂临床应用技术规范(2019版)[J].器官移植,2019,10(3):213-226.

[18] Cardenas J,Campos-Bonaguro M E,Simkins J. Latent tuberculosis infection in liver transplant patients:a review[J]. Clin Liver Dis (Hoboken),2023,21(1):1-4.

[19] Monforte V,Sintes H,Ussetti P,et al. Assessment of Quantiferon ®-CMV and Immuknow ® Assays in CMV-seropositive Lung Transplant Recipients to Stratify Risk of CMV Infection[J]. Arch Bronconeumol,2022,58(8):614-617.

[20] 罗艳丽,谷波,鲁建春.器官移植护理手册[M].北京:科学出版社,2011.

[21] 刘龙山,韦勇成,王长希.《儿童实体器官移植后减毒活疫苗接种国际专家共识(2018)》解读[J].实用器官移植电子杂志,2021,9(4):261-266.

[22] 国家传染病医学中心,中华医学会器官移植学分会,中国康复医学会器官移植康复专业委员会,等.实体器官移植受者新型冠状病毒感染诊疗专家共识(2023年版)[J].器官移植,2023,14(2):163-176.

[23] 郭翔.特殊健康状态儿童预防接种专家共识之二十四——实体器官移植与预防接种[J].中国实用儿科杂志,2019,34(7):540-541.

[24] Ashoor I F,Beyl R A,Gupta C,et al. Low-dose antithymocyte globulin has no disadvantages to standard higher dose in pediatric kidney transplant recipients:

report from the Pediatric Nephrology Research Consortium［J］. Kidney Int Rep,2021,6(4):995-1002.

［25］张鲁予,张荻,丰永花,等.低剂量兔抗人胸腺细胞免疫球蛋白用于儿童肾移植诱导治疗的临床研究［J］.中华器官移植杂志,2023,44(2):81-86.

［26］中华医学会器官移植学分会,中国医师协会器官移植医师分会.中国肾移植受者免疫抑制治疗指南(2016 版)［J］.器官移植,2016,7(5):1-5.

［27］丰贵文,王长希.儿童肾移植［M］.北京:人民卫生出版社,2022.

第二章　人体器官捐献基础知识

第一节　公民逝世后器官捐献与器官移植的基本概念

一、公民逝世后器官捐献与器官移植

公民逝世后器官捐献与器官移植(Deceased Organ Donation and Transplantation)是依据科学原则,采用技术手段,遵循伦理原理,按照法律法规,将自然人死亡后自愿捐献出的、具有生物活性的人体器官移植于终末期患者体内,以拯救其生命或恢复其健康的一种特殊医疗活动。公民逝世后器官捐献与器官移植以"拯救生命,恢复健康"为宗旨。

目前,由国家卫生健康委员会批准的器官获取组织开展器官捐献移植工作。工作内容包括:①潜在器官捐献者的识别。②潜在器官捐献者病情的评估。③评估潜在捐献者生前是否有器官捐献意愿,或潜在捐献者未表示生前是否有器官捐献意愿,现有全体直系亲属是否同意器官捐献意愿。④潜在捐献者的器官评估与维护。⑤潜在捐献者的死亡判定,在器官捐献死亡分类中有脑死亡、心死亡及脑心双死亡三种分类。⑥拟捐献器官的预分配,分配必须从中国人体器官分配与共享计算机系统分配。⑦申请人体器官移植技术临床应用与伦理委员会进行捐献伦理审查。⑧捐献器官的获取见证。⑨家属安抚工作,器官捐献档案归纳整理工作。

二、公民逝世后器官捐献

自然人在死亡之后,遵循自愿、无偿的原则,通过严格的法定程序和科学的医疗处置,贡献出体内部分或全部器官,用于拯救他人生命或恢复他人健康的纯利他公益性行为,称为"公民逝世后器官捐献"。

三、人体器官获取

人体器官获取是指严格按照现行政策法规,采用现代医学技术之手段,将自然人在死后捐献的、具有生物活性的特定器官取出、修整、制备、保存、送达,以备终末期患者移植急救之用的特殊医疗活动。

四、死亡捐献定律

死亡捐献定律出自世界卫生组织的会议文件,文件中强调,公民逝世后器官捐献必须满足以下条件:①死亡在前,捐献在后;②死亡不因捐献而发生;③取器官不是发生死亡的原因或原因之一。

世界卫生组织（World Health Organization,WHO）、国际器官移植协会（International Transplantation Society,TTS）及国际器官捐献与获取协会（International Society of Organ Donation and Procurment,ISODP）共同要求各国从事器官捐献的人员严格遵守这一最根本的职业定律。

五、脑死亡、"植物人"

依据前期探索经验并参照国际分类,将我国现阶段公民逝世后器官捐献分为三大类:中国一类,国际标准化脑死亡器官捐献;中国二类,国际标准化心死亡器官捐献;中国三类,中国过渡时期脑心双死亡标准器官捐献。社会上广泛使用的"植物人"称谓,是"持续性植物状态"（Persistent Vegetative State,PVS）的俗称,是指大脑的高级皮层神经区功能的丧失,而脑死亡则是指全脑死亡,包括脑干死亡。无论是从传统意义上的死亡,还是近几年争论比较激烈的脑死亡标准的死亡来看,植物人状态都不属于死亡。因此,无论是从法律上还是从伦理意义上来看,他都还是一个人,属于他的权益特别是生命权是不能随意剥夺的。

脑死亡和"植物人"的区别如表 2.1.1 所示。

表 2.1.1　脑死亡和"植物人"的区别

项目	脑死亡	"植物人"
分类	全脑死亡	持续性植物状态
	脑干脑死亡	永久性植物状态
原因	全脑组织或脑干完全破坏	大脑皮层破坏,但脑干功能完好
自主呼吸	无	有或微弱
呼吸机依赖	依赖	不依赖
神智	极度昏迷	昏睡
痛苦	无	无
生死界定	已死亡	(脑干)还活着
心跳可维持时间	1.用呼吸机:数天至数周不等; 2.不用呼吸机:10 至 20 分钟不等	不用呼吸机,数月至数年不等
法律认可度	多数发达国家通过立法认可	没有任何国家认可"植物人"是死亡
伦理认可度	基本没有争议	仍有较大争议
生命自主权	当事人无法行使,家属可代为行使并要求"停止"治疗	当事人无法行使。永久性植物状态时家属可要求"放弃"治疗
器官捐献	可行(如当事人生前自愿或生后家属同意)	不可行

（吴　娟）

第二节　逝世后器官捐献供体评估和维护规范

供体评估和维护、器官功能评估与选择、器官功能维护、器官保存和运输是死亡器官捐献(Deceased Donation,DD)过程中的主要内容,决定了临床器官移植疗效与安全。

一、供体评估

（一）器官捐献绝对禁忌证的初步筛选标准

（1）细菌感染。活动性结核（肺结核、肠结核、脑结核、骨结核等）、肠坏疽、肠穿孔、腹腔内脓毒血症、未经控制的耐药菌败血症。

（2）病毒感染。人类免疫缺陷病毒（Human Immunodeficiency Virus, HIV）、人类嗜 T 细胞病毒-1、狂犬病病毒、西尼罗河病毒、非典型病原体。

（3）真菌感染。活动性隐球菌感染、曲霉菌、组织胞浆菌、球孢子菌。

（4）寄生虫感染。活动性克氏锥虫感染、利什曼原虫、类圆线虫、疟疾、朊病毒感染。

（5）颅内肿瘤。任何恶性肿瘤及转移性癌、结肠癌、胰腺癌、食管癌、肺癌、卵巢癌、胸腔肿瘤及黑色素瘤。

（6）颅内肿瘤。恶性胶质瘤、脉络丛癌、3～4 期的间变型星形细胞瘤、成神经管细胞瘤、退行性和恶性脑膜瘤、原发性神经外胚层肿瘤、成神经细胞瘤、恶性室管膜瘤细胞瘤、生殖细胞瘤（除了分化良好的畸胎瘤）、血管外皮细胞瘤 Ⅲ～Ⅳ级、脊索瘤、颅内肉瘤等。

（7）血液系统肿瘤。各种类型白血病、非霍奇金淋巴瘤、多发性骨髓瘤。

（8）血液系统疾病。再生障碍性贫血、粒细胞缺乏症。

（9）其他。活动性真菌或寄生虫性脑膜炎、脑炎等。

（二）基本评估内容

（1）基本信息，包括供体年龄、性别、民族、身高、体重、体温、心率、呼吸、血压等。

（2）现病史，包括病因，诊断及鉴别诊断，各种医学检查结果，病程记录，治疗方案，供体生命支持治疗措施。

（3）既往病史，包括高血压、代谢性疾病等可能影响，器官功能的病史，传染病病史，手术史等。

（4）个人史，包括个人嗜好、吸毒史、不良职业环境暴露史、疫区接触史、动物接触或咬伤史、疫苗接种史、性行为、过敏史等。

（5）家族史，包括家族遗传性疾病、传染病等。

（三）特殊评估内容

1.尸体器官捐献类型的评估

尸体器官捐献类型的评估包括：①是否满足脑死亡判定标准；②不满足脑死亡判定标准时是否满足心脏死亡后器官捐献（Donation after Cardiac Death，DCD）标准；③供体撤除生命支持后心脏死亡的预测，可参考器官资源共享网络（United Network for Organ Sharing，UNOS）评估系统、威斯康星大学评分系统。

2.供体来源性感染的评估

供体来源性感染（Donor-derived Infection，DDI）的评估内容包括：①各种感染相关性检查结果；②感染病灶部位及类型；③供体是否存在感染病原体或病原体种类不明确的感染；④抗感染药物的应用是否能够避免或控制感染风险；⑤供体感染是否属于器官捐献与移植禁忌证；⑥是否存在诊断或鉴别诊断不明确的感染；⑦是否为某些传染病的高危个体；⑧供器官灌注液与保存液的培养也是感染评估、预防及治疗的重要依据。

3.肿瘤供体的评估

肿瘤供体的评估内容包括：①被诊断的时间、肿瘤类型及良恶性、肿瘤分化程度及分级、肿瘤病理学资料是否可查阅、治疗方案、是否复发等；②若为中枢神经系统（Central Nervous System，CNS）肿瘤时还应考虑肿瘤为原发性或转移性，初发或复发，治疗方案，发生颅外转移的可能性等；③基于现有临床资料是否需要进一步筛查。此外，应重视器官获取过程中的探查。

4.脑炎供体的评估

脑炎供体的评估内容包括：病因或致病病原体是否明确，脑脊液检查结果，诊断与鉴别诊断是否充分，供体是否存在动物接触或咬伤史及疫苗接种或相关治疗史，发病是否为群体性事件，供体疫区接触史。

5.颅内出血供体的评估

颅内出血供体的评估内容包括：颅内出血的诊断及鉴别诊断是否明确，是否存在CNS肿瘤继发性颅内出血的可能，是否存在感染性疾病继发颅内出血的可能。

（四）儿童供体脑死亡评估

儿童脑死亡的评估和辅助检查均与成人有所不同。国家卫生健康委员会脑损伤质控评价中心以儿童脑死亡病例质控分析结果为依据，以国家卫生健康委员会脑损伤质控评价中心专家委员会、技术委员会和儿童分中心专家意见为参考,结合儿童病理生理学特点,推出了 2018 年版《中国儿童脑死亡判定标准与操作规范》。该判定标准与操作规范是进行儿童临床脑死亡判定的唯一准则,它包括了两个部分,即儿童脑死亡判定标准和儿童脑死亡判定操作规范,如表 2.2.1、表 2.2.2 所示。

表 2.2.1　儿童脑死亡判定标准

判定标准	内容	注意
1.判定的先决条件	(1)昏迷原因明确; (2)排除了各种原因的可逆性昏迷	儿童脑死亡判定标准适用年龄范围:29 天~18 岁
2.临床判定	(1)深昏迷; (2)脑干反射消失; (3)无自主呼吸	鉴别靠呼吸机维持通气和自主呼吸激发试验证实无自主呼吸; 以上临床判定必须全部符合
3.确认试验	(1)脑电图(EEG)显示电静息; (2)经颅多普勒超声(TCD)显示颅内前循环和后循环血流呈振荡波、尖小收缩波或血流信号消失; (3)短潜伏期体感诱发电位(SLSEP)正中神经显示双侧 N9 和(或)N13 存在,P14、N18 和 N20 消失	3 项确认试验需至少 2 项符合
4.判定时间	(1)满足脑死亡判定先决条件的前提下,3 项临床判定和 2 项确认试验结果均符合脑死亡判定标准可首次判定为脑死亡,如果脑干反射缺项,需增加确认试验项目(共 3 项); (2)29 天~1 岁以内婴儿,需在首次判定 24 小时后复判,结果仍符合脑死亡判定标准,方可最终确认为脑死亡。1~18 岁儿童,需在首次判定 12 小时后复判,结果仍符合脑死亡判定标准,方可最终确认为脑死亡; (3)严重颅脑损伤或心跳呼吸骤停复苏后,应至少等待 24 小时再行脑死亡判定	

注:EEG(Electroencephalogram)脑电图,TCD(Transcranial Doppler)经颅多普勒超声,SLSEP(Short Latency Somatosensory Evoked Potential)短潜伏期体感诱发电位。

表 2.2.2　儿童脑死亡判定操作规范

判定操作规范	内容	注意
1.昏迷原因明确	原发性脑损伤引起的昏迷包括颅脑外伤、中枢神经系统感染、脑血管疾病等;继发性脑损伤引起的昏迷主要为心脏骤停、溺水、窒息、麻醉意外等所致的缺血缺氧性脑病	昏迷原因不明确者不能实施脑死亡判定
2.排除各种原因的可逆性昏迷	可逆性昏迷包括:急性中毒;镇静催眠药、抗精神病药、全身麻醉药的过量、作用消除时间延长或中毒等;低温;严重电解质及酸碱平衡紊乱;休克;严重代谢及内分泌功能障碍	低温(膀胱或直肠温度≤32 ℃);严重代谢及内分泌功能障碍,如肝性脑病、尿毒症性脑病、低血糖性脑病或高血糖性脑病以及先天性遗传代谢性疾病等
3.深昏迷	(1)拇指分别强力按压患儿两侧眶上切迹或针刺面部,面部未出现任何肌肉活动; (2)儿童格拉斯哥昏迷量表评分为2T(即睁眼反应 1 分,运动反应 1 分,语言反应 T)	首先排除镇静催眠药、全身麻醉药和肌肉松弛药的影响
4.脑干反射消失	(1)瞳孔对光反射消失; (2)角膜反射消失; (3)头眼反射消失; (4)前庭眼反射消失; (5)咳嗽反射消失	5 项脑干反射全部消失,即可判定为脑干反射消失;若 5 项脑干反射有不能判定的项目时,需增加确认试验项目(完成 3 项确认试验)
5.无自主呼吸	受检者无自主呼吸,必须依赖呼吸机维持通气。判定无自主呼吸,除肉眼观察胸、腹部无呼吸运动和呼吸机无自主触发外,还需通过自主呼吸激发试验验证	为了避免自主呼吸激发试验对确认试验的影响,可放在脑死亡判定的最后一步

右上角：续表

判定操作规范	内容	注意
6.确认试验 EEG	EEG 长时程（≥30 分钟，若≤2 月龄者≥60 分钟）显示电静息状态（脑电波活动≤2 μV），符合 EEG 脑死亡判定标准	脑电图检查距最后一次应用镇静麻醉药物≤1 个药物半衰期或受检者体内仍可查到相关血药浓度，可影响脑电图判定
7.确认试验 TCD	（1）振荡波即在一个心动周期内出现收缩期正向和舒张期反向血流信号，脑死亡血流指数（DFI）<0.8，DFI＝1-R/F（R 为反向血流速度，F 为正向血流速度）；收缩早期尖小收缩波即收缩早期单向性血流信号，持续时间 < 200 ms，流速<50 cm/s；血流信号消失；（2）颅内前循环和后循环均为上述任一血流频谱，符合 TCD 脑死亡判定标准	（1）低血压时，应升高血压后再行检测；（2）颞窗透声不良时，可选择眼窗检测同侧 SCA 和对侧 MCA；（3）首次检测不到血流信号时，必须排除因操作技术造成的假象，此时 TCD 结果仅供参考；（4）颅骨密闭性受损可能影响判定结果
8.确认试验 SLSEP	双侧 N9 和（或）N13 存在，双侧 P14、N18 和 N20 消失，符合 SLSEP 脑死亡判定标准	（1）保持被检测肢体皮肤温度正常；（2）电极安放部位外伤或水肿、正中神经病变、颈髓病变以及周围环境电磁场干扰等均可影响结果判定，SLSEP 结果仅供参考，脑死亡判定应以其他确认试验为依据
9.确认试验 顺序	确认试验的优选顺序依次为 EEG、TCD、SLSEP，确认试验应至少 2 项符合脑死亡判定标准	（1）如果 EEG 或 SLSEP 与 TCD 联合，可降低判定的假阳性率，提高与临床判定的一致性；（2）如果 TCD 检查受限，可参考 CT 血管造影或数字减影血管造影检查结果

续表

判定操作规范	内容	注意
10.脑死亡判定步骤	(1)进行脑死亡临床判定,符合判定标准(深昏迷、脑干反射消失、无自主呼吸); (2)脑死亡确认试验,至少2项符合脑死亡判定标准; (3)脑死亡自主呼吸激发试验,验证自主呼吸消失	2次完成上述3个步骤并均符合脑死亡判定标准时,方可判定为脑死亡
11.脑死亡判定人员	(1)脑死亡判定医师均为从事临床工作5年以上的执业医师并经过规范化脑死亡判定培训获得资质者; (2)脑死亡判定时,应至少2名临床医师同时在场,分别判定,且意见一致	判定医师仅限于儿科医师、神经内科医师、神经外科医师、重症医学科医师、急诊科医师和麻醉科医师

注:EEG(Electroencephalogram)脑电图,TCD(Transcranial Doppler)经颅多普勒超声,SLSEP(Short Latency Somatosensory Evoked Potential)短潜伏期体感诱发电位。

(五)捐献器官者评估文件记录

为规范人体器官潜在捐献者质量评估,规范评估项目,由国家人体捐献器官获取质量控制中心、中国医院协会器官获取与分配工作委员会、中国医师协会器官移植分会器官质量控制专业委员会共同制定,并下发中国公民逝世后器官捐献者评估记录表,见附件1。

中国公民逝世后器官捐献者评估记录表的记录内容包括:①捐献者基本信息;②病史情况;③临床评估;④血生化检查等;⑤肿瘤标志物;⑥病毒检测;⑦感染可筛选性检查;⑧感染相关生物标志物检测;⑨病原微生物检查;⑩器官病理穿刺活检。

二、供体维护

供体维护的目标是纠正组织细胞缺氧,改善器官的灌注和氧合,挽救器官功能和形态上的损伤,努力提高捐献器官的质量和数量。供体维护的措施主要包括以下几个方面。

(1)完善监测系统。基本监测项目包括:心电图、有创动脉血压、中心静脉压、体温、脉搏、氧饱和度、尿量、呼吸机参数、血糖及电解质、血气分析和乳酸、肝肾功能、凝血功能,血、尿、痰标本及感染灶标本的病原微生物培养及药敏试验。

(2)循环系统功能支持。根据供体病情、监测结果、检查结果等综合分析供体出现血流动力学紊乱的原因。在应用血管活性药物的同时,应首先纠正引起血流动力学紊乱原因,如血容量的补充、内环境紊乱的纠正等。

(3)呼吸功能支持。针对肺移植的需要,在维护氧合的同时,应注意肺保护策略,包括尽可能降低吸入氧浓度,控制潮气量,合理设置呼吸末正压(Positive End-expiratory Pressure,PEEP),控制呼吸道感染等。

(4)纠正水电解质和酸碱失衡。水电解质紊乱及酸碱失衡可导致循环系统不稳定、对血管活性药物不敏感以及器官损伤,应根据血气分析结果进行纠正。

(5)预防感染和抗感染治疗。治疗原则包括各种治疗措施遵循无菌原则,合理应用抗生素预防感染,常规性进行血、尿、痰标本病原微生物检查和培养,存在感染时进行病原微生物培养及药敏试验并根据结果合理应用抗生素。

(6)抗炎和免疫调节。适当应用清除自由基和减轻炎症反应的药物,以保护器官功能。

(7)纠正凝血功能障碍。加强供体凝血功能监测的同时,若供体没有严重的禁忌证,可预防性应用肝素钠。

(8)体温管理。首选物理方法持续进行体温维护,如加热毯或冰毯。

(吴 娟)

第三节　逝世后器官捐献器官评估和维护规范

一、器官功能评估

器官功能评估与选择的整个过程是动态的、连续的。首先,需要制订检查或评估步骤。同时,评估可捐献器官的功能状态或受损严重程度,功能性差或功能性丧失的器官不可捐献和移植。确定供体为标准供体或扩大标准供体(Expanded Criteria Donor,ECD)。最后,评估在供体的维护及器官捐献手术实施前,可捐献器官是否有损伤加重的风险。

（一）临床信息收集要点

见本章第二节。

（二）实验室检查

实验室检查包括:ABO 血型、人类白细胞抗原(Human Leukocyte Antigen,HLA)配型、血常规、肝肾功能、血电解质、血糖、血气分析、尿液分析、凝血全套、病毒感染性疾病的检测(甲、乙、丙、丁、戊型肝炎病毒,巨细胞病毒,HIV 等);病原微生物感染检查(细菌、真菌、梅毒螺旋体、寄生虫等),以及血液、脑脊液、体腔渗出液、尿液和痰液等分泌物的显微镜检测、病原体培养及药敏试验等。

（三）器官功能评估内容

1.肾脏功能评估与选择

对获取的肾脏做外观检查是基本的要求,如评估供肾是否有肿瘤、血管和解剖变异或损伤,血栓、动脉粥样硬化、纤维化、梗死、瘢痕形成等,以及评估肾脏在获取后的灌注情况是否良好。供肾功能评估,还包括临床评估、血生化检测、供肾彩超和病理评估等。

（1）临床评估重点。原发病、既往病史、肾功能、尿量、尿蛋白、心肺复苏史、低血压及低氧血症情况等,病理评估仅作为重要参考指标。

（2）血生化检测。血清肌酐(Serum Creatinine,Scr)是反映供肾功能的重要指标,供体基础 Scr 比较重要,而获取时 Scr 在器官维护阶段,可能会出现 Scr 急剧上升,甚至需要辅助血液透析治疗等情况,此时需要结合供体原发病和具体治疗过程,仔细鉴别 Scr 升高的原因。若 Scr 升高是不可逆性肾损伤所致,则需要谨慎考虑供肾是否可用;若是急性肾小管坏死等可逆性肾损伤导致 Scr 升高,则可以考虑使用供肾。尿蛋白在评估肾脏慢性病变中有很重要的参考价值。

（3）超声影像学检查。超声是供肾评估的必备手段,有助于判断供肾基础情况,如供肾大小、实质回声是否有异常、结石、肿瘤、积水等,彩超还可以观察供肾血流,从而判断供肾功能。

（4）病理评估。获取的肾标本可以制备冰冻切片或石蜡切片。对于分析组织学变化,判断血管硬化、肾小球硬化、肾小管萎缩、间质纤维化,病理学标本制备方法以石蜡切片为优,但冰冻切片因其快速的特点而被广泛用于供肾评估。

儿童捐献者(体重<10 kg)双肾和单肾移植已被证实是可行的。这样的肾脏可以分配给两个不同的合适的移植患儿。

2.肝脏功能评估与选择

现阶段对于肝脏供体年龄限制没有特别严格,但需要考虑到年龄增加,胆道小血管动脉硬化风险会更高的因素,从而增加移植风险。

脂肪肝方面,轻度大泡性脂肪变性(<30%)的供肝移植相对安全,而中度大泡性脂肪变性(30%~60%)的供肝在紧急情况下可以选择性使用;重度大泡性脂肪变性(>60%)的供肝一般不建议用于移植。

捐献者出现尿崩症并发高钠血症,脑损伤供者常发生高钠血症,均会增加肝脏原发性无功能风险,高钠血症会提高渗透压引起严重的肝细胞肿胀。

热缺血时间方面,撤除生命支持治疗后,持续严重的低血压(动脉收缩压<50 mmHg,并超过 15 分钟)会增加肝移植术后胆道缺血、移植肝无功能的发生率以及受者的病死率。供肝冷保存时间一般不超过 12 小时,缩短冷保存时间可促进移植肝功能恢复,提高肝移植效果。供体易发生非计划性心脏停搏,较长时间的心肺复苏对器官功能有明显损害。心肺复苏超过 10 分钟后,全身组织严重缺血、缺氧,组织代谢紊乱,复苏后出现的组织低灌注、再灌注产生的有害酶和自由基,后期释放的大量炎症细胞活性因子,都会导致脏器功能障碍。在进行全面评估的基础上,通常供体恢复自主循环时间<10 分钟且肝功能基本正常,供肝可以被用于移植。

3.心脏功能评估与选择

年龄<45 岁的供体,其供心在缺血时间延长、受体存在并发症以及受体术前血流动力学变化的情况下,也能耐受手术。供体年龄>55 岁,不作为优质捐献器官,若在多方面评估后心脏功能达到捐献条件,可选用于移植。

供体体质量不低于受体体质量的70%,进行心脏移植是安全的。

心脏冷缺血时间应<6 小时。在年轻供体心功能正常、未使用正性肌力药物支持条件下,冷缺血时间>6 小时的供心可被接受。在发现供心任何一条冠状动脉主干发生堵塞时将不考虑使用,如果心电图未发现左心室肥大及左心室壁厚度<14 mm,供体仅有轻度左心室肥大可以考虑使用。不主张使用死于脓毒血症或中枢神经系统感染的供体心脏。供体有难以控制的室性心律失常,需要大剂量静脉血管活性药支持,超声心动图显示轻微的室壁运动异常;或尽管在正性肌力药物应用下血流动力学稳定后左心室射血分数仍<40%,不推荐利用此类心脏。

心脏供体一般标准为:①年龄<50 岁;②体质量差<20%;③没有严重结构性心脏病;④没有持续性低血压和低氧血症;⑤血流动力学稳定,平均动脉压>60 mmHg,中心静脉压 8~12 cmH$_2$O,血管活性药物用量<10 μg/(kg·min);⑥正常心电图;⑦正常超声心动图;⑧正常心脏冠脉造影(没有冠脉造影的供体,术中需要再次探查,评估冠脉情况),心肌酶学基本正常;⑨输血全项阴性(包括乙型肝炎表面抗原、丙型肝炎病毒和 HIV 等)。

4.肺脏功能评估与选择

理想供肺标准:①ABO 血型相容;②年龄<60 岁;③吸烟史<400 支/年,之所以对有吸烟史的肺捐献者有所顾忌,主要是考虑到合并阻塞性肺病和隐匿性原发或转移癌的风险,但不应成为绝对禁忌证;④持续机械通气<1 周,长期机械通气的潜在捐献者,其呼吸机相关性肺炎风险大大增加;⑤PaO$_2$/FiO$_2$>300 mmHg(DEEP=5 cmH$_2$O);⑥胸片显示肺野相对清晰,若有必要,还可进一步行 CT 检查;⑦支气管镜检查各气道腔内相对干净;⑧痰液病原学无特别致病菌。

供肺肉眼观和灌注情况,包括肺的颜色、有无肺不张、肿瘤、组织含水量和充气程度。如若肺仅有一侧可用,合适受者可接受单肺移植。

5.捐献器官质量评估文件记录

为规范人体器官捐献各个器官质量评估,规范评估项目,由国家人体捐献器官获取质量控制中心、中国医院协会器官获取与分配工作委员会、中国医师协会器官移植分会器官质量控制专业委员会共同制定并下发中国公民逝世后捐献肾脏/肝脏/心脏/肺脏质量评估记录表,见附件2—附件5。

(1)中国公民逝世后捐献肾脏质量评估表的记录内容包括:①一般信息;②灌注信息;③左右肾脏外观;④动静脉和输尿管情况;⑤肾脏病理评估。

(2)中国公民逝世后捐献肝脏质量评估表的记录内容包括:①一般信息;②灌注信息;③动静脉和胆总管情况;④肝脏外观;⑤肝脏病理评估。

(3)中国公民逝世后捐献心脏质量评估表的记录内容包括:①一般信息;②药物使用和影像学检查;③超声评估;④心脏获取情况及外观。

(4)中国公民逝世后捐献肺脏质量评估表的记录内容包括:①一般信息;②诊断;③既往史;④生命体征;⑤呼吸系统和循环系统情况。

（四）器官评估内容的特殊要点

(1)肝脏检查。肝功能、凝血酶原时间、活化部分凝血活酶时间以及彩色多普勒超声(彩超)、CT等影像学检查。

(2)肾脏检查。电解质、血尿素氮、血清肌酐、尿常规或尿沉渣以及彩超等影像学检查。

(3)心脏检查。心功能的临床评估、心肌酶谱和肌钙蛋白的检测、心电图分析、X线胸片检查、超声心动图。

(4)肺脏检查。将 FiO_2 设定为 100%、PEEP 为 5 cmH_2O（1 cmH_2O = 0.098 kPa）,通气 30 分钟后检测氧合指数以及动态动脉血气分析;X 线胸片检查,支气管镜检查。

二、器官功能维护

确定了潜在捐献者满足人体器官捐献的条件后,经全部直系亲属确认器官捐献后,供体的治疗方案应转为器官功能的维护,以满足器官移植的需求。

（1）供肝功能的维护。供体高钠血症是影响供肝移植效果的重要原因，故在供体维护及加强供体肝功能监测的同时，也应积极监测供体血清钠离子水平、防治高钠血症。

（2）供肾功能的维护。积极监测肾功能、尿量等指标。供体在治疗或维护过程中常常会出现急性肾损伤，通过系统性改善供体血流动力学及内环境，避免使用具有肾毒性药物等措施，改善供肾功能。对于婴幼儿供肾，在器官获取前应充分使供体全身肝素化。

（3）供肺功能的维护。呼吸治疗措施在维持氧合的同时，应强调肺保护的重要性。在供体维护过程中，应积极避免或治疗肺损伤、肺水肿、呼吸机相关性肺炎、院内肺部感染以及严重的全身炎症反应。同时，尽可能应用较低的 FiO_2，潮气量 $6 \sim 8$ mL/kg，避免呼吸损伤，同时将 PEEP 控制在 $5 \sim 10$ cmH_2O，维持 PaO_2 在 75 mmHg 以上，谨慎输液治疗，并监测中心静脉压、肺动脉楔压，合理使用血管活性药物，控制呼吸道感染等。

（4）供心功能的维护。脑死亡后抗利尿激素分泌不足可导致循环不稳定以及器官功能受损。小剂量精氨酸加压素能减少正性肌力药物的使用，并且有助于保持良好的器官功能。

（吴　娟）

第四节　器官捐献与移植伦理学的相关问题

随着现代医学的进步，器官移植手术可以让越来越多的器官衰竭患儿得到生命的延续，由此而引发的各种伦理问题也日渐凸显。一是器官移植供体来源的伦理问题，包含了为了某一个人的利益究竟在多大程度上可以损害另一个人的利益以及器官是否商品化的问题；二是器官移植受体选择的伦理问题，在医学标准和社会价值标准中是否存在干涉器官分配的问题。为了更好地推进器官移植事业的健康快速发展，需要制定相应的器官移植准则和制度法规。

一、器官捐献审查

建立人体器官移植技术临床应用与伦理委员会,独立开展人体器官捐献与移植的伦理审查。根据捐献器官的来源不同,器官捐献分为两种,一种是活体器官捐献;另一种是公民逝世后人体器官捐献。人体器官移植患儿进行移植手术前也需要通过相应的移植伦理审查,方可进行。

二、器官捐献与移植的伦理审查内容

（一）逝世后器官捐献的伦理审查内容

（1）临床诊断生命状态濒临死亡且经诊疗不可好转。

（2）经专家进行相应检查,通过脑死亡判定,或心死亡判定,出具的判定报告。

（3）全部直系亲属同意无偿自愿器官捐献。

（二）活体器官捐献伦理审查的内容

活体器官捐献是指在保障器官捐献者的生命安全和不造成健康损害的前提下,由健康的个体自愿、无偿地提供生理及技术上可以切取的部分器官移植给他人。关于活体器官捐献我国有严格的要求,根据2007年5月1日起实施的《人体器官移植条例》第九条,任何组织或个人不得摘取未满18周岁公民的活体器官用于移植。因此活体器官捐献的伦理审查内容侧重于以下几个方面。

（1）活体器官捐献者应当自愿、无偿捐献。捐献人应当亲自参加人体器官捐献伦理审查会,通过个体单独问答方式了解活体器官捐献者是否自愿、无偿进行捐献。

（2）活体器官捐献者应当具有完全民事行为能力。审查时捐献者应提供相应的文件证明。例如精神卫生鉴定中心出具的司法鉴定意见书,见附件6。

（3）活体器官捐献者健康风险评估表。由临床科室进行查体及相应检查会诊记录,以及手术风险评估。

（4）活体器官捐献者的一对正常器官中的一个或部分器官切除手术的知情同意书。审查应通过问询方式了解活体器官捐献者是否清楚认识到术中的所有风险。

（5）活体器官捐献者与器官移植接收者的身份关系是否明确。活体器官接受人仅限于活体器官捐献人的配偶、直系血亲或三代以内旁系血亲，或有证据证明与活体器官捐献者存在因帮扶形成亲情关系的人员，如养父母关系，继父母关系。

配偶与直系血亲是指父母、配偶、子女、祖父母、外祖父母等。其中，配偶仅限于结婚3年以上或者婚后已育有子女的，如图2.4.1所示。

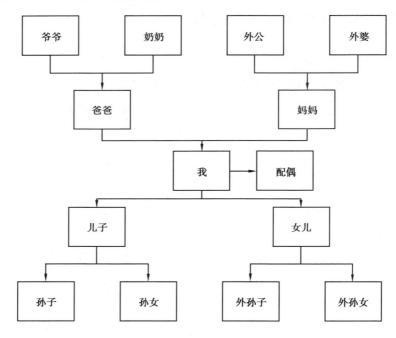

图 2.4.1　配偶、直系血亲身份关系图

三代以内旁系血亲是指在血缘上和自己同出于三代以内的亲属。直系血亲是具有直接血缘关系的亲属，即生育自己和自己所生育的上下各代亲属。父母双方都包括在内，如图2.4.2所示。

（6）有无买卖或变相买卖人体器官的情形。

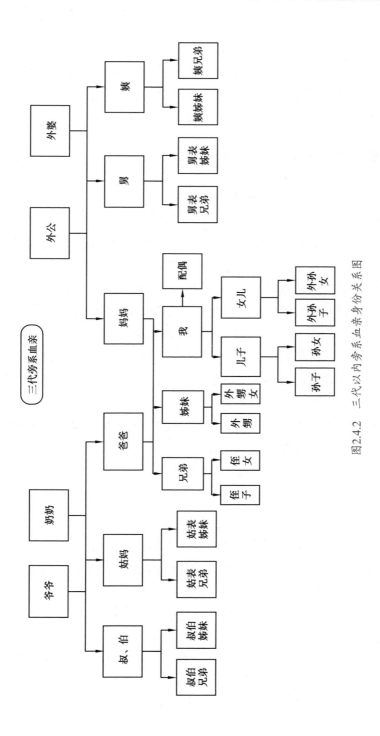

图2.4.2 三代以内旁系血亲身份关系图

（三）逝世后器官移植的伦理审查内容

逝世后器官移植的伦理审查内容包括：①接受者基本资料表。②接受者手术同意书。③接受者移植同意书。④接受者检查检验结果。⑤移植受体术前讨论记录及意见，见附件7。⑥器官移植伦理申请。⑦身份材料。⑧器官接受确认书。

三、器官捐献与移植的伦理审查要点

（一）器官捐献伦理审查的要点

公民逝世后器官捐献是指基于个人生前的意愿且家属的同意，或生前未表示是否有捐献意愿的自然人死亡后，由其全部直系亲属共同以无偿捐赠的方式，把自然人的仍然保持活力的器官捐赠给濒临死亡、等待移植的患者，让他们的生命得以延续。因此公民逝世后器官捐献的伦理审查内容侧重于以下几个方面。

（1）潜在器官捐献者有捐献意愿或未表示捐献意愿情况。仍需通过问询直系家属的方式，了解其直系亲属对于器官捐献是否为无偿自愿。

（2）潜在器官捐献者是否有死亡判断书。审查时查看相应检查报告等。

（3）潜在捐献者捐献的器官是否通过中国人体器官分配与共享计算机系统进行分配。

（4）检查直系亲属的身份材料。未能在户口簿中体现血缘关系的应当检查是否具有公安部门出具的亲属关系证明。

（5）有无买卖或变相买卖人体器官的情形。

（二）器官移植伦理审查的要点

器官移植是依据科学原则，采用技术手段，遵循伦理原理，按照法律法规将自然人死亡后自愿捐出的具有生物活性的人体器官移植于终末期患者体内，以拯救其生命或恢复其健康的一种特殊医疗活动。因此，器官移植伦理审查内容不同于器官捐献，侧重点为以下几个方面。

（1）器官来源是否清晰。查看中国人体器官分配与共享计算机系统器官接受确认书。

（2）受者是否清楚器官移植手术知情同意书内容。伦理审查保证"利大于弊"。

（3）有无买卖或变相买卖人体器官的情形。

四、人体器官捐献与移植伦理审查的原则

人体器官捐献与移植伦理审查的原则包括：①自愿原则。②无偿原则。③非商业化原则。④受益最大化和伤害最小化原则。⑤公平分配原则。⑥风险/伤害告知原则。⑦保密原则。⑧共济原则。⑨避免利益冲突原则。⑩透明性原则。

五、儿童器官捐献与移植的伦理审查特点

（一）父母共同决定行为

1991 年 12 月 29 日第七届全国人民代表大会常务委员会第 23 次会议批准了中国加入《儿童权利公约》，从此《儿童权利公约》成为我国广泛认可的国际公约。《儿童权利公约》中"儿童"界定为 18 岁以下的任何人。《中华人民共和国民法典》第十七条规定："十八周岁以上的自然人为成年人。不满十八周岁的自然人为未成年人。"第十八条规定："成年人为完全民事行为能力人，可以独立实施民事法律行为。十六周岁以上的未成年人，以自己的劳动收入为主要生活来源的，视为完全民事行为能力人。"因此儿童不具备完全民事行为能力人条件，在儿童器官捐献与移植中，基本上均为父母共同决定儿童的器官捐献与移植行为。

（二）身份关系简单

儿童器官捐献行为和儿童器官移植行为需要儿童父母，或者因帮扶形成亲情关系的人员共同同意并签署相关文书方可执行。

（三）个人史、既往史、社会背景简单

儿童因为其年龄和生活阅历的限制，与成人相比较个人史、既往史、社会背景等更加清楚和简单，易于查证。

六、儿童器官捐献与移植伦理学的实际应用

人体器官捐献与移植过程中，临床评估、人体器官捐献与移植的伦理学审查均是必要程序。临床评估的目的是检查供体是否具备潜在捐献者的医学条

件,器官质量是否符合临床医学使用标准;检查受体是否具备器官移植医学条件,器官移植治疗能否改善受体病情。而伦理审查的目的则是在国家法律、法规和相关部门规章制度规范下,对人体器官捐献和移植的合法性、伦理性进行独立审查。

为保障人体器官捐献与移植人合法权益,倡导捐献人体器官挽救生命的人道主义精神,规范人体器官捐献与移植伦理审查工作,根据《人体器官移植条例》《涉及人的生物医学研究伦理审查办法》《涉及人的临床研究伦理审查委员会建设指南》《世界卫生组织人体细胞、组织和器官移植指导原则》及《涉及人的生物医学研究伦理审查办法》等文件,具有人体器官捐献与移植临床资质和科研能力的机构必须按照国家卫生健康委员会要求,设伦理审查委员会并能保障伦理审查工作独立开展。

（一）人体器官移植技术临床应用与伦理委员会的建设

1.人体器官移植技术临床应用与伦理委员会宗旨与原则

（1）宗旨。人体器官移植技术临床应用与伦理委员会,对以器官捐献或器官移植为目的医学行为进行前期审查和批复,对判定检查的跟踪复审,对供体及受体在科学、伦理和规范方面是否符合国际和国内相关规范和指南发挥监督作用。其宗旨是保护供体（及直系亲属）和受体的权利和福祉。

（2）原则。尊重和保障供体（及直系亲属）和受体是否同意医疗行为的自主决定权,严格履行知情同意程序,防止使用欺骗、不当利诱、胁迫（包括变相胁迫）等不当手段,允许供体（及直系亲属）和受体在任何阶段撤消对医疗行为的同意而不会受到不公正对待。

对受体的安全、健康和权益的考虑必须重于对科学知识获得和社会整体受益的考虑,力求使受体最大程度受益和尽可能避免大于最低风险。

尊重和保护供体（及直系亲属）和受体的隐私信息,如实告知供体（及直系亲属）和受体隐私信息的保存和使用情况（包括未来可能的使用）及保密措施,未经有效授权不得将涉及供体（及直系亲属）和受体隐私和敏感的个人信息向无关第三方泄露。

开展人体器官捐献或移植手术应当通过伦理审查。国家法律法规和有关规定明令禁止的,存在重大伦理问题的,不得开展临床研究。

2.监管责任

（1）医疗机构对在本机构开展的临床研究负有责任。医疗机构也可以委托授权机构内一个部门行使监管职责，并受理对供体（及直系亲属）和受体保护问题的投诉。

（2）医疗机构或授权监管部门对伦理审查委员会开展工作负有组织管理以及提供支持性的工作保障的责任，包括提供必要的人力资源、工作环境、设施设备等。伦理审查委员会委员的工作时间和精力付出应当得到合理的报酬。所有相关监管措施应有书面备案记录，以备检查。

（3）医疗机构或授权的监管部门不得对人体器官移植伦理审查工作有行政方面干预，确保人体器官移植伦理审查工作及道德判断上所应有的独立性。

（二）人体器官移植技术临床应用与伦理委员会组成与管理

1.人体器官移植技术临床应用与伦理委员会组成

（1）委员组成建议包含移植医学、伦理学、病原微生物学、动物传染病学、法学、社会学等领域的专家和非本机构社会人士，有担任过相关学科培训和器官移植技术应用相关评审的经历。从事人体器官移植的医务人员人数不得超过委员会委员总人数的四分之一，与医疗机构无隶属和利益关系的人员不少于委员会委员的四分之一。

其中，委员构成可结合医疗机构实际情况进行调整，必要条件为：医学、法学、伦理学等方面专家，从事人体器官移植的医学专家不超过委员人数的四分之一，应该有一名不属于本机构且与人体器官移植与捐献并无密切关系的委员（同一位委员可同时符合这两项要求）。人数不少于 7 名。必要时可聘请特殊领域专家作为独立顾问。对独立顾问的资质、聘请程序及工作职责应有明确制度规定，对独立顾问的聘请过程记录备案（放到文件记录内容）。

（2）医疗机构应当根据审查工作实际需要，配备能够胜任工作的专（兼）职秘书和工作人员。

（3）人体器官移植技术临床应用与伦理委员会应对伦理审查委员会人员名单、联系信息、人员任命的变更等予以及时更新，并提交至伦理审查委员会的部门备案。

2.人体器官移植技术临床应用与伦理委员会委员任命程序和任期

（1）人体器官移植技术临床应用与伦理委员会主任委员、副主任委员和其他委员人选由本医疗单位提议推荐。伦理审查委员会主任委员、副主任委员人员应当在医疗单位内有较高的威望与声誉，主任委员、副主任委员的推举也可以由人体器官移植技术临床应用与伦理委员会的其他委员商量提议。其中医疗单位的法人代表或科研主管部门的负责人不得担任主任委员或副主任委员。人体器官移植技术临床应用与伦理委员会的委员产生程序需要以文件形式备案，该备案文件需包括推荐的职务及任期时间段，还包括每位伦理委员的个人简历。

（2）伦理委员每届任期建议不超过5年，可以连任。委员要离任时，伦理审查委员会秘书应及时通知授权的主管部门。伦理审查委员会秘书应对委员的换届工作按照程序进行并记录在案。

（3）解聘尚未到期的受聘委员，必须对其不能履职的原因予以详细说明（如经常缺席会议、行为不当，或有利益冲突问题等）。伦理审查委员会应做出免职决议，并向主管部门提出提前终止委员任期的申请，并需要获得批准。如果委员接受伦理审查委员会的免职决议，由伦理审查委员会主管部门向其发出书面免职通知。

3.人体器官移植技术临床应用与伦理委员职责

（1）主任委员职责：①负责召开委员年会、主持伦理审查，归纳总结意见。②发表自己的意见和建议。③参与投票表决。④签署本伦理委员会审查结论。⑤接受伦理相关咨询。

（2）副主任委员职责：当主任委员缺席时，行使主任委员既定的所有职责。

（3）委员职责：①参与伦理审查会。②发表自己的意见和建议。③参与投票表决。④接受伦理相关咨询。

（三）人体器官移植技术临床应用与伦理委员会审查方式

1.会议审查

召开伦理审查委员会会议进行审查，包括但不限于对研究方案的初始审查和复审。预先确立远程审查与讨论平台，以利于委员便捷开展审查工作。

2.审查程序

首先,由捐献或移植科室进行提交伦理审查申请;其次将材料提交至秘书处进行形式审查,通过后召开伦理委员审查会,通过委员讨论及表决后,由主任委员汇总意见,签署出具伦理审批书,见图2.4.3。

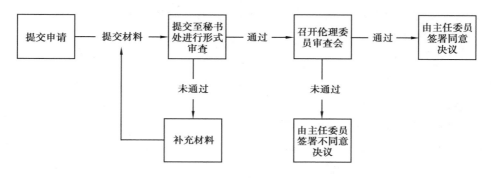

图 2.4.3　审查程序

（1）伦理审查申请。捐献科室或移植科室需进行人体器官移植技术临床应用与伦理委员会审查时,需提前 7 天向伦理委员会提交《伦理审查意见书》,见附件 8。

（2）伦理材料审查。伦理委员会秘书负责在捐献或移植科室提出亲体移植申请后,检查捐献或移植科室提交的纸质材料。审查类型主要是材料的形式审查。

人体器官捐献审查内容:①患儿姓名、身份证号码、ID 号是否与身份证、户口本复印件及病案系统一致。②直系亲属（配偶、父母及成年子女）身份证复印件和户口本复印件身份证号码是否一致。③直系亲属与潜在器官捐献者不在同一户口中的,需要由公安系统出具关系证明。④直系亲属是否一致同意潜在器官捐献者器官捐献的行为。⑤是否具有医疗机构对潜在器官捐献者的死亡判定材料。

亲体器官移植审查内容:①供体及受体的姓名、身份证号码、ID 号是否与身份证、户口本复印件及病案系统一致。②供体及受体自愿捐献器官意愿书与接受器官意愿书。③医疗机构对供受体的身体情况进行医学会诊评估的会诊意见。④供体的精神鉴定报告。⑤供受体双方的知情同意告知书。⑥手术评估风险及预案。

公民逝世后器官捐献移植审查内容:①患儿姓名、身份证号码、ID 号是否与身份证、户口本复印件及病案系统一致。②患儿医疗诊断及会诊意见符合人体器官移植技术管理规范。③器官来源可追溯,有器官移植接受确认书。④手术知情同意告知书。

若发现材料不完整的情况,秘书汇报伦理委员会主任委员,主任委员根据材料缺失部分的重要性做出退回补充再申请,或开展会议前补充完整等决定。

3.会议召开

(1)会议管理。伦理审查委员会根据需要安排审查会议时间和日程安排。日程由伦理审查委员会秘书处负责安排,并及时通知科室及患儿家属和审查委员会委员。在会议前至少3个工作日,移植科室需要向伦理审查委员会提交供审查的材料副本以及电子文本材料。

(2)会议有效人数。到会参与审查的委员应达到全体委员人数的半数以上,且包括医药专业、非医药专业,独立于单位之外的人员和不同性别的人员,会议方为有效。

(3)会议表决。每一位参与审查的委员都应投票;会议以全体委员人数的二分之一以上(有特殊规定者例外)的意见做出对审查方案的决议;不允许代理投票;存在实质性利益冲突的委员不参加投票。亲属器官移植伦理审查中,伦理委员审查会一致同意方可形成同意审批书。

因人体器官移植技术临床应用与伦理委员会审查实际情况中有特殊性及复杂性,将以人体器官捐献、公民逝世后器官捐献移植以及亲体器官移植举例说明。

(邹天凯　吴　娟)

第五节　案例分析：公民逝世后器官捐献案例

【基本资料】

(1)捐献者:张某,性别:男,年龄:4岁,重庆市渝北区人。

(2)直系亲属:

父亲:张爸,30岁,初中文化程度;母亲:张妈,28岁,初中文化程度。

(3)重要社会关系成员:

爷爷:初中文化程度;奶奶,小学文化程度。

(4)病情:2022年4月29日,张某因意外从11楼家中阳台跌落,经医生积极救治,仍深昏迷,双侧瞳孔散大,无自主呼吸,脑干反射消失。临床诊断:特重型颅脑损伤。经过 2022 年 5 月 2 日和 3 日两天的儿童脑死亡评估过程(详见本章表2.2.1、表 2.2.2),确认患儿达到脑死亡状态。

【发现】

发现潜在捐献者。

时间:2022 年 5 月 1 日 09:00。

报告人:潜在捐献者主管医生。

报告方式:电话。

报告内容:受伤经过、目前诊断、伤者状态、主要临床指标、家庭基本情况。

接受报告协调员:重庆医科大学附属儿童医院 OPO 协调员。

【评估】

医学评估,身份关系评估。

参加人员:协调员,评估医生。

方式:现场。

到达时间及开始时间:2022 年 5 月 1 日 11:30。

工作内容:①医学评估:诊断、目前状态、治疗情况;②了解家庭情况:主要成员、主要社会关系成员、各类成员背景情况。

【脑死亡判定】

开始时间:2022 年 5 月 2 日 08:00。

复判时间:2022 年 5 月 3 日 09:00。

宣布脑死亡时间:2022 年 5 月 3 日 14:00。

判定人员:脑死亡判定专家。

判定标准和程序:脑死亡判定标准与技术规范(儿童版)。

【沟通】

时间:2022 年 5 月 3 日 16:00。

地点:医院 ICU 谈话间。

沟通对象:患儿父母。

引荐人:主管医生。

沟通主导人:协调员 2 人。

目的:建立信任。

方式:面对面。

在医生的介绍下,协调员与张某父母顺利见面并进行第一次沟通。

主管医生:这是刚刚跟您提过的器官捐献协调员。

协调员:大哥,您好!(主动握手)

张爸:您好!

协调员:我们坐着说话吧。(待坐定后,协调员为张爸递上一杯温水)我们已经了解了张某(潜在捐献者)情况(短暂停顿),目前仍在积极救治,我们也知道家里都非常着急和难过(停顿)。现在能够主事的人不多,找您过来,就是想发挥您做父亲和丈夫的作用,主要是想看看家里有什么需要,谁能做主?

张爸:唉,医生说我孩子现在是脑死亡了,家里已经乱套了,爷爷奶奶悲伤,老婆痛苦,只知道哭,只有我做主了。

协调员:是啊,谁碰到这样的情况都承受不了,那没办法,你这个做爸爸的要挺住,要考虑下一步的打算。

张爸:我也不知道怎么办,他送到医院就一直这样了,如果真的人没了,就只有把骨灰带回老家吧。

协调员:我们虽然是做器官捐献工作的,但是也了解并不是所有的人都会选择器官捐献,即使如此,我们仍然会去帮助那些即将失去亲人的家庭,让他们已经发生的损失降低到最低程度。一般说来,像这种情况会有三个考虑:一是继续救治,对于靠机器和药物维持生命的患儿来说,不仅是一种痛苦,更没有尊严,劳"命"伤财。二是放弃治疗回家,对家人也是一种痛苦和折磨。第三个是器官捐献,这是一个特殊的选择,不仅能挽救他人的生命,也让他自己的生命以另一种形式存在。

张爸:(长时间沉默)这个我也听医生提了,我之前也在电视里看到过,我本人倒也不反对(再次沉默),但这个事还得让我老婆也要同意,我会试着跟他们说一说。

协调员:非常感激您,张爸,在这种时刻家里需要的是关心和帮助,特别是您,家中的顶梁柱,不但自己要坚强,还要关心张妈和长辈们的情绪,还需要做出明智的选择。

张爸(倾诉):张某是我从小拉扯大,一直都不调皮捣蛋,很可爱的小朋友,谁会想到一会儿没注意,他会从阳台掉出去,现在事情已出了,唉!

协调员(倾听):自从事件发生以后,这段时间家里一切都靠您支撑着,您父母、家人都知道。眼下也就只能跟您先商量,我看您还是先了解一下捐献的相关事宜,也别急着跟家里人说,适当的时候,委婉地往这个方面提一提,这样做确实是想帮助这个困难的家庭,为这个家的将来做一些力所能及的事情。

张爸:(长时间沉默)唉!也只有这样了,我先了解一下情况,有机会再与家人沟通。

器官捐献员向家属介绍了器官捐献相关的法律法规和基本原则,同时也讲述了一些器官捐献的感人故事,并与张爸一起观看了一个器官捐献的宣传视频,还用图表的形式展示了我国器官捐献的发展状态。该过程中,捐献者的爸爸始终认真倾听协调员的介绍,并就捐献救助问题进行了提问,在听到感人事件和看到感人视频时有明显情绪波动。结束时,张爸说他们全家商量一下。

约好下一次见面时间地点。

第二次与家属进行见面沟通。

协调员:叔叔、阿姨,你们好!大嫂,您辛苦了!我是协调员。一直很想与你们见面,看能否帮家里做点什么。(表达关心)

张妈:谢谢,我孩子是一个乖孩子,这次真是祸从天降。(张妈眼泪不禁夺眶而出)昨天在探视孩子后,我很难过,一个人独自在医院外过道哭,突然看到几个患儿的家属在医生面前痛哭,好像是说她的儿子救不到了,才16岁出头,请医生无论如何帮帮他们。当时我听医生说,也没有办法,是肝病晚期,拖了太久,目前只能对症治疗什么的,如果能做肝移植,可能还有希望,但现在捐献的人太少了。当时我坐在旁边,看着两位老人一直在墙角哭泣,一下就想到了我的孩子,想到了我自己,突然很同情那家人的遭遇。他们和我现在一样,也痛不欲生,无法挽救亲人的生命。如果这时,我能够帮助他们,他们的家庭就得救了,而我的孩子也能用另一种方式在这个世界活下来。我想我这么做,我丈夫也会同意,因为他比我还善良,更希望能够帮助别人。

协调员:感谢您的这份爱心。在疾病面前,我们都是脆弱的,这是家人最痛苦的时刻,谁都渴望得到帮助。您的这个选择,不仅可以挽救一个即将逝去的生命,而且可以挽救一个即将崩溃的家庭,这是生命的最高境界。特别是在你们即将失去亲人、最悲伤、最无助的时候,还能做出这种选择,让我感动,让我敬佩。

家属哭声一片。协调员离席给出家属空间。

待家属情绪恢复,张爸约见协调员,家里已经基本同意,想了解器官捐献的流程和细节。

【签署】

见证人:重庆市红十字会遗体器官捐献管理中心协调员、重庆医科大学附属儿童医院协调员。

见证内容:家属知情同意、捐献登记等。协调员向家属介绍了器官捐献的相关法律法规,在重庆市红十字会遗体器官捐献管理中心协调员见证下,办理了器官捐献的相关手续。

【伦理】

人体器官移植技术临床应用与伦理委员会审查内容:潜在捐献者的捐献意愿(未表示捐献意愿情况由直系亲属共同决定无偿捐赠器官);捐献者的死亡判定;捐献器官的预分配必须从中国人体器官分配与共享计算机系统分配;器官捐献者的识别;有无买卖或变相买卖人体器官的情形。

【见证】

器官捐献获取(需在人体器官捐献与伦理委员会审查通过后进行)。

【遗体善后】

协助家属进行捐献者遗体缅怀、火化等善后工作。

(邹天凯　吴　娟)

主要参考文献

[1] 叶啟发.中国人体器官捐献工作指南[M].5 版.北京:中国人体器官捐献管理中心,2018.

[2] European Committee(Partial Agreement)on Organ Transplantation(CD-P-TO)EDQM.移植器官质量与安全指南(原书第 6 版)[M].张雷,译.北京:科学出版社,2019.

[3] Jose Maria Dominguez-Roldan.移植物获取管理手册[M].霍凤,译.4 版.北京:清华大学出版社,2020.

[4] 严佳垒,袁蕙芸.活体器官移植伦理审查的特点及问题研究[J].中国医学伦理学,2018,31(1):73-76.

第三章 儿童器官移植的手术室护理管理

第一节 儿童器官移植手术室环境准备

手术室是儿童集中治疗的场所,高质量的手术环境管理是手术顺利进行、防止术后感染、保障手术患儿安全的先决条件。手术室环境管理必须严格遵照《医疗机构消毒技术规范》(2012 年版)及《医院洁净手术部建筑技术规范》(GB 50333—2013)等标准执行。器官移植手术对手术室洁净用房等级要求如表 3.1.1 所示。

表 3.1.1　手术室洁净用房等级

洁净用房等级	沉降法(浮游法)细菌最大平均浓度(cfu/m³)		空气洁净度(cfu/m³)		参考手术
	手术区	周边区	手术区	周边区	
Ⅰ级	5	10	5	6	器官移植、假体置入等
Ⅱ级	25	50	6	7	深部组织及主要器官
Ⅲ级	75	150	7	8	其他外科手术
Ⅳ级	—		8.5		感染和重度感染

一、温湿度

手术间温度控制在 21~25℃,辅助用房如缓冲间等温度控制在 21~27℃。湿度控制在 40%~60%。

二、位置

选择位置相邻的两个百级洁净手术间为移植手术间,便于捐献者和移植患儿的医务人员互联互通、及时根据捐献者器官的获取进程调整移植患儿手术的进度;当捐献者器官离体后也可方便在手术间内直接进行修整;减少移植的捐献者器官到移植患儿间的距离、减少捐献者器官冷缺血时间,达到以最短时间将捐献者器官移植到移植患儿体内,增加移植器官的存活率的目的。

三、术间仪器、设备

(一)设备仪器准备

术前将移植手术所需仪器、设备如超声吸引装置(Cavitron Ultrasonic Surgical Aspirator,CUSA)、暖风机、移动式保温箱等放置在手术间内。调整手术床、麻醉机、麻醉车等处于备用状态。

(二)数字系统准备

根据手术床调整摄像头的位置,保证手术野清晰展现在显示屏正中,检查数字系统录像转播功能,保证手术全程录像及远程教学需求,减少参观人数,保证手术间有效层流。

(三)保温箱准备

通过加冰块维持保温箱内温度在0~4℃,此温度下可维持离体器官形态完整,抑制器官代谢,阻止代谢产物增加和延缓离体器官能量损失,也可保存器官灌注液和术中需要冷藏的药物。

(四)无菌冰块制备

术前一日在灭菌容器内加入生理盐水,将盛有生理盐水的无菌容器沿原包布折痕包好,放入冰箱冷冻柜中备用;将5~8袋500 mL灭菌生理盐水软袋放置入冰箱冷冻柜中制冰备用。

四、准备和消毒

手术间彻底清洁、消毒后控制房间人员走动。手术当日提前1小时对手术间再次彻底清洁后开启层流,减少人员走动,等待患儿入室。

(曾 嵘 屈 虹)

第二节 儿童器官移植手术物品准备

一、儿童肝脏移植手术

（一）器械准备

（1）常规器械。开腹器械、床旁拉钩、超吸刀等。

（2）精密器械。肝移植专用特殊器械如阻断钳、血管阻断夹、笔试针持、弹簧剪、钛夹钳、钛夹、无菌小冰袋(棉布)等置于专用无菌器械盒内备用。

（3）仪器设备。高频电刀、超吸刀、血液回收机、暖风机、输液加温仪等控温设备。

（二）一次性耗材准备

（1）开腹耗材。刀片(15#、20#)、7×17圆针、丝线(5-0、4-0、3-0、2-0)、手术薄膜、一次性电刀笔、电刀清洁片、20 mL空针、一次性使用球式灌洗器、腹腔引流管、硅胶导尿管(6F、10F)、无菌小纱布、无菌大纱布、无菌纱布垫、无菌防护套(长方形200 cm×14 cm)、一次性吸引连接管、无菌输液器、一次性吸引连接头、无菌培养管、无菌手套、直型留置针(22G、24G,冲洗用)、伤口敷贴等。

（2）安置胃管耗材。一次性胃管(根据年龄选择型号)、负压引流器、透明敷贴。

（3）导尿耗材。一次性无菌双腔硅胶导尿管(根据年龄选择型号)、一次性使用防反流引流袋、5 mL注射器。

（4）特殊耗材。4-0～8-0 Prolene血管吻合线、2-0～4-0可吸收线圆针、7-0可吸收线双头针、一次性超吸刀头、钛夹等。

（三）术中主要用药

常用药品配制及使用方法如表 3.2.1 所示。

表 3.2.1　常用药品配制及使用方法

药品名称	配制时机	配制方法	使用方法	使用时机	目的/特殊要求
肝素钠溶液	病肝离体前	0.9% 生理盐水，500 mL+1 mL 肝素钠注射液，配制成 12.5 u/mL 的肝素钠溶液	2 个 20 mL 空针分别连接 22G 和 24G 留置针软管，抽取肝素钠溶液使用	断开和修剪门静脉时、吻合肝静脉时、动脉吻合口修剪及吻合时	防止血栓形成
UW 液（the University of Wisconsin Solution）	成品	成品	无菌输液器连接 UW 液灌注离体供肝静脉、静脉	捐献者供肝离体后	捐献者脏器保护液，保持 4 ℃ 备用
抗生素	麻醉诱导时	（1）0.9%生理盐水 10 mL + 头孢吡肟0.4 g；（2）0.9%生理盐水 25 mL + 巴利昔单抗 10 mg；（3）0.9%生理盐水 20 mL + 盐酸氨溴索 15 mg	静脉推注	（1）术前预防用药；（2）门静脉开放时	预防感染
前列地尔	肝动脉开放前	0.9% 生理盐水 20 mL + 前列地尔 10 μg	静脉滴注	肝动脉开放时	改善微循环防止小血管痉挛形成血栓

续表

药品名称	配制时机	配制方法	使用方法	使用时机	目的/特殊要求
白蛋白	移植手术开始时	0.9%生理盐水50 mL + 20%白蛋白50 mL	静脉滴注	移植手术开始时	据动脉血气分析结果遵医嘱输注

二、儿童肾脏移植手术

（一）器械准备

（1）常规器械。开腹器械、拉钩、电刀等。

（2）精密器械。肾移植专用特殊器械如阻断钳、血管阻断夹、笔试针持、弹簧剪、钛夹钳、钛夹等置于专用无菌器械盒内备用。

（3）仪器设备。高频电刀、暖风机、输液加温仪等控温设备。

（二）一次性耗材准备

（1）开腹耗材。同肝移植开腹耗材准备。

（2）导尿耗材。同肝移植导尿耗材。

（3）特殊耗材。4-0～8-0 Prolene血管吻合线、2-0～4-0圆针可吸收线、7-0双头针可吸收线、一次性超吸刀头、钛夹、双J管等。

（三）术中用药

（1）排斥低危药品。巴利昔单抗1支静脉滴注（第0、第4天各1支）。

（2）激素 甲泼尼龙500 mg+0.9%生理盐水100 mL静脉滴注，肾动脉开放前使用完毕。

（3）保护胃肠道药品。泮托拉唑/奥美拉唑40 mg静脉滴注，甲泼尼龙之前使用。

（4）抗生素.美罗培南10～20 mg/kg+0.9%生理盐水100 mL，静脉滴注。

三、儿童心脏移植手术

（一）器械准备

（1）常规器械。开胸器械、胸骨锯、胸骨撑开器、电刀等。

（2）精密器械。心脏移植专用特殊器械如阻断钳、血管阻断夹、笔试针持、弹簧剪、超锋剪、心内拉钩等置于专用无菌器械盒内备用。

（二）一次性耗材准备

（1）开胸耗材。刀片（15#、20#）、7×17 圆针、丝线（5-0、4-0、3-0、2-0）、手术薄膜、一次性电刀笔、电刀清洁片、直型留置针（22G、24G）、20 mL 空针、一次性使用球式灌洗器、胸腔引流管、硅胶导尿管（6F、10F）、伤口敷贴、无菌小纱布、无菌体外循环大纱布、无菌纱布垫、无菌防护套（长方形 200 cm×14 cm）、一次性吸引连接管、无菌输液器、一次性吸引连接头、无菌手套等。

（2）导尿耗材。同肝移植导尿耗材。

（3）特殊缝线。4-0~8-0 Prolene 血管吻合线、2-0~4-0 可吸收线圆针、起搏导线 2 套、漂浮导管、球囊反搏等。

（三）术中用药

人纤维蛋白原、人凝血酶原复合物等。

（曾　嵘　屈　虹）

第三节　儿童器官移植医务人员准备

除了亲体器官移植，大部分移植手术均无法预计捐献器官的获取时间，属急诊手术，因此，需医护人员处于备情状态以应对急诊移植手术。每小组设置高低年资相搭配的医护人员 4~5 名，其中 1 名组长负责协调，统筹安排，组长应是具备工作 5 年以上工作经验、重大手术配合经验、危重症患儿抢救经验的医护人员。洗手护士应具备动、静脉血管吻合经验，以配合过移植手术者为优先。参加移植手术的医务人员均要保持身体健康，处于急性病、传染期疾病、有明显外露伤口等禁止参加移植手术。

安排参加移植手术医生需一名调度人员，负责捐献者、移植患儿手术间信息互通、手术进程安排及人员协调等。手术人员分为捐献者组、移植患儿组。手术人员需严格无菌技术操作，按手术台换人规范进行手术人员更换。同时手术人员要保持自身体力，及时休息和补充能量。

（曾　嵘　屈　虹）

第四节　儿童器官移植手术配合要点

一、儿童肝脏移植手术配合及护理

（一）评估

从伦理学视角，活体器官移植的基本原则是保证捐献者的安全，同时使移植患儿获得最大益处，因此对于活体肝移植术，捐献者须"自愿、知情"，出于个人决定，在不受任何外界因素的影响下自愿捐献部分肝脏给移植患儿。医务人员要反复告知该手术的复杂性、风险及预后，捐献者充分知晓、签署手术知情同意书，并经医院伦理委员会严格论证后才可捐献器官。

儿童病例通常是父母成为捐献者，若血型不合、重度脂肪肝、高胆红素血症、丙型肝炎抗体阳性、哮喘、重度贫血则不能捐献。总之，捐献者需通过心理、生理、实验室检查等评估合格后方可成为捐献者。

（二）术前访视

（1）一般情况。①了解捐献者及移植患儿性别、年龄、民族、婚姻状况、文化程度、职业等资料。②询问健康史、主诉、既往史、家族史、手术史、过敏史等。

（2）生理情况。①评估捐献者及移植患儿营养状况、精神状态等，着重评估捐献者有无肢体活动障碍，皮肤有无破损、有无压力性损伤等。②评估捐献者近日有无感冒、发热等感染征象。

（3）心理和社会支持状况。评估捐献者及移植患儿的心理状况，可采用图片、动画等形式介绍手术环境、手术体位、手术流程等，让其对手术有大致了解，缓解其焦虑情绪并取得其信任，建立其对手术成功的信心。

（三）捐献者手术护理配合

各种原因引起的终末期肝病、肝功能衰竭和遗传代谢性肝病的患儿，均需通过外科手术将完整或部分同种异体肝脏植入患儿的体内，才能达到恢复患儿正常的肝脏功能。

1.适应证

与移植患儿配型成功的亲体或捐献器官。

2.术前物品准备

参见本章第二节相关内容。

3.麻醉方式及手术体位

(1)麻醉。全身麻醉+气管插管,上肢动脉穿刺置管,右侧颈内静脉深静脉置管,导尿。

(2)体位。平卧位,腰垫抬高腰背部,手术床右倾 10°～20°。根据捐献者体型选择适宜的体位垫。

4.消毒及铺单

(1)消毒。①海绵钳 1 把,夹取无菌小纱布 1 张,蘸取 5%聚维酮碘消毒液,消毒上至下颌,下至大腿上 1/3 处,两侧至腋中线。②夹取无菌小纱布 1 张蘸取 1%聚维酮碘消毒液消毒会阴部。③更换海绵钳后重复消毒 1 次(不可超过前次消毒范围)。

(2)铺单。①四张小单横向对折,按头侧、对侧、尾侧、近侧的顺序铺于腹部切口四周。②四张治疗巾横向折叠 1/4,按头侧、对侧、尾侧、近侧的顺序铺于腹部切口四周。③铺腹单。④在切口上下的腹单上粘贴两张手术薄膜(45 cm×30 cm),在切口左右的腹单上粘贴两张手术薄膜。

5.手术步骤及护理配合

捐献者手术步骤及护理配合如表 3.4.1 所示。

表 3.4.1　捐献者手术步骤及护理配合

手术步骤	护理配合
1.连接高频电刀、中心负压吸引器、血液回收机、超吸刀	(1)连接高频电刀,调节功率至适当大小; (2)连接中心负压吸引器,调节吸力至适当大小; (3)连接血液回收机管道至主机,检查是否能正常使用; (4)连接超吸刀至主机,开机运行,于备用状态; (5)妥善固定各种线路,防止滑脱
2.开腹	(1)递 20#刀片,作上腹正中竖切口,电刀笔逐层进腹,递腹腔拉钩、S 拉钩、湿纱布; (2)递两把弯钳、电刀笔断开肝圆韧带,3-0 丝线钳带线结扎残端; (3)探查肝脏和邻近器官,湿纱布垫保护肠管且充分暴露肝门

续表

手术步骤	护理配合
3.解剖第一肝门	提供电刀笔、精细组织剪、小直角钳、无损伤镊。 (1)解剖第一肝门:游离出肝固有动脉,于分叉上方切断结扎肝左右动脉,向下游离动脉,5-0丝线钳带线结扎动脉小分支; (2)解剖胆道; (3)解剖肝左动脉; (4)解剖门静脉左支; (5)解剖肝上下腔静脉; (6)游离肝周韧带; (7)解剖肝下腔静脉; (8)解剖第三肝门
4.劈肝	递小直角钳、电刀笔、精细组织剪、结扎线、钛夹、无损伤镊、超吸刀。 (1)3-0血管线、蚊式钳牵引肝脏; (2)超吸刀、电刀、钛夹、结扎线交替使用处理肝内血管和胆管
5.供肝切除	断胆道5-0血管线缝闭残端; 门静脉血管阻断钳、腔静脉血管阻断钳分别阻断门静脉和肝静脉; 阻断肝动脉
6.肝断面止血	提供电刀、生理盐水、血管缝合线。 (1)检查肝断面渗血,电刀电凝止血或缝合止血; (2)检查有无漏胆汁
7.关闭腹腔	(1)冲洗腹腔; (2)整理用物,洗手、巡回护士双人清点器械数目及完整性; (3)逐层缝合切口

6.护理要点及注意事项

(1)洗手护士关注要点:①注意各个阶段手术进程的衔接,提前准备用物、缝针、器械等。②术中使用缝针数量及种类多,注意器械、物品的去向并及时清点。

(2)巡回护士关注要点:①患儿术中带药多,密切关注手术进程,根据医嘱及时用药,密切关注患儿生命体征,谨防药物的不良反应并及时处理。②采用液体敷料及人工皮预防医疗黏胶相关性皮损,采用泡沫敷料预防术中获得性压力性损伤。③采用预加温及复合保温保暖等方式,预防发生术中低体温。④术中根据手术进程及时和洗手护士、手术医生及麻醉医生沟通,包括缝线、台上台下用药、出血量、冲洗液、电刀大小调节、体位等。

(四)捐献者肝脏修整

移植器官的灌洗、修整和保存是器官移植过程中的重要环节,关系到器官移植的成败。充分的灌洗、适宜的温度、正确的修整和严格的保存,才能最大限度地保持移植器官的活力,为移植手术的成功创造良好条件。

1.术前物品准备

(1)手术器械。修肝盆、修肝器材、肝移植显微器械包。

(2)耗材及特殊用物。4 ℃林格液500 mL+肝素1支(12 500单位)+2%利多卡因5 mL,4℃ UW液1 000 mL内加肝素1支(12 500单位、4 ℃ 5%白蛋白400 mL),冰冻软袋包装的0.9%生理盐水。

(3)普通耗材。①一次性电刀笔、刀片(20#)、直型留置针(24G)、10 mL空针、无菌手套、无菌塑料套(可用显微镜套)、输血器。②特殊缝线,如4-0~8-0 Prolene血管吻合线。③仪器设备,如超吸刀、高频电刀。

2.灌肝时机

捐献者肝脏切下后,立即进行。

3.步骤及护理配合

肝脏修整手术步骤及护理配合如表3.4.2所示。

表3.4.2　肝脏修整手术步骤及护理配合

手术步骤	护理配合
1.连接4 ℃林格液(保证灌注压在80~100 cmH$_2$O,灌注液距捐献者上方80~100 cm)	经供肝左门静脉灌入约300 mL,使整个肝脏快速降温,并冲出肝组织内血液
2.更换4 ℃ UW液(维持灌注压在80~100 cmH$_2$O,灌注液距捐献者上方80~100 cm)	(1)经供肝左侧门静脉灌入—肝动脉—胆道; (2)将供肝放置于4℃ UW保存液中,进行肝动脉、肝静脉、门静脉的修整

续表

手术步骤	护理配合
3.连接 4 ℃ 5%白蛋白(维持灌注压在 80~100 cmH$_2$O,灌注液距捐献者上方 80~100 cm)	修肝完毕,肝移植前灌入

4.护理要点及注意事项

(1)由于捐献者肝脏会依据移植患儿所需大小切取,提前与手术医生沟通,准备好特殊用物。

(2)灌洗时灌洗系统要注意保持密闭性,防止空气进入肝血管内。

(3)术中根据修肝进程及时调节电刀和超吸刀的大小。

(4)修肝完成后及时与手术医生清点缝针、器械数目。

(五)亲体肝脏移植手术(移植患儿)

1.适应证

各种原因引起的终末期肝病、肝功能衰竭和遗传代谢性肝病。

2.术前物品准备

参见本章第二节相关内容。

3.麻醉方式及手术体位

(1)麻醉。全身麻醉+气管插管,上下肢动脉穿刺置管,左右侧静脉穿刺(一侧深静脉置管,一侧留置针),导尿。

(2)体位。平卧位,腰垫抬高腰背部,手术床左倾 10°~30°。

4.消毒及铺单

(1)消毒。①海绵钳 1 把,夹取无菌小纱布 1 张,蘸取 5%聚维酮碘消毒液,消毒上至下颌,下至大腿上 1/3 处,两侧至腋中线。②夹取无菌小纱布 1 张蘸取 1%聚维酮碘消毒液消毒会阴部。③更换海绵钳后重复消毒 1 次(不可超过前次消毒范围)。

(2)铺单。同肝脏移植手术配合及护理(捐献者)铺单方法。

5.手术步骤及护理配合

亲体肝脏移植手术步骤及护理配合如表 3.4.3 所示。

表 3.4.3　亲体肝脏移植手术步骤及护理配合

手术步骤	护理配合
1.连接高频电刀、中心负压吸引器、血液回收机	(1)连接高频电刀,调节功率至适当大小; (2)连接中心负压吸引器,调节吸力至适当大小; (3)连接血液回收机管道至主机,检查是否能正常使用; (4)妥善固定各种线路,防止滑脱
2.开腹(若行手术 Kasai 手术,需分解粘连组织)	(1)递 20#刀片,作双侧肋缘下人字型切口,电刀笔逐层进腹,递腹腔拉钩、S 拉钩、湿纱布; (2)递两把弯钳、电刀笔断开肝圆韧带,3-0 丝线钳带线结扎残端; (3)探查肝脏和邻近器官,湿纱布垫保护肠管且充分暴露肝门
3.游离肝脏及解剖肝门	(1)递电刀笔、精细组织剪、小直角钳、无损伤镊,解剖第一肝门游离出肝固有动脉,于分叉上方切断结扎肝左右动脉,向下游离动脉,5-0 丝线钳带线结扎动脉小分支; (2)于第一肝门处分离出胆总管; (3)于第一肝门处肝动脉下方分离出门静脉主干及左右分支; (4)递 4-0 丝线钳带线结扎门静脉,取肝动脉周围淋巴结活检; (5)递 4-0 或 5-0 丝线钳带线及钛夹结扎游离肝周韧带; (6)解剖第二肝门处游离肝静脉,递 5-0 丝线钳带线、6-0 血管线及门静脉阻断钳缝扎,解剖肝上腔静脉; (7)解剖第三肝门(背托式肝移植)分离出下腔静脉,并逐一结扎肝短静脉分支; (8)直角钳穿过下腔静脉,6#尿管悬吊下腔静脉
4.病肝切除	(1)提供小直角钳、电刀、精细组织剪、结扎线、钛夹、无损伤镊、血管阻断钳、肝素生理盐水、显微器械。阻断左肝动脉、阻断中肝动脉、阻断右肝动脉; (2)递阻断钳 3 把,分别阻断门静脉、肝下腔静脉及肝静脉;

续表

手术步骤	护理配合
4.病肝切除	（3）递精细组织剪依次断开门静脉、下腔静脉及肝静脉,切除病肝,移除体腔; （4）递主刀精细组织剪修剪下腔静脉断端,递一次性使用球式灌洗器吸0.9%生理盐水于一助,20 mL空针接直型留置针(去除针芯)吸肝素水于二助,检查腔静脉渗漏情况,并用5-0丝线钳带线、钛夹、6-0血管线修补; （5）递一助超锋剪、显微镊修剪门静脉断端,递肝素水空针于二助,检查门静脉渗漏及通畅情况; （6）递精细组织剪修剪下腔静脉吻合口及门静脉吻合口,0.9%生理盐水空针和肝素水空针冲洗检查腔静脉和门静脉渗漏和通畅情况
5.新肝置入	（1）置入新肝,一个冰袋置于肝脏下方,另一个冰袋置于肝脏表面,用干纱布覆盖后由三助固定肝脏; （2）递主刀精细组织剪修剪供肝腔静脉吻合口; （3）递5-0血管线连续吻合供肝左静脉与移植患儿肝静脉及下腔静脉纵向成型,递二助两把胶钳固定缝线;左肝静脉(供肝)与肝上下腔静脉(移植患儿)吻合、肝右后下静脉(供肝)与肝后下腔静脉(移植患儿)吻合; （4）递7-0血管线连续吻合捐献者门静脉左支与移植患儿门静脉分叉成形,吻合门静脉时递一助显微镊,递二助两把胶钳固定缝线; （5）静脉吻合期间二助持续用肝素水空针冲洗,新肝用冰袋持续降温; （6）门静脉吻合超半圈时,准备42 ℃ 0.9%生理盐水500 mL3瓶,用于供肝开放血流后进行复温; （7）开放供肝血流,结束无肝期,见肝色渐红润,胆汁分泌好,检查静脉血管及吻合口是否有渗漏,并用6-0血管线修补; （8）静脉吻合期间用无菌防护套保护B超机探头,吻合结束后,B超检查静脉血流是否通畅

续表

手术步骤	护理配合
6.创面止血及血流测定	(1)提供电刀、生理盐水、血管缝合线; (2)静脉吻合后检查血管渗血情况,缝合止血; (3)检查肝断面渗血,电刀电凝止血或缝合止血; (4)静脉吻合期间适时连接 B 超机探头,吻合结束后,B 超测定静脉血流
7.肝动脉吻合	(1)提供显微器械、电刀、超锋组织剪、无损伤镊、肝素生理盐水、血管缝合线; (2)阻断供肝动脉及移植患儿肝动脉,显微剪修剪两端吻合血管; (3)传递显微针持及动脉缝线,半圈间断吻合供肝左动脉与移植患儿肝动脉; (4)吻合结束 B 超测定动脉及静脉血流
8.胆道重建	(1)提供电刀、无损伤镊、精细组织剪、所需缝线; (2)吻合供肝胆管和移植患儿胆总管; (3)不能行端端吻合时,行供肝胆管和移植患儿空肠 Roux-en-Y 式吻合
9.关闭腹腔	(1)胆道重建后再次检查断面出血、止血; (2)B 超再次测定肝脏血流; (3)冲洗腹腔,逐层缝合切口; (4)整理用物,巡回护士双人清点器械及完整性

6.护理要点及注意事项

(1)洗手护士关注要点:①术前与医生沟通术中使用的缝线、器械、手术方式是否有变化,提前准备。②掌握手术步骤,熟练配合,保护无菌台,注意各个阶段手术进程的衔接。③术中使用缝针数量及种类多,分类放置,安全管理。

(2)巡回护士关注要点:①查凝血机制,肝功能,血常规(切皮前、切肝前、开放前、门静脉开放后、关腹前)。②药物使用,麻醉诱导开始时滴注奥美拉唑、抗生素、巴利昔单抗;开放门静脉时滴注甲基强的松龙、抗生素。③监测整个手术过程中尿量（无肝前期、无肝期、新肝期）。④预防术中低体温。可放置鼻咽温或肛温探头时时监测体温，根据手术进程，使用暖风机、变温毯、输液加温仪等控温设备及时调节患儿体温。⑤术中根据手术进程及时和洗手护士、主刀医生及麻醉医生沟通，包括缝线、台上用药、台下用药、出血量、冲洗液、电刀大小调节、体位等。⑥采用泡沫敷料、棉垫等预防术中获得性压力性损伤；采用液体敷料及人工皮预防医疗黏胶相关性皮损。

（六）仪器设备的使用

1.超声吸引装置

超声吸引装置简称超吸刀，即利用超声波震荡把组织粉碎、乳化，再经负压吸除而达到切除病变组织，其由振动切割、灌注和吸引三部分组成。其中空的钛管沿纵向振动，在接触肝组织时，薄壁组织被捣碎，肝组织被分离，细胞碎片经灌注的盐水冲洗后再经中空钛管吸去。超声吸引装置适用于肝胆胰手术等。

2.操作步骤

（1）接通电源，打开主机后方与电源线相邻的黑色电源开关，确保主机通电。

（2）打开主机前方的启动开关，听到嗒嗒的声音后，向手柄注入循环冷却水，等待约1分钟，直到面板上沙漏灯熄灭。

（3）按下操作面板的刀头测试按钮（左起第三列），主机自动检测刀头，确保按钮下方的显示刻度要亮达70%以上，且面板左侧无任何报警。

（4）按下操作面板的灌注测试按钮（左起第二列），主机自动灌注冲洗液，确保冲洗液到达手术台刀头一端，且面板左侧无任何报警，安装步骤如图3.4.1所示。

（5）完成自检，确认主机无任何报警现象，主机自动进入待机模式。

（6）按下面板右上方的启动按钮即可开始工作（术中按下可暂停工作），操作步骤如图3.4.2所示。

3.关机步骤

（1）按下面板右上方的启动按钮，让主机处于待机状态。

（2）关闭主机正面左侧的系统开关，听到"嗒嗒"声，面板显示沙漏，主机回收冷却水，此时禁止断电！需耐心等待主机自动停机，面板指示灯熄灭。

（3）关闭主机后方电源开关，拔除电源线。

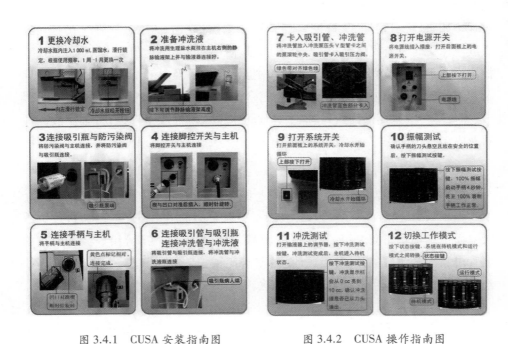

图 3.4.1　CUSA 安装指南图　　　　图 3.4.2　CUSA 操作指南图

二、儿童肾脏移植手术配合及护理

（一）捐献者手术护理配合

1.适应证

捐献者与移植患儿配型成功的亲体或者捐赠器官。

2.术前物品准备

参见本章第二节相关内容。

3.麻醉方式及手术体位

（1）麻醉。气管插管全身麻醉,上肢动脉穿刺置管,导尿。

（2）体位。侧卧位,腰下垫腰桥。

4.消毒及铺单

（1）消毒。①海绵钳 1 把,夹取无菌小纱布 1 张,蘸取 5% 聚维酮碘消毒液,消毒上至腋窝,下至腹股沟处,前后过腋中线。②夹取无菌小纱布 1 张蘸取 1% 聚维酮碘消毒液消毒会阴部。③更换海绵钳后重复消毒 1 次(不可超过前次消毒范围)。

（2）铺单。同肝脏移植手术配合及护理（捐献者）铺单方法。

5.手术步骤及护理配合

肾脏移植手术步骤及护理配合如表3.4.4所示。

表3.4.4　肾脏移植手术步骤及护理配合

手术步骤	护理配合
1.连接高频电刀、中心负压吸引器	（1）连接高频电刀,调节功率至适当大小; （2）连接中心负压吸引器,调节吸力至适当大小; （3）妥善固定各种线路,防止滑脱
2.开腹	（1）20#刀片,由11肋间前段向前方做一斜切口到腹直肌外缘切开皮肤、皮下组织; （2）电刀切开背阔肌、腹外斜肌暴露12肋尖; （3）切开腰背筋膜及肋间组织; （4）钝性分离肾周筋膜、腹横筋膜、腹膜,暴露胸膜反折,组织剪剪断部分膈肌脚; （5）切开腹外斜肌、腹内斜肌、腹横肌,暴露肾周脂肪组织; （6）切开肾周筋膜,分离脂肪囊,暴露肾脏
3.游离肾脏	长弯钳分离,组织剪剪断、2-0丝线结扎,充分游离肾脏,切除其周围粘连组织
4.游离输尿管	（1）直角分离钳、中弯血管钳夹持6F硅胶尿管穿过并提起输尿管,直蚊式钳牵引尿管末端; （2）中弯钳、超峰剪锐性分离,向其远端游离输尿管。2把中弯钳夹末段输尿管,15#刀片切断,2-0丝线结扎
5.切断肾蒂血管	（1）直角分离钳、长弯血管钳分离肾蒂周围组织; （2）超峰剪、3-0或4-0丝线结扎; （3）肾蒂钳夹肾蒂血管,11#刀片切断,2-0或3-0丝线双重结扎或缝扎
6.清理肾周创面组织	长镊、超峰剪、3-0丝线结扎止血

续表

手术步骤	护理配合
7.关腹	(1)0.9%生理盐水冲洗,检查创腔有无明显活动性出血; (2)完成手术器械和物品清点,确保准确无误; (3)2-0可吸收缝线关腹,4-0可吸收缝线,结束逐层缝合; (4)手术结束

6.护理要点及注意事项

(1)洗手护士关注要点:由于移植患儿身形差距较大,术前与医生再次确认术中使用的器械、物品、手术方式、缝线有无变化,提前做好准备。②掌握手术步骤,熟练配合,注意各个阶段手术进程的衔接。③术中用物如缝针、器械、纱布等,分类放置,安全管理。

(2)巡回护士关注要点:①熟悉手术流程,根据手术进程及时和巡回护士、主刀医生及麻醉医生沟通,包括缝线、台上用药、台下用药、出血量、冲洗液、电刀大小调节、体位等。②皮肤压力性损伤防护,规范使用液体敷料、水胶体敷料、泡沫敷贴、硅胶或流体体位垫。③低体温保护,放置鼻咽温或肛温探头时时监测体温,根据手术进程和医嘱,使用暖风机、变温毯输液加温仪等控温设备及时调节患儿体温。

(二)肾脏的切取

脑死亡患儿,在照护者自愿捐献健康器官基础上,器官捐献组织(Organ Procurement Organization,OPO)立即启动脑死亡器官捐献流程,同时由卫生健康委、红十字会及市器官捐献办公室成员组成的第三方小组全程监督,以确保捐献公平、公正、透明、有效。

1.用物准备

参见本章第二节相关内容。

2.麻醉方式及手术体位

(1)麻醉。气管插管全身麻醉。

(2)体位。平卧位,背部垫高3~5cm。

3.消毒及铺单

(1)消毒。①海绵钳1把,夹取无菌小纱布1张,蘸取5%聚维酮碘消毒液,消毒上至乳头连线,下至大腿上 1/3 处,两侧至腋后线。②夹取无菌小纱布 1 张蘸取 1% 聚维酮碘消毒液消毒会阴部。③更换海绵钳后重复消毒 1 次(不可超过前次消毒范围)。

（2）铺单。同肝脏移植手术配合及护理(捐献者)铺单方法。

4.手术步骤及护理配合

肾脏切取手术步骤及护理配合如表 3.4.5 所示。

表 3.4.5　肾脏切取手术步骤及护理配合

手术步骤	护理配合
1.准备无菌台	（1）准备器官修整无菌台,备无菌冰屑; （2）准备灌注液,连接管路并排气
2.连接高频电刀、中心负压吸引器、血液回收机	（1）连接高频电刀,调节功率至适当大小; （2）连接中心负压吸引器,调节吸力至适当大小; （3）连接血液回收机管道至主机,检查是否能正常使用; （4）妥善固定各种线路,防止滑脱
3.开腹（腹部"十"字切口）	（1）20#刀片,于腹部上至剑突,下至耻骨联合,随后在脐水平做横切口到双侧腋中线全层切开; （2）进腹
4.腹主动脉灌注	（1）止血钳、组织剪、分离钳,分离腹主动脉,于腹主动脉处递 2 根 1-0 丝线牵引; （2）50 mL 注射器抽血送检; （3）组织剪剪开腹主动脉侧切口,插入排好气的带硅胶尿管的灌注管路,并用牵引线固定。经腹主动脉灌入 0~4 ℃的肾脏保存液或 UW 液约1 000 mL
5.门静脉灌注	（1）分离肠系膜上静脉,递1-0丝线 2 根作牵引,组织剪剪开肠系膜上静脉侧切口; （2）递上排好气的带硅胶尿管的灌注管路,结扎肠系膜上静脉近端,予牵引 1-0 丝线将灌注管固定于门静脉内,即刻灌入 0~4 ℃的 UW 液约1 000 mL; （3）传递剪刀迅速剪开膈肌,传递长弯钳阻断胸主动脉。在肝脏和肾脏周围撒上碎冰屑

续表

手术步骤	护理配合
6.下腔静脉流出道建立	传递弯止血钳和组织剪剪开心耳或膈上下腔静脉,再剪开肝肾之间的肝下下腔静脉
7.胆道灌洗	(1)组织剪剪开胆囊底部,球式灌洗器抽吸冰 0.9%生理盐水冲洗胆囊; (2)在胆总管下端剪断胆总管,近端插入 F8 或 F10 硅胶尿管,用 50 mL注射器抽吸冰 0.9%生理盐水冲洗胆管
8.肝、肾联合切取	(1)传递剪刀剪开肝周膈肌,游离十二指肠,剪断屈氏韧带,长止血钳夹闭胰腺下缘的小肠系膜根部并在远侧切断,将胰腺和十二指肠分离; (2)紧贴结肠壁游离回盲部至乙状结肠,将全部肠道置于腹腔外,暴露后腹膜器官。钝性分离两侧侧腹膜,蚊式钳于骨盆入口处分别提出两侧输尿管后切断,游离输尿管至双肾下极,钝性加锐性分离肾周组织; (3)剪开肝胃韧带、左三角韧带及食管裂孔,钝性游离食管,剪开余下膈肌至两侧脊柱旁; (4)剪断胸主动脉,紧贴脊柱剪开与主动脉之间的结缔组织至主动脉裂孔; (5)助手托起肝脏、双肾和输尿管,术者左手持大号血管钳提起动脉插管水平的腹主动脉和下腔静脉,远侧切断,紧贴脊柱向上剪开与主动脉、腔静脉之间的结缔组织,将肝肾联合切取
9.捐献者肝肾分离、保存	(1)器官整块切取后,迅速置入器官修整盆内,门静脉继续灌注 0~4 ℃UW 液约 1 000 mL,灌注液回流后留在盆中作保存用; (2)正中剖开腹主动脉后壁,辨认腹腔干、肠系膜上动脉及双侧肾动脉开口,紧贴肠系膜上动脉开口下缘横断主动脉;辨认双侧肾静脉后,左肾静脉水平稍上方离断下腔静脉。在肝下下腔静脉离断处分离肝肾; (3)将分离的肝脏和肾脏分别放入装有 UW 液的器官保存袋中,密封结扎保护袋。器官保存袋为 3 层,在夹层中置入无菌冰冻盐水冰块用以降温; (4)密闭后的肝脏置于盛有冰袋的保温箱内,保温箱温度控制在 0~4 ℃,捐献者的冷却时间应控制在 12 小时以内,以确保缺血离体肝脏的活力,利于血液循环建立后肝功能的恢复

续表

手术步骤	护理配合
10.关腹	(1)将肠管放回腹腔； (2)整理用物,巡回护士双人清点器械数目及完整性； (3)7×17角针、2-0丝线全层关腹； (4)纱布、绷带包扎伤口

5.术后处理

(1)术后及时完善手术护理记录和物品清点记录,并妥善保存。

(2)仔细擦干捐献者身上的血迹,做好尸体护理,整理好衣物,盖好被子。

(3)通知器官移植组协调员,将捐献者送入指定地方,并做好交接、签字确认。

6.注意事项

(1)洗手护士注意事项:为了缩短器官热缺血时间,洗手护士须提前上台,铺好无菌台,所有物品摆放整齐备用。并再准备一张器官修整的无菌台,备无菌冰屑,备好 UW 液,并将管路连接好排气,协助手术医生消毒、铺巾。

(2)巡回护士注意事项:①接捐献者时巡回护士携带手术通知单和推床,麻醉医师携带氧气和呼吸皮囊,一起到重症监护室进行交接,将捐献者患儿在气管插管、人工控制呼吸情况下快速接入手术室。②术前准备吸引器两套,负压吸引瓶多备,注意吸引瓶及时更换。③遵医嘱给药、输液,协助麻醉医生肝素化。④准备器官修整用物,确保 UW 液在 0~4 ℃,灌注压 80~100 cmH$_2$O,灌注液距捐献者高度为 80~100 cm。⑤灌注过程中,护士要保证灌注液的顺利输入,注意管路是否扭曲、受压而影响流速。并及时与手术医生沟通,按需调整术中灌注液体量。⑥关注手术进程,监督无菌操作,限制参观人员,维护手术安全环境。

（三）捐献者肾脏的保存和修整

1.术前物品准备

(1)器械。修肾移植特殊器械包、手术盆、骨锤、胆道特殊包。

(2)敷料。小单、长方包布、冰袋、手术衣。

（3）耗材及特殊用物。4℃ UW 液 1 000 mL 冰冻软袋包装生理盐水。一次性电刀笔、直型留置针（24G）、10 mL 空针、无菌手套、无菌塑料套（可用显微镜套）、输血器。特殊缝线 4-0~5-0 血管吻合线。

（4）仪器设备，如高频电刀。

2.肾灌注时机

捐献者肾脏切下后，立即进行。

3.步骤及护理配合

肾脏的保存和修整的手术步骤及护理配合如表 3.4.6 所示。

表 3.4.6　肾脏的保存和修整的手术步骤及护理配合

手术步骤	护理配合
1.准备无菌台	（1）打开手术盆包，长方包，铺修肾无菌台； （2）依次打开修肾移植特殊器械包、骨锤、胆道特殊包、手术衣； （3）巡回护士整理器材台面，保持干燥整洁
2.准备修肾盆	（1）开 500 mL 无菌生理盐水冰袋于无菌台上； （2）骨锤锤碎冰块，准备修肾用的盆，并将碎冰屑装入冰袋备用
3.4 ℃ UW 液（维持灌注压在 80~100 cmH$_2$O，灌注液距捐献者上 80~100 cm）	肾动脉—肾静脉
4.修剪肾脏	开肾移植特殊器械包，5-0 血管线，修剪肾动静脉、肾周脂肪、输尿管，空针加留置针冲洗血管腔
5.修肾结束后管理	肾脏修剪结束后，清点用物，保证肾脏处于 4 ℃ 的环境中，处于待用状态

4.护理要点及注意事项

（1）术前与医生确定术中使用的器械、缝线是否有变化，提前准备。

（2）灌洗时要注意保持灌洗系统密闭性，防止空气进入肾血管内。

（3）术中根据修肾进程及时供应台上所需物品。

（4）修肾完成及时清点缝针、器械数目。

（四）移植患儿的手术护理及配合

肾移植（Renal Transplantation，RT），即将健康者的肾脏移植给有肾脏病变并丧失肾脏功能的患儿。肾移植因其供肾来源不同分为自体肾移植、同种异体肾移植和异种肾移植，习惯把同种异体肾移植简称为肾移植。其他两种肾移植则冠以"自体"或"异种"肾移植以资区别。儿童肾移植主要分为经腹腔途径和经腹膜外途径，依据供肾大小，患儿体质量等选择。经腹腔途径的移植患儿体质量<10 kg；经腹膜外途径的移植患儿体质量>30 kg；体质量 10~30 kg 的移植患儿根据个体情况选择手术方式。

1.适应证

各种原因导致的儿童终末期肾病。

2.术前物品准备

参见本章第二节相关内容。

3.麻醉方式及手术体位

（1）麻醉。气管插管全身麻醉，上肢动脉穿刺置管，右侧颈内静脉穿刺（深静脉置管），导尿。

（2）体位。平卧位，腰骶部微垫高。

4.消毒及铺单

（1）消毒。①海绵钳 1 把，夹取无菌小纱布 1 张，蘸取 5%聚维酮碘消毒液，消毒上至乳头连线，下至大腿上 1/3 处，两侧至腋中线。②夹取无菌小纱布 1 张蘸取 1%聚维酮碘消毒液消毒会阴部。③更换海绵钳后重复消毒 1 次（不可超过前次消毒范围）。

（2）铺单。同肝脏移植手术配合及护理（捐献者）铺单方法。

5.手术步骤及护理配合

肾移植的手术步骤及护理配合如表 3.4.7 所示。

表 3.4.7　肾移植的手术步骤及护理配合

手术步骤	护理配合
1.连接高频电刀、中心负压吸引器、血液回收机	(1)连接高频电刀,调节功率至适当大小; (2)连接中心负压吸引器,调节吸力至适当大小; (3)连接血液回收机; (4)妥善固定各种线路,防止滑脱
2.开腹	(1)采用腹直肌旁弧形或者斜行切口,平脐水平至耻骨联合上两横指; (2)分离腹外斜肌、腹直肌间隙,向内牵拉腹膜,暴露髂窝,切除结扎血管周围筋膜,游离暴露髂动静脉。圆针 7 号线缝一针固定血管鞘膜,暴露血管
3.移植肾血流重建	(1)侧壁钳阻断髂外静脉,超峰剪剪髂外静脉血管,剪出一个侧壁孔,肝素水冲洗管腔; (2)递中间装入无菌冰屑的双层标本袋,放供肾于内层袋中,植入新肾; (3)双针缝合髂静脉 5-0 Prolene 缝线两定点法进行供肾静脉与受者髂外静脉端侧吻合; (4)分离钳探查血管腔,吻合完成最后一针前,肝素水冲洗血管腔; (5)血管夹夹闭肾静脉,开放髂处静脉,检查吻合口有无渗漏; (6)侧壁钳阻断髂动脉,精细 11 号刀片切开动脉侧壁,5-0 Prolene 缝线进行供肾动脉与受者髂外动脉端侧吻合; (7)血管吻合完成后依次开放静脉、动脉阻断钳,新肾开放; (8)温生理盐水纱布,于肾静脉、肾动脉开放后复温; (9)清洁纱布于输尿管处,检查肾灌注、硬度及色泽正常,尿液正常
4.移植肾尿路重建	(1)向膀胱内注入生理盐水 200 mL,修整供肾输尿管,输尿管长度一般达到耻骨联合即可; (2)在膀胱充盈后,鼠齿拉起膀胱,电刀在其前外侧壁纵行切开浆肌层约 2 cm使膀胱黏膜膨出;
4.移植肾尿路重建	(3)输尿管腔中放置双 J 管,一端置于输尿管腔中,另外一头放入膀胱,4-0可吸收缝线连续或间断缝合输尿管全层及膀胱黏膜,间断缝合膀胱浆肌层包埋输尿管,完成输尿管膀胱隧道式吻合

续表

手术步骤	护理配合
5.关腹	（1）检查创腔有无明显活动性出血； （2）检查新肾位置，有无血管扭曲； （3）完成手术器械和物品清点，准确无误后，2-0可吸收缝线关腹； （4）4-0可吸收缝线，结束逐层缝合； （5）手术结束

6.护理要点及注意事项

（1）洗手护士关注要点：①术前与医生沟通术中使用的器械、物品、手术方式是否有变化，提前准备。②注意各个阶段手术进程的衔接，熟悉手术步骤，熟练配合。③术中用物、缝针、器械合理放置，安全管理。

（2）巡回护士关注要点：①抗排斥用药。排斥低危：体质量<30 kg者巴利昔单抗10 mg，体质量>30 kg者巴利昔单抗20 mg静脉滴注；用于亲体或人类白细胞抗原（Human Leukocyte Antigen，HLA）配型位点高时。排斥高危：兔抗人T细胞免疫球蛋白（即复宁）100 mg缓慢静脉滴注。②术中用药。保护胃肠道：泮托拉唑/奥美拉唑0.6~1.0 mg/kg静脉滴注，在甲泼尼龙前使用。激素：甲泼尼龙10 mg/kg+生理盐水100 mL静脉滴注，在肾动脉开放前必须滴注完。抗生素：美罗培南10~20 mg/kg+生理盐水100 mL静脉滴注。③开放动脉血管前需确认甲泼尼龙已滴注完，推注速尿1~2 mg/kg，肾动脉开放时要升高血压高于基础值的20%，使肾脏高灌注。开放后温水复温。④根据手术进程及时和洗手护士、主刀医生及麻醉医生沟通，包括缝线、台上用药、台下用药、出血量、冲洗液、电刀大小调节、体位等。⑤尿量监测，尤其是新肾移植后尿量变化情况。⑥预防术中低体温、压力性损伤、医疗黏胶相关性皮损。

三、儿童心脏移植手术配合及护理

儿童心脏移植（Heart Transplant，HT）主要用于治疗晚期心肌病、严重心力衰竭的复杂先天性心脏病及姑息或常规矫治仍不能改善症状的不可逆心脏病。我国儿童心脏移植受者原发病占比依次为心肌病83.7%，先天性心脏病13.5%，其他2.7%。

（一）儿童心脏移植适应证

儿童心脏移植适应证包括：①心力衰竭。②心肌病：扩张型心肌病、肥厚型心肌病、限制型心肌病。③先天性心脏病。④再次心脏移植。

（二）术前访视

1.目的

缓解患儿及家庭照护者的焦虑情绪及分离性焦虑。由于手术患儿年龄小，心理、生理未发育成熟，特别是接受心脏移植手术的患儿其身心适应能力较差，更易有明显而强烈的心理应激反应，面对医务人员及陌生的环境，更易紧张、恐惧。此外，手术当日患儿进入手术室时，与家长容易产生分离性焦虑。因此，患儿及照顾者熟悉手术室护士、环境及手术流程就显得尤为重要。手术室护士通过查阅手术患儿及捐献者患儿的病历资料，通过交谈沟通、做小游戏等方式，增强互动，消除陌生感，减轻其焦虑情绪。

2.内容

通过病历资料及现场观察对患儿进行全面评估。查阅病历，了解患儿一般情况，如身高、体重、民族、文化、既往史、过敏史、意识、活动、视力、听力。全身状况，如皮肤、营养、身体功能、体重指数、胸围、实验室检查、各脏器功能、有无伴发感染性疾病等。风险评估，如自理能力、疼痛评估、跌倒风险、压力性损伤风险、血栓风险评估。术前用药情况和辅助检查结果，预判术中存在的风险并做好充分的术前准备和应对措施。

3.方式

手术室护士到患儿病房床旁，亲和地做自我介绍，简要介绍手术室环境、手术流程及注意事项，了解患儿及照顾者的需求和心理状况，交流并鼓励其表达不安和焦虑，并向其举例以往移植成功案例等方式，缓解照顾者的焦虑情绪及对移植未知的恐惧。采用患儿易于接受的沟通方式，主动与患儿接触，谈话间了解患儿的心理状态，与患儿建立良好的关系，增加患儿的信任感。

（三）护理配合要点

1.捐献者心脏的获取

捐献者心脏移植手术对供心的缺血时间要求严格，因此取供心的手术配合和心肌保护是心脏移植成功的关键。

（1）取供心物品的准备。常规两套取心物品处于备用状态,在接到取心通知时,出发前 30 分钟将取心物品准备完善,检查移植箱所有物品完整性及有效期,如胸骨锯电池是否有电、头灯是否完好可用等。移植冰箱里盛放两种无菌生理盐水冰,一是手术台上使用的无菌冰屑≥6 袋;二是维持心脏转运箱内温度。

（2）巡回护士配合。①入取心手术间,将旅行箱、冷藏冰箱放在供心者右侧。②取出两袋 1 000 mL 的 HTK 灌注液挂于输液架上,连接输血器并排气加压,或由体外循环灌注室泵入晶体灌注液。③准备两套吸引装置,确保负压吸引处于备用状态。④准备手术所需一次性物品,如 5-0 血管缝合线、冰袋、刀片、手套,协助消毒、铺巾。⑤手术开始后,提醒医生打开肝素,抽血留血标本,留取心耳标本。⑥记录心脏开始灌注的时间、灌注量、供心取出时间。⑦供应术中所需用物。⑧手术结束后迅速整理、撤离。

（四）手术步骤及护理配合

心脏移植的手术步骤及护理配合如表 3.4.8 所示。

表 3.4.8　心脏移植的手术步骤及护理配合

手术步骤	护理配合
1.连接高频电刀、中心负压吸引器	洗手护士和巡回护士一起: （1）连接高频电刀,调节功率至适当大小; （2）连接中心负压吸引器,调节吸力至适当大小; （3）妥善固定各种线路,防止滑脱
2.胸部正中切口,充分暴露手术野	（1）递有齿镊定位胸骨上窝和剑突之间连线; （2）递 20#刀片,于胸骨上窝和剑突连线切开皮肤; （3）递主刀电刀笔和有齿镊,递一助小弯钳和小甲拉分离皮下脂肪和肌肉
3.游离血管	（1）递主刀无损伤镊和电刀笔,游离出上下腔静脉,肺动脉和主动脉,必要时分离钳游离; （2）洗手护士准备好冰屑,冰袋叠套 5 层
4.灌注	（1）递主刀 5-0 聚丙烯正针缝主动脉荷包; （2）递主刀停跳液灌注针,主动脉灌注停搏液

续表

手术步骤	护理配合
5.切取供心	(1)递主刀超峰剪,上腔静脉在右心房以上4 cm处切断,下腔静脉根部切断,并剪开右心房,肺静脉开口处切下左心房后壁,无名动脉起始处横断主动脉,肺动脉在其分叉处切断; (2)排空心室内温血
6.供心的处理与保护	(1)取下的供心放入盛有冰盐水的大盆中,冲洗三次; (2)检查冠脉血管、心脏表面、心室壁有无损伤; (3)在主动脉根部灌注停跳液1 000 mL; (4)供心和保护液逐层放入5层器官袋,分别用绳子扎紧,袋与袋之间加少量冰盐水,放入保温箱,再放入有冰块的大冰箱
7.缝合切口	递主刀镊子可吸收线缝合切口,迅速整理用物撤离

(五)供心修剪

准备无损伤镊、剪刀、阻断钳,盛冰盐水的大盆,将装供心的无菌袋逐层打开,打开最后一层后更换无菌手套,取出供心放在盛有冰盐水的盆里,缝扎上腔静脉远心端开口处,分离主肺动脉间隙,使捐献者左心房吻合口大小与移植患儿左房袖大小匹配,主动脉、肺动脉口径与移植患儿匹配,上腔静脉和下腔静脉长度合适。修剪完毕后再次灌心肌保护液,并将心脏置于冰盐水中,等待移植。

(六)心脏置入

1.物品准备

参见本章第二节相关内容。

2.麻醉方式及手术体位

(1)麻醉。气管插管全身麻醉,动静脉穿刺置管,导尿。

(2)体位。平卧位,胸背部垫软枕抬高约5 cm。

3.消毒及铺单

(1)消毒。①海绵钳1把,夹取无菌小纱布1张,蘸取5%聚维酮碘消毒液,消毒上至颈部上缘,下至肚脐平行线,两侧至腋中线。②更换海绵钳后重复消毒1次,不可超过前次消毒范围。

（2）铺单。①四张小单横向对折,按头侧、对侧、尾侧、近侧铺于胸部正中切口四周。②四张治疗巾横向折叠1/4,按头侧、对侧、尾侧、近侧的顺序铺于胸部正中切口四周。③手术薄膜铺于切口上固定四周敷料;④铺腹单。

4.手术步骤及护理配合

心脏置入的手术步骤及护理配合如表3.4.9所示。

表3.4.9　心脏置入的手术步骤及护理配合

手术步骤	护理配合
1.连接高频电刀、中心负压吸引器、血液回收机	（1）连接高频电刀,调节功率至适当大小; （2）连接中心负压吸引器,调节吸力至适当大小; （3）连接血液回收机管道至主机,检查是否能正常使用; （4）妥善固定各种线路,防止滑脱
2.胸部正中切口	（1）递有齿镊定位胸骨上窝和剑突之间连线; （2）递20#刀片,于胸骨上窝和剑突连线切开皮肤; （3）递主刀电刀笔和有齿镊,递一助小弯钳和小甲拉分离皮下脂肪和肌肉
3.打开胸骨	（1）扁桃钳或者弯组织剪分离胸骨下; （2）电刀笔标记胸骨正中位置; （3）鼠齿钳固定胸骨下缘,递一助小甲拉暴露胸骨上窝; （4）胸骨锯沿胸骨正中锯开胸骨; （5）骨蜡止血; （6）胸骨撑开器牵开胸骨
4.切除胸腺	递主刀电刀笔和无损伤镊,递一助两把无损伤镊,切除胸腺,暴露心包
5.打开并悬吊心包	（1）主刀用超锋剪打开剩余心包; （2）递5×12圆针穿2-0丝线悬吊心包于切口四周敷料,暴露心脏
6.游离主动脉、肺动脉之间的隔膜	（1）电刀笔、无损伤镊游离主动脉和肺动脉; （2）递扁桃钳分离主动脉和肺动脉之间的结缔组织,一助用无损伤镊和拉钩协助

续表

手术步骤	护理配合
7.升主动脉远端插管	(1)递电刀笔电凝主动脉荷包位置； (2)递主刀5-0聚丙烯线反针、正针各一，缝主动脉荷包，递二助过线器带阻断管过线，蚊式钳夹住； (3)扁桃钳固定主动脉，递主刀11#刀片切开荷包处，用管钳夹闭主动脉插管远端交主刀，安置主动脉插管； (4)一助收紧荷包线固定，用1#丝线固定主动脉插管和阻断管； (5)管钳，检查体外循环管道、排气并夹闭，一助松开主动脉插管上管钳检查、排气，再次夹闭； (6)线剪剪断体外循环管道，剪时用无菌纱布衬垫，防止管道内液体喷溅； (7)连接主动脉插管和体外循环管道，松开管钳，递主刀鼠齿钳两把固定
8.上腔静脉插管	(1)递主刀5-0聚丙烯线正针在上腔静脉缝荷包，递二助过线器带阻断管过线，蚊式钳夹住； (2)递主刀无损伤镊和尖刀，用管钳夹闭直角上腔静脉插管的尾端，将插管递给主刀，插入上腔静脉； (3)一助收紧荷包线固定，用1#丝线固定上腔静脉插管和阻断管； (4)递三通接头和下腔静脉管道给主刀，连接上下腔静脉插管和体外循环管道
9.下腔静脉插管	(1)递主刀5-0血管线反针和无损伤镊，递二助小甲拉暴露下腔静脉，主刀缝下腔静脉荷包，递二助过线器带阻断管过线，蚊式钳夹住； (2)递主刀无损伤镊和11#刀片切开下腔静脉，递扁桃钳撑开切口脉，插入下腔静脉插管； (3)一助收紧荷包线固定，用1#丝线固定上腔静脉插管和阻断管
10.上、下腔静脉过线	(1)递主刀组织剪分离下腔静脉组织，递主刀黏膜分离钳，递一助1#丝线钳带线，下腔静脉过线，递二助过线器带阻断管过线，小弯钳夹住； (2)递主刀过带钳，递一助1#丝线钳带线，上腔静脉过线，递二助过线器带阻断管过线，小弯钳夹住

续表

手术步骤	护理配合
11.右上肺静脉根部置入左房引流管	(1)递主刀5-0血管线反针缝荷包,递二助过线器带阻断管过线,蚊式钳夹住; (2)递主刀尖刀,切开右上肺静脉,扁桃钳撑开,递左房头,放入肺静脉,一助收紧荷包线固定
12.阻断升主动脉	递一助主动脉阻断钳,阻断主动脉
13.阻断上腔静脉、下腔静脉,灌注停跳液	(1)一助依次收紧上、下腔静脉阻断线; (2)灌注停跳液; (3)递主刀11#刀片切开右心房,打开房间隔,心脏停跳
14.切除移植患儿心脏	递主刀电刀、镊子、剪刀,切除心脏并装入无菌塑料袋
15.捐献者心脏的保护,缝合前的准备	供心修剪完毕,放于盆里,用冰盐水纱布包裹好,递给主刀,放于正常的心脏解剖位置
16.吻合左房	(1)心内拉钩,暴露左心房; (2)递5-0血管线连续缝合左心房
17.吻合主动脉	递5-0血管缝线缝合主动脉
18.主动脉开放,复跳	(1)左心排气,主刀右手轻抬心尖并抖动排气,下压心尖; (2)松开主动脉阻断钳,按摩心脏自动复跳
19.吻合肺动脉	递5-0血管缝线缝合肺动脉
20.吻合上、下腔静脉	递5-0血管缝线缝合上腔静脉、下腔静脉
21.缝合右心房,开放上、下腔静脉	(1)递主刀6-0血管线缝合右心房; (2)松开上、下腔静脉阻断线,开放上、下腔静脉

续表

手术步骤	护理配合
22.拆除体外循环	(1)递主刀管钳夹闭下腔静脉插管远端,递11#刀片切断固定线,拔出下腔静脉插管,一助将荷包线打结; (2)递主刀11#刀片切断固定线,拔出上腔静脉插管,一助将荷包线打结,弯钳带2-0丝线结扎右心耳; (3)遵医嘱用20 mL空针抽取鱼精蛋白,排气备用; (4)递主刀和一助各一把管钳分别夹住主动脉插管螺帽两侧,拧开螺帽,注入鱼精蛋白中和肝素; (5)停体外循环,递11#刀片给主刀切断固定线,拔出主动脉插管,主刀和一助分别将两个荷包线打结; (6)检查有无出血,如有出血用5-0或6-0血管线半条缝合止血
23.安置心包引流管	递主刀1%聚维酮碘消毒液纱布擦拭皮肤,11#刀片、蚊式钳安置心包引流管,5×12圆针带4-0丝线固定
24.关胸,缝合切口	(1)大头针持夹0#可吸收线圆针缝合胸骨,弯钳辅助收紧,打结; (2)3-0可吸收线圆针缝合肌肉; (3)5-0可吸收线角针缝合皮肤; (4)伤口敷贴覆盖伤口

5.护理要点及注意事项

(1)洗手护士关注要点:①手术配合。血管吻合线打结时,用一次性使用球式灌洗器湿润术者右手,方便操作。②物品管理。术中缝合操作较多,注意及时收捡剪下的线节,防止带入切口;缝针数量偏多,规范使用缝针,使用后及时收回,做好缝针管理,避免缝针遗失;手术器械和各类物品较为繁多,应分类规范放置,与巡回护士在每个清点时机清点无误,确保无异物遗留体腔。③生物蛋白胶的使用。巡回护士将生物蛋白胶供应到无菌手术台上后,将喷涂工具竖立放置,禁止排气,避免凝结堵塞,每次使用后需更换新的喷头。

(2)巡回护士关注要点:

①心脏移植手术团队协作的时机把控。取供心在市内1小时车程,捐献者切皮时,移植患儿可以开始麻醉,供体心脏获取时,移植患儿开胸;取供心在市

内 2 小时车程,在供心到达医院前 1 小时接移植患儿入手术室,开始麻醉开胸;供心在市外,需要乘坐飞机或高铁,在飞机降落前 30 分钟接移植患儿入手术室,飞机降落时开始麻醉,供心到达医院 30 分钟前开始移植患儿开胸。

②用药管理。巡回护士负责用药管理,术前配备患儿所需的药物,掌握用药时间,遵医嘱用药。术前预防性使用抗生素,手术时间>3 小时或出血量>1 500 mL追加使用抗生素一次;切皮前使用抗排斥药物舒莱和激素类药物甲泼尼龙;遵医嘱使用白蛋白和护胃类的药物;若捐献者有肝炎,移植患儿可使用乙肝免疫球蛋白。

③供体心脏管理。同种异体心脏对保存要求很高,供体心脏需浸泡在 4 ℃无菌冰屑中,缺血时间不超过 6 小时,需提供足量无菌冰屑,若冰屑融化需及时用负压器吸出液体,再次加入无菌冰屑;准备供心修剪无菌台,准备无菌器械台、器械、缝线、修剪盆、大量无菌冰屑、心肌保护液,协助手术医生修剪供心。

④手术用物清点。与洗手护士认真仔细地清点用物,术中用物增减,与洗手护士核对后即刻记录。

⑤预防术中低体温。全程监测患儿体温,采用复合保温保暖措施,如加温被服,使用暖风机、变温毯、输液加温仪等控温设备。

⑥生物蛋白胶的配制。生物蛋白胶为低温保存,配制时不易溶解,可将胶体放入 37 ℃的保暖柜复温 10 分钟左右,再取出配制,供应至台上时,注意无菌操作,防止污染。

⑦体位的管理。患儿皮肤娇嫩、四肢短小,需做好体位管理,保持肢体功能位,避免肢体和神经受压。体位摆放时,将患儿取平卧位胸背部垫高15°,枕后受压部位贴泡沫敷贴,下方枕 5~8 层棉垫;双上肢置于身体两侧,用 3~5 层棉垫轻柔包裹,避免骨突关节处受压;下肢自然伸直,腘窝处垫上棉垫支撑,足跟悬空,膝部约束带固定,留一指松动。术中手术床左侧或右侧倾斜时注意患儿身体移动及受压部位情况;加强观察肢体及局部皮肤血液循环,在不影响手术操作下每 2 小时解除受压处压力。

⑧预防感染。接受移植患儿,有较大的感染风险,须严格执行无菌操作,加强术间环境、仪器设备、人员等管理,如限制参观人员,严禁人员随意进出,监督手术相关人员无菌操作等。

（七）心脏移植手术体外循环配合

体外循环（Cardiopulmonary Bypass,CPB），指应用人工管道将人体大血管与人工心肺机连接，从静脉系统引出静脉血，并在体外氧合，再经血泵将氧合血输回动脉系统的全过程，又称心肺转流，主要应用于心脏、大血管手术。良好的体外循环管理，合理进行供心保护，减少缺血时间、减轻再灌注损伤和积极保护心肺功能是心脏移植体外循环管理的关键。

1.体外循环前评估及准备

（1）准备血液制品，配制 CPB 预充液、常规药品及注意事项如表 3.4.10 所示。

表 3.4.10　CPB 使用的血液制品及药品

配制成分	配制方法	注意事项
红细胞悬液（Red Blood Cell，RBC）+电解质平衡液	（1）配制的 CPB 预充液中红细胞比容（Hematocrit,HCT）为 21%~25%； （2）患儿体重 ≤5 kg，20% 白蛋白 50 mL；5~10 kg，20% 白蛋白 25~50 mL；体重 ≥10 kg 选用万汶（羟乙基淀粉 130/0.4 氯化钠注射液）或其他血浆代用品； （3）配制液晶胶比为 0.3~0.5:1	（1）尽量减少预充量； （2）尽量减少血及血制品用量； （3）酌情使用白蛋白或血浆代用品
肝素	预充 20~50 mg	根据患儿病情、膜肺大小和全血活化凝血时间（Activated Coagulation Time，ACT）监测
速尿	0.5~1 mg/kg，总量每次 ≤20 mg	全速滴注，开放尿袋
甲基强的松龙	15 mg/kg，总量 ≤500 mg；主动脉开放时可追加一次 15 mg/kg 甲基强的松龙	预防心脏急性排斥反应
5%NaHCO₃	（1）5 mL 5% $NaHCO_3$/100 mL RBC 或血浆； （2）2.5 mL 5%$NaHCO_3$/100mL 非血制品	根据患儿 CPB 前血气碱剩余值（Base Excess，BE）进行调控
20%甘露醇	2.5 mL/kg，复温后可用	
5%CaCl₂	（1）每 100 mL 血液或血浆给予 5% $CaCl_2$ 0.1 g； （2）每 100 mL 非血制品给予 5%$CaCl_2$ 0.1 g	（1）开放主动脉后静脉滴注； （2）根据电解质结果调控

续表

配制成分	配制方法	注意事项
10%KCl		根据患儿电解质结果调控血 K$^+$水平

注:严密检测 CPB 时患儿的血压及麻醉深度,及时与麻醉医生沟通,调整麻醉处理方法。

（2）管道的选择如表 3.4.11、表 3.4.12 所示。

表 3.4.11　主动脉及腔静脉插管型号选择

主动脉插管		腔静脉插管		
			上腔	下腔
0~5 kg	10F 或 8F\6F(未足月)	0~5 kg	16F	16F\18F
5~10 kg	10F\12F	5~10 kg	18F	18F\18F
10~14 kg	14F	10~15 kg	18F	18F\20F
14~28 kg	16F	15~20 kg	20F	20F\22F
28~50 kg	18F	20~25 kg	22F	22F\24F
>50 kg	20F	25~30 kg	24F	24F\26F
		30~35 kg	26F	26F\28F
		35~40 kg	28F	28F\30F
		40~45 kg	30F	30F\32F
		45~50 kg	32F	32F

表 3.4.12　腔静脉直角插管及体外循环管道的型号选择

腔静脉直角插管		体外循环管道	
0~5 kg	12F、14F	≤5 kg	D 型（婴儿型）
5~10 kg	14F、16F	≤10 kg	C 型
10~15 kg	16F、18F	10~23 kg	B 型
15~20 kg	18F、20F	23~35 kg	A 型
20~25 kg	20F、22F	>35 kg	A 型

（3）心肌保护液的使用。

HTK液（Histidine-tryptophan-ketoglutarate solution，HTK）全称组氨酸-色氨酸-酮戊二酸盐液，是一种低钠离子浓度、稍高钾离子浓度计组氨酸为缓冲剂的等渗性液体。

使用HTK液时需注意：①连接安装体外循环系统，安装氧合器、动脉微栓过滤器，正确连接水源、电源、气源的位置，调试检测体外循环仪器设备。②加入预充液，并充分排除体外循环回路中的气体。③设置体外循环机各参数报警界限。④体外循环前记录患儿首次心率、血压、氧饱和度、中心静脉压、鼻咽温、肛温等生命体征。

（4）其他物品准备。选择优质的氧合器、血液浓缩器、体外循环管路、动脉插管及左心减压管，减轻血液稀释及非生理材料对机体的不良影响。根据情况上下腔静脉可选择直角静脉插管以利于心脏吻合，二次开胸的病例，准备股动脉、股静脉插管，与外科医生沟通体外循环建立方式，防止开胸时心脏、主动脉破裂大出血，使用血液回收机，术中使用的库存血可使用血液回收机洗涤后再回输注患儿体内。

2.操作中管理

（1）肝素化后5~10分钟，抽ACT血样，肝素化后ACT值需大于480秒方可开始体外循环。体外循环人员用药时应在取药前、抽药时和扔弃药瓶前3次认真核对药物，以免发生用药差错。

（2）开始体外循环记录，每10~15分钟一次，必要时增加记录。

（3）体外循环开始后，首先观察静脉引流是否通畅，氧合器功能是否良好，确认无误，可采取浅中低温，与外科医师沟通后开始降温，术中温度维持在28~30 ℃，中高流量体外循环灌注。

（4）阻断升主动脉后，无须灌注心脏停跳液，切除移植患儿心脏，至吻合完毕不再灌注心脏停跳液，吻合中供体心脏表面持续置冰屑降温。

（5）术中实时监测血气及电解质情况，依据血气结果调整血流通气。术中维持轻中度血液稀释，红细胞比容21%~24%，胶体渗透压14~16 mmHg。

（6）体外循环期间持续测量动、静脉压力及温度，并与麻醉医师保持联系。

（7）吻合顺序为下腔静脉、上腔静脉、肺动脉、主动脉，吻合主动脉时可缓慢复温。

（8）心脏复跳后仔细监测心电图、及早发现和识别心律失常，并与麻醉医生协调处理或使用起搏器辅助。适当延长后平行时间，让心肌有足够时间偿还氧债以减轻缺血造成的损伤，常规辅助时间至少超过缺血时间1/3，或根据情况继续延长。

（9）移植后患儿感染发生率较高，所以围术期操作要严格执行无菌技术，手术时间超过3小时遵医嘱使用抗生素。

（10）观察心脏收缩力及血压、心律、心率，必要时使用血管活性药物。后平行期间保持血流动力学稳定，维持容量，避免心脏过空或过胀，影响移植的心脏功能。若依靠血管活性药物较难停机或者难以维持停机后的血流动力学指标，可进行体外膜肺氧合（Extracorporeal Membrane Oxygenation，ECMO）辅助。

（11）停机前应把体温、血气、电解质、尿量、红细胞比容、胶体渗透压等指标调整在合适范围。

（12）停机后行改良超滤，减轻心肌等组织水肿。

（13）出现鱼精蛋白过敏反应时，体外循环补充容量需谨慎，必要时再次肝素化后转机辅助。

（14）在体外循环开始阶段、降温、主动脉阻断、腔静脉阻断、复温、主动脉开放、腔静脉开放阶段以及体外循环结束时应记录流量、通气量、氧浓度、血压、中心静脉压、体温、液体出入量等指标的变化，记录间隔均不超过20分钟。

3.操作后处理

（1）为防止移植后手术患儿病情变化，停机后处于随时准备体外循环状态，保持氧合器与储血罐处于密闭无菌状态，关闭各个侧孔，低速转流并保持储血罐的残余血液处于抗凝，患儿离开手术室后方可撤机。

（2）核查体外循环记录单等文书内容，记录术中特殊事件，将所用物品归还原处，清洁心肺机上的血迹，做好体外循环机及水箱的维护工作。

（3）术后3天内每日访视患儿，关注患儿术后情况。

（张晶洁　李云兰　李　洁　屈　虹）

第五节　复苏室的护理管理

一、复苏室环境及人员准备

（一）概述

麻醉后监测治疗室（Postanesthesia Care Unit，PACU），是对麻醉后患儿进行严密观察和监测，直至患儿的生命体征恢复稳定的单位。PACU 由麻醉医师、麻醉护士共同负责。麻醉医师负责制订患儿恢复期的监护治疗方案，麻醉护士负责观察病情与落实治疗措施；对麻醉恢复期患儿进行一般护理、监护治疗、疼痛管理，确保患儿麻醉恢复期安全。

（二）PACU 环境要求

PACU 室温保持在 22～25 ℃，湿度在 40%～60%，分区合理、功能齐全，便于观察及抢救，布置温馨、舒适、采光好、室内明亮。

（三）PACU 入室标准

（1）肝、肾脏移植的活体捐献者。

（2）手术结束时捐献者的生命体征平稳，术中未发生重大意外及并发症。

（3）患儿麻醉状态未解除，全麻手术患儿苏醒状态的评分，即 Steward 评分<4 分。

二、复苏室物品准备

（一）仪器设备

每日晨间接班常规检查，包括监护仪、呼吸机、除颤仪、电脑、打印机等。

（1）除颤仪（充放电检测、电池检测等）打印测试纸。

（2）心电监护仪，设置为待机模式、处于备用状态、准备成人血压袖带。

（3）呼吸机的调试，模块设置内容，6 项报警参数设置，打开呼吸机，使用呼吸机测试管道，开始执行使用前检查（连接在吸气出口与呼气出口之间），根据提示逐步进行使用前检查，检查完毕待屏幕上的所有项目均显示通过状态，点击确认,处于备用状态。

（二）气源及负压

（1）氧气。连接氧气装置、更换湿化瓶、连接管道与软皮囊、使软皮囊的通气阀处于开放状态,打开氧气,确保其完好、气密性佳。

（2）负压吸引装置。负压吸引瓶、一次性使用无菌手套、一次性使用无菌吸痰管、速干手消毒液、吸痰用生理盐水,连接吸痰装置,确保其处于备用状态。

（三）药品

常规配置阿托品 0.1 mg/mL、肾上腺素 100 μg/mL、丙泊酚 10 mg/mL 等备用。

三、复苏室护理配合要点

肝、肾移植是治疗儿童终末期肝、肾病唯一有效的治疗方法,目前 80% 的肝、肾脏是通过活体捐献,即从移植患儿亲属身体上切取部分肝脏或 1 个肾脏移植给患儿。

麻醉复苏期是捐献者术后恢复的重要时期,在麻醉复苏期采取正确有效的护理措施,能够使供者平稳地苏醒,减轻痛苦,促进康复。

移植手术捐献者术后的监护按全身麻醉复苏的常规护理进行监测和护理,包括生命体征、呼吸道管理、心理支持、各种引流管等的观察及护理,根据医嘱配置、使用镇痛泵,按医嘱完成各项监测、治疗。

（一）入 PACU

术日,复苏室责护组长关注手术进程,对捐献者手术结束时间及床位的安排有计划、有预案。提前将监护仪报警设置调至成人模式,待捐献者入复苏室,立即安排床位。

（二）设置麻醉机参数

与复苏室麻醉医生一起,根据体重、呼吸频率、呼吸模式调节呼吸机参数:呼吸机选用"SIMV"模式→连接呼吸机→连接心电监护仪→测呼气末 CO_2→计时器计时。

（三）交接班流程

（1）核对捐献者身份信息,包括但不限于姓名、住院号等。

（2）麻醉情况。气管插管情况及深度、麻醉用药、生命体征；特别是可能影响术后早期恢复过程的问题，如血气、电解质结果、动静脉穿刺情况、插管情况、血流动力学是否稳定或心电图变化等，有无导致苏醒延迟的因素。

（3）围麻醉期情况。关注术前及术中特殊情况，如麻醉意外、出血情况，管道留置情况、术后体位要求等。

（4）出入量。术中失血、失液、引流、尿量等，以及术中输入晶体、胶体、血液制品的量及情况。

（5）既往病史、各器官系统功能情况，如听力、语言障碍、心理状况等。

（6）检查捐献者切口周围敷料的渗血渗液情况、全身皮肤特别是受压部位及粘贴部位皮肤情况，并更换术中氧饱和度监测的部位。

（7）交接带入手术室的物品情况（如病历、各种影像资料、衣服等）。

（8）逐项确认与交接单内容无误后在手术交接单上签字。

（四）复苏室护理

（1）安全护理。将手术推床刹车固定，推床床栏固定，并使用约束带固定捐献者的身体及四肢，松紧适宜，保障舒适，确保安全。

（2）管道护理。检查管道标识及是否通畅，做好各管道的妥善固定，规范二次固定，记录交接时各管道引流量及颜色。

（3）体温监测及保暖。由于全身麻醉复苏期低体温使肝功能受损，延长全身麻醉药和肌松药的代谢和排泄时间，可导致苏醒延迟；而低体温引起寒战，使机体氧耗量增加、切口肌肉紧张，导致疼痛程度增加，所以入复苏室时应持续进行体温监测，用棉被覆盖身体及手脚，若体温低于 36.5 ℃，可使用暖风机加温等。

（4）气管护理。保持气管插管的合适深度及气道通畅，分泌物较多时需及时清理呼吸道。

（5）疼痛护理。术后镇痛有利于减轻伤口疼痛，预防术后并发症。在疼痛发作之前镇痛，可以防止神经中枢敏感化，减少镇痛药的用量，提高舒适度。密切观察不同镇痛药物的副作用，使用疼痛评分工具进行疼痛评估，及时将疼痛情况反馈给麻醉医生，遵医嘱使用镇痛镇静等药物。

（6）呼吸培养。根据术中用药情况，如果出现自主呼吸及人机对抗，观察呼吸力度和呼吸频率，逐渐脱氧到拔除气管插管。

（7）拔管指征：①捐献者呼之能应。②咳嗽反射、吞咽反射恢复。③能睁眼、皱眉。④呼吸潮气量达 6~8 mL/kg 以上，呼吸频率每分钟 14 次以上。⑤循环功能稳定。⑥吸入室内空气，能维持 $SpO_2 \geqslant 95\%$ 或达术前水平。⑦头能持续抬离枕头 5 秒以上，肌松监测刺激（Train-of-four Stimulation，TOF）>90%。

（8）拔管禁忌证：①咳嗽、吞咽反射尚未恢复，脉搏氧饱和度不正常和唇甲微紫。②循环系统功能尚不稳定。③估计在拔管后无法用麻醉面罩、呼吸囊施行有效辅助呼吸者。④咽喉反射尚未完全恢复。⑤术后引流出血量较大，有再次手术探查止血可能。

（9）拔管时护理要点：①准备吸引器、口咽通气道，充分吸引口、鼻、咽喉及气管内分泌物，防止发生误吸。②吸引与吸氧并重。气管内吸引时间每次不超过 10 秒，每次间隔 1~2 分钟，反复多次采取间歇吸引、吸氧方式进行以防缺氧发生。维持气道通畅，听诊双肺清晰，无痰液积存。③注意无菌操作。采用无菌吸痰法，吸痰前应检查负压，压力应在能有效清除分泌物的前提下越小越好，成人负压不超过150 mmHg。④去除固定气管导管的黏胶，将导管套囊放气。评估达到拔管指征后，在麻醉医生指导下迅速拔出气管导管。⑤拔管后保持头偏向一侧，防止误吸，根据需要再次清除口鼻腔分泌物。⑥拔管后，吸氧和吸空气交替进行，观察氧饱和度，吸空气情况下，维持氧饱和度于术前水平 10 分钟以上。⑦显著舌后坠者，可放入口咽通气道及鼻咽导管，遇有喉痉挛、发绀等情况时，均应积极进行加压给氧等措施，必要时重新插管。⑧在整个拔管过程中，应严密观察生命体征和血氧饱和度。

（10）观察和记录：①每 5 分钟记录氧饱和度、血压、心率。②有无肺误吸、喉头水肿、气管塌陷等并发症表现。③意识恢复情况及对刺激的反应。④疼痛程度。⑤出入量，包括输血、输液、尿量、引流量等情况。⑥特殊情况可在交接记录单上注明，并做好床旁交接。

（11）体位护理：①麻醉未醒予平卧，头偏向一侧，肩部可适当垫高，保持呼吸道通畅。完全苏醒后取平卧位。②由于术中长时间被动体位，术后引流管、尿管的刺激，易诱发苏醒期躁动，术后将捐献者安置舒适体位，拔除气管导管后采取抬高床头 15°~30° 的半卧位，妥善固定各种引流管。

（12）心理护理。当捐献者意识慢慢恢复，第一时间告诉其手术已经结束，非常顺利，轻握他的手，肯定其无私的奉献，使其心理得到安慰；并且告诉他，移植患儿的手术正在进行中,对他的疑问给予耐心解释,给予足够的心理安慰,使其消除顾虑。

(13)出室。达到出室标准后转运回病房。

（五）术后交接

与病房管床责任护士一起核对捐献者身份信息,详细交接术中及复苏期间捐献者的情况,包括生命体征、手术部位、手术名称、术中及术后液体出入量、皮肤情况、切口敷料、管道情况、物品、镇痛泵的使用及特殊情况处理方法等。

（李　洁　屈　虹）

主要参考文献

[1] 佚名. 医疗机构环境表面清洁与消毒管理规范:WS/T 512—2016[J].中国感染控制杂志,2017,16(4):388-392.

[2] 郭莉. 手术室护理实践指南(2022年版)[M].北京:人民卫生出版社,2022.

[3] 魏革,刘苏君,王方. 手术室护理学[M]. 北京:化学工业出版社,2020.

[4] 国家心血管病医疗质量控制中心专家委员会体外循环与体外生命支持专家工作组. 2022年中国体外生命支持医疗质量控制报告[J].中国循环杂志,2023,38(6):613-620.

[5] 邵涓涓,邵程程,王粮山,等. 心肺转流对冠状动脉旁路移植术后应用体外膜氧合辅助患者临床结局的影响[J].中国体外循环杂志,2023,21(3):132-135,171.

[6] 张可贤,杨青. 麻醉专科护士临床工作手册[M].北京:人民卫生出版社,2017.

第四章 儿童器官移植麻醉护理

第一节 儿童肝脏移植麻醉护理

肝脏移植是治疗儿童终末期肝脏疾病的有效手段,在国内外都得到了广泛的开展,挽救了无数患儿的生命。随着社会经济的不断发展、器官移植技术的持续改进、手术相关器械设施的更新、先进免疫抑制剂的研发、麻醉及护理技术的不断提高,儿童肝脏移植手术及围术期管理在国内已经日趋成熟。但儿童,尤其是婴幼儿的解剖、病理生理、器官功能、循环功能等的特殊性,仍给围手术期麻醉工作带来了巨大的挑战。

儿童终末期肝病可能会导致多器官和多系统改变,包括肝功能衰竭、肝硬化相关并发症、腹水、细菌性腹膜炎、食管静脉曲张出血、高动力循环、肺动脉高压、肝肾综合征、肝肺综合征等。复杂的病理生理改变将给麻醉和围术期管理带来许多困难,因此详细的术前评估对于制订麻醉计划和保障麻醉手术过程的顺利进行尤为重要。

一、术前评估与准备

(一)生长发育情况

生长和发育是儿童不同于成人的重要特点,身高、体重及营养状态是评估患儿生长发育的重要的指标。患儿是否是早产儿非常重要,因为很多移植患儿在接受手术时还处在婴儿期,而胎龄、出生体重、疾病程度、院前的营养状况是影响其生长发育的重要因素。同时,疾病后遗症也可能给患儿的麻醉管理带来风险和一些并发症,如呼吸系统疾病和循环系统缺陷。由于致病原因不同,有些患儿的生长发育情况较为正常,但在移植患儿中生长发育落后和营养不良更为普遍,严重者还会伴有多脏器功能受损。

（二）肝脏功能

根据各类原发疾病以及病程的进展不同,虽然一些接受肝脏移植的儿童常会出现典型的肝功能衰竭以及肝硬化症状(如转氨酶升高、凝血功能障碍、腹水、静脉曲张等),但部分患儿的肝脏功能可能看起来较为正常,这些儿童也可能有正常的肝功能和凝血状态。为了更准确地评估肝脏疾病的严重程度和肝移植的紧迫性,临床上一般采用分级和评分工具。Child-Pugh 分级标准是一种临床上常用的用于对肝硬化患儿的肝脏储备功能进行量化评估的分级标准,将患儿 5 个指标(包括肝性脑病、腹水、总胆红素、血清白蛋白及凝血酶原时间)的不同状态分为三个等级,分别记以 1 分,2 分和 3 分,并将 5 个指标计分进行相加,总和最低分为 5 分,最高分为 15 分,从而根据该总分将肝脏储备功能分为A、B、C 三级,预示着三种不同严重程度的肝脏损害,得分越高,肝脏储备功能越差,如表 4.1.1 所示。

表 4.1.1 Child-Pugh 分级标准

临床生化指标	1 分	2 分	3 分
肝性脑病(期)	无	1~2	3~4
腹水	无	轻度	中、重度
总胆红素(μmol/L)	<34	34~51	>51
白蛋白(g/L)	>35	28~35	<28
凝血酶原时间延长(秒)	<4	4~6	>6

对于年龄≥12 岁的患儿,使用终末期肝病模型(Model for End-stage Liver Disease,MELD)评分:$R = 9.6 \times \ln(肌酐~mg/dL) + 3.8 \times \ln(胆红素~mg/dL) + 11.2 \times \ln(INR) + 6.4 \times 病因$(病因:胆汁淤积性和酒精性肝硬化为 0,病毒等其他原因肝硬化为 1)。MELD 评分越高,肝病越严重,患者死亡风险越大。MELD <15 的患者可不考虑肝移植;MELD 在 20~30 的患者病死率大于 30%,MELD 在 30~40 的患者病死率在 50%以上,MELD >40 的患者病死率达 70%以上。

对于年龄<12 岁的患儿,应使用儿童终末期肝病模型(Pediatric End-stage

Liver Disease，PELD）评分：R ＝ ［0.480×ln（胆红素 mg/dL）＋1.857×ln（INR）－ 0.687×ln（白蛋白 g/dL）＋0.436×年龄得分＋0.667×生长停滞］×10。评分越高， 提示患儿肝功能不全的情况越严重，预后越差。

（三）中枢神经系统

肝性脑病是由严重的急性或慢性肝病引起的中枢神经系统功能紊乱，以代谢紊乱为病理生理基础，伴发的一种神经/精神异常综合征。终末期肝病伴肝功能衰竭的患儿，因代谢性疾病会导致不同程度的肝性脑病。术前应评估肝移植患儿是否伴有肝性脑病、类型以及程度，采取必要措施降低其发生率。所有伴随中枢神经系统症状的患儿应注意术中进行脑保护，术后进行精神状态监测与评估。

（四）循环系统

伴随肝脏硬化的患儿，术前血流动力学特征为外周血管阻力降低的高动力循环状态，同时高胆红素血症可导致肝硬化性心肌病，表现为循环系统对应激的反应能力降低，血管张力降低，心肌收缩和舒张功能不全，常导致术中顽固性低血压。此类患儿麻醉中易发生低血压（对血管活性药物亦不敏感）。轻度心脏畸形对心功能影响不大，一般认为可正常接受手术。但一些较为严重的心脏畸形，则会影响手术，如合并严重心脏畸形，如主肺动脉瓣膜畸形、法洛四联症等，多发畸形等患儿可合并先天性心脏病，如房室间隔缺损、动脉导管未闭等，如胆道闭锁患儿，其术中可能会对循环产生重大影响，应联合多学科会诊，决定手术方式和顺序。此外，遗传代谢性肝病患儿常合并特异性心肌病，严重者在接受肝移植前已有严重心功能受损，所以术前应警惕围术期发生循环功能衰竭的可能性。

（五）呼吸系统

终末期肝病患儿常伴有肺炎，增高的腹压可造成肺不张，术前易出现低氧血症状，在麻醉诱导后可能发生气道不良事件，如支气管痉挛和肺换气功能障碍，导致缺氧进一步加重。肝肺综合征是在慢性肝病和/或门脉高压的基础上出现肺内血管异常扩张、气体交换障碍、动脉血氧合作用异常，导致低氧血症及一系列病理生理变化和临床表现，如基础肝脏病、肺内血管扩张和动脉血氧合功能障碍。因此，术前应完善肺部影像学和功能检查，采取措施积极抗感染、排痰、改善氧合状态以及纠正二氧化碳潴留等,必要时进行纤维支气管镜介入治疗。

（六）肾脏功能

终末期肝病患儿常合并肾功能损害,应根据肾损伤指标、尿蛋白以及肾小球滤过率计算公式综合评估肾功受损情况。肝肾综合征是严重肝病并发进行性急性肾功能衰竭,临床上一般以少尿、无尿、氮质血症、低钠血症等为主要表现。术前应停用肾毒性药物、纠正内环境紊乱以及采取保护肾功能的治疗措施,必要时采取连续肾脏替代治疗。

（七）凝血功能

肝脏在凝血中发挥着主要作用,它合成参与纤溶的大多数凝血因子、蛋白和血小板生成素。所以终末期肝病患儿凝血酶原时间、活化部分凝血活酶时间、血小板计数等凝血功能指标均可表现为显著异常。在肝衰竭凝血障碍诊断方面,血栓弹力图逐步受到重视。血栓弹力图可以较完整反映患儿体内的凝血过程,包括血凝块形成事件、血小板和纤维蛋白原的功能、血凝块松解事件及纤溶状态等。

术前可行血栓弹力图检查,根据结果纠正凝血功能紊乱。

（八）内环境

终末期肝病患儿术前可能出现严重的酸碱失衡和电解质紊乱。代谢性酸中毒、高乳酸血症、高血钾、低血钙、低血钠等是比较常见的类型。如原发病为代谢性肝病的患儿,其内环境紊乱类型有其特殊性,在使用药物纠正时应尤为注意,避免诱发更严重的电解质急剧变化而危及生命。

二、麻醉方式的选择

终末期肝病患儿慎用麻醉相关术前用药,尽量在病房开通静脉通道,如有建立困难者,应在手术室面罩给予七氟醚吸入后开放静脉。静脉注射诱导药物可选用氯胺酮 0.15～0.20 mg/kg、咪达唑仑 0.10～0.15 mg/kg、芬太尼 2～5 μg/kg 或舒芬太尼 0.5～1 μg/kg、维库溴铵 0.8～1.0 mg/kg 或罗库溴铵 0.3～0.6 mg/kg。手控通气时可选择小潮气量快频率,以免增加腹内压力造成反流误吸。可适当选择根据年龄计算小半号的气管插管,经口插管后机械通气,吸入氧浓度 20%～40%,潮气量 8～10 mL/kg,呼吸频率每分钟 20～25 次,吸呼比 1∶1.5,根据呼气末二氧化碳分压调整参数。小婴儿也可采用压力控制模式,根据呼吸系统的顺应性和血气分析结果调整呼吸机参数。麻醉诱导后应尽快进行中心静脉置管和有创动脉血压监测,根据血流动力学指标调整麻醉药物用量,必要时使用血管活性药物。

三、麻醉管理与监测

(一)麻醉维持

麻醉维持方式可选择静脉吸入复合麻醉和全凭静脉麻醉,以前者多见,因为常用的吸入麻醉药物七氟醚和地氟醚可控性好、对循环抑制轻、体内代谢率低,在药物功能特性方面可以与静脉麻醉药物互补。阿曲库铵、顺式阿曲库铵较少依赖肝脏代谢,用于术中肌松维持。瑞芬太尼不依赖肝脏代谢,可用于术中镇痛维持;舒芬太尼和芬太尼均可以根据手术进程和术中情况再单次追加。术中常用血管活性药物包括去甲肾上腺素 $0.02\sim0.1$ μg/(kg·min)、多巴胺 $1\sim5$ μg/(kg·min)、肾上腺素 $0.01\sim0.1$ μg/(kg·min)。术中可采用加温床、加热毯和加温输液仪维持体温。

(二)术中监测与管理

患儿入手术室后监测心率、脉搏血氧饱和度和心电图,连续监测中心静脉压(Central Venous Pressure,CVP)、鼻咽温度,术中不同时间进行动脉血气分析、尿量监测,连续心排血量监测、肺动脉压及经食管超声心动图监测。

1.无肝前期

无肝前期即病肝切除期,是指从皮肤切开,经过对病肝及其血管结构(肝上、下下腔静脉、门静脉和肝动脉)进行分离,至门静脉阻断的时间区间。此阶段麻醉管理主要是针对术前的贫血、容量不足、内环境紊乱、低蛋白血症、凝血功能紊乱等情况的纠正。此外,要根据具体患儿手术进程情况,进行成分输血和液体管理,为阻断肝门后的无肝期做好充分准备。

2.无肝期

无肝期是指从门静脉被阻断,到新肝门静脉开放前的时间区间,主要是腔静脉和门静脉的血管吻合操作,在此阶段病肝被移除,需要全程阻断下腔静脉,导致回心血量急剧减少,心排血量减少,平均动脉压下降,内脏和下腔静脉压力增加,血流动力学发生剧烈变化。下腔静脉阻断后,血流淤滞导致无氧代谢增加,从而产生大量的酸性物质,同时肾脏低灌注性少尿或无尿,进一步加重酸碱失衡以及水电解质代谢紊乱。此阶段的管理重点是既要给予一定容量补充有效回心血量,保证器官灌注,又不能输入过多液体,造成门静脉开放后循环超负荷,引起更多的重要器官受损。因此常采用低正常值中心静脉压技术,在血容量充足的情况下可以使用小剂量去甲肾上腺素维持血压平稳。不断纠正酸中毒、补充钙剂、降低血钾、保证体温,为新肝期做充分准备。

3.新肝期

新肝期也称为再灌注期,是门静脉开放,肝脏血液循环重新建立到手术结束的时间区间。此阶段外科操作主要是相继开放下腔静脉和门静脉,恢复新肝的灌注,再序贯完成肝动脉及胆管的吻合。麻醉医生在此期间的主要任务是积极处理新肝门静脉开放早期患儿生命体征不平稳、内环境的剧烈波动,保护各脏器功能的恢复。再灌注后综合征是指新肝门静脉开放时一系列严重循环抑制的表现,包括心输出量减少,严重的低血压、心动过缓、心律失常、肺动脉压升高和中心静脉压升高,甚至心搏骤停。新肝内大量的代谢性酸性产物进入血液循环可导致严重酸中毒,应在维持循环稳定的基础上,调控输血输液及使用血管活性药物保证器官灌注,积极纠正内环境紊乱。新肝灌注后,凝血功能的紊乱会导致出血或者广泛渗血,包括血管吻合口的出血及供肝切面的渗血。凝血功能的紊乱可能与大量失血、凝血因子的稀释与消耗、血小板与聚集、内源性肝素样物质生成有关。采用动态血栓弹力图监测并指导输注新鲜冰冻血浆、纤维蛋白原或冷沉淀以及凝血酶原复合物等。值得注意的是,凝血管理应避免血栓形成阻塞新血管,应呈轻度低凝状态,切忌矫枉过正,慎用血小板。

(刘　巍　屈　虹)

第二节　儿童肾脏移植麻醉护理

我国终末期肾病患儿人数约为 4~6 人/百万,肾移植是其主要的治疗手段之一。儿童肾移植适应证有肾小球肾炎、慢性肾盂肾炎、遗传性疾病、代谢性疾病、梗阻性肾病、药物性肾损伤、系统性疾病、溶血尿毒综合征、不可逆的急性肾衰竭和严重创伤。随着儿童肾移植手术的广泛开展,麻醉新技术、外科手术以及新药物等也得到了发展与应用,进而推动了肾移植麻醉的发展。终末期肾病患儿常患有其他遗传性疾病或代谢性疾病,且常合并多个器官或系统功能不全,这对儿童肾移植手术的麻醉管理提出了新的挑战。

一、术前评估与准备

儿童终末期肾病的病理生理变化与成人患者相似。肾脏是人体调节机体液体容量、电解质、酸碱平衡和血红蛋白水平的主要脏器,同时也是清除血液循环中药物和毒素的过滤器。长期慢性肾功能衰竭将引起全身脏器功能的改变。由于疾病原因儿童生长发育落后、肾性贫血、智力和神经认知功能受损。高血压和心肌病是儿童死亡的主要原因,可表现为冠状动脉钙化和内膜增厚、高同型半胱氨酸水平和血脂异常等,高血压和左心室肥大较为常见。由于肾排出水、电解质和游离酸的能力下降,患儿会出现代谢性酸中毒、低钠血症、高氯血症和高钾血症。

充分的术前准备对保障术中患儿安全尤为重要,可以从以下几个方面采取措施。

(1)评估患儿的心肺功能,慢性肾病患儿死于心血管疾病的比例超50%,围术期发生心血管意外的概率大幅增高。所有患儿术前均应行心电图和常规的超声心动图检查,而对于心肺功能不全的患儿,还需行超声心动图负荷试验或行心导管检查评估其对手术麻醉的承受能力。可采取强心利尿、减轻心脏前后负荷等手段改善心功能。

(2)尽可能纠正患儿的肝功能、肾功能、内环境、凝血功能异常。术前应积极治疗贫血,尽量使患儿红细胞比容≥30%,必要时输注去白细胞的血制品提高红细胞比容。积极纠正酸中毒和电解质紊乱,尤其是高钾血症患儿,术前24小时应进行血液透析,使血钾降到正常范围(3.5~5.5 mmol/L)。

(3)合并高血压患儿术前应常规给予降压药物,合并水钠潴留患者术前应进行饮食和药物控制。

(4)合并有不同程度感染者,应注意控制和预防感染。除非紧急情况,通常要在感染控制好后才考虑麻醉和手术。

二、麻醉方式的选择

肾移植手术的麻醉既要满足手术操作的需要,又要考虑肾功能衰竭终末期患儿特有的病理生理变化,尽可能减少手术创伤刺激、麻醉方法和麻醉药物等扰乱患儿生理,减少可能损害或影响肾功能的因素,为移植肾复苏创造良好的生理环境。大部分儿童肾移植手术采用气管插管全身麻醉,静吸复合麻醉与全凭静脉麻醉无显著差异。区域阻滞包括硬膜外麻醉应用于儿童肾移植手术也是安全有效的,但是很多移植中心因为凝血功能障碍和抗凝治疗风险,以及移植肾低灌注问题而并未采用。有研究表明,相较于单纯全麻,全身麻醉联合骶管硬膜外麻醉在儿童肾移植中的应用,患儿围术期血流动力学更稳定、术后镇痛质量更高、阿片类药物相关并发症发生率更低。

三、麻醉管理与监测

(一)术中监测

麻醉监测应采取美国麻醉医生协会(American Society of Anesthesiologists, ASA)标准监测,包含心电图、无创血压、血氧饱和度、呼气末二氧化碳分压和体温等项目。中心静脉压监测可以指导容量治疗,针对合并心血管疾病、循环不稳定的患儿,建议直接进行有创动脉压监测,必要时术中经食管超声心动图(Trans Esophageal Echocardiography,TEE)评估心功能。

(二)麻醉药物的选择

麻醉药物的选择原则上应有利于移植肾的功能恢复且无肾毒性。原有肾功能严重受损,丧失了对麻醉药物的排除能力,且早期移植肾的功能也不佳,所以不应选用对肾有害和主要由肾排泄的药物。此外,肾功能衰竭还可通过对肝脏血流、肝脏代谢酶活性以及药物与蛋白结合等的影响而改变药物的分布与代谢。因此,在使用通过肝脏代谢的药物时也应慎重。

(三)容量管理

肾移植患儿术中的容量管理非常重要,容量不足会引起低血压,导致重要脏器缺血、移植肾功能障碍,严重者可发生心脏停搏,而容量过多会发生左心衰。

患儿在术前经过长时间禁饮、禁食和术前透析治疗,很可能存在容量绝对不足。同时移植肾开放后,大量血液进入移植肾,发生剧烈血流动力学波动,移植肾再灌注损伤、乳酸酸中毒、高钾血症都可能严重影响预后。需要依据不同患儿特点定制补液方案。输注白蛋白可以改善移植肾功能,严重贫血或手术失血过多的患儿,可以适量输血。开放前输入足量晶体液和胶体液,优化前负荷,可以改善开放后移植肾功能。麻醉医生可以使用血管活性药物如多巴胺增加心输出量,尽量避免使用 α 受体激动剂,特别是大剂量持续使用,慎用血管扩张药和负性肌力药物。为保证移植肾开放后患儿全身血流动力学平稳,以及移植肾灌注良好,成人供肾一般推荐开放前 CVP 维持在 10～15 mmHg,收缩压(SBP)大于 120 mmHg,平均动脉压(MAP)大于 65～70 mmHg;若为儿童供肾,CVP 控制在 8～12 mmHg,SBP 控制在 100～130 mmHg。移植肾开放后,MAP 目标值随年龄增长而增加。

（四）特殊用药

术中积极预防排斥反应,在移植肾静脉和动脉吻合结束前,可给予甲泼尼龙以防止排斥反应。在移植肾血管吻合完毕开放后,常使用袢利尿剂和甘露醇利尿,以增加术中的尿量。小剂量多巴胺激动肾血管床多巴胺能受体,可扩张肾血管和增加尿量,但近年来对多巴胺的扩血管作用仍有争论,麻醉医生可根据实际情况选择。

（刘　巍　屈　虹）

第三节　儿童心脏移植麻醉护理

心脏移植是治疗儿童终末期心衰的重要治疗手段,主要用于治疗晚期心肌病、无法常规矫治伴严重心力衰竭、缺氧的复杂先天性心脏病以及经姑息或常规矫治仍不能改善症状的不可逆心脏病。与成人不同,儿童心脏移植适应证以先天性心脏病(Congenital Heart Disease,CHD)和心肌病为主。我国儿童心脏移植受者原发病占比依次为:心肌病(83.7%)、先天性心脏病(13.5%)、其他(2.8%)。终末期心脏病患儿由于长期心力衰竭甚至心源性休克,常伴有重要器官的功能不全,如肝、肾及呼吸功能的异常,甚至感染。麻醉风险不仅与终末期心脏病本身危险因素有关,并且与肝、肾、肺等重要器官的损害密切相关。虽然心脏移植手术近年来日臻成熟,但麻醉处理仍是手术成功与否的重要因素。

一、术前评估与准备

心脏移植麻醉前访视,除按常规详细采集病史外,还应着重了解心脏疾病种类、病程及治疗情况;既往是否长期服用抗焦虑或抗精神病药物;是否接受过糖皮质激素或其他免疫抑制剂治疗;器官移植史;有无植入心脏永久起搏器或植入型心律转复除颤器(Implantable Cardioverter Defibrillator,ICD)等。心脏移植麻醉前检查项目包括血常规、血生化、凝血功能、肺功能检查以及动脉血气分析,胸部 CT、心电图、超声心动图、心导管检查等。已处于心力衰竭晚期患儿,应加强监护,酌情使用血管活性药物,极其危重者术前应考虑应用左心室辅助装置(Left Ventricular Assist Device,LVAD)或体外膜肺氧合。麻醉医生应积极参与供心评估和保护,以利于制订围手术期治疗方案、优化临床路径和缩短供心缺血时间。

二、麻醉管理与监测

(一)术中监测

患儿入室后面罩给氧,常规监测心电图、血氧饱和度和无创血压。麻醉诱导成功,气管插管后行桡动脉置管监测有创血压,右侧颈内静脉及右锁骨下静脉穿刺,放置三腔静脉导管和 Swan-Ganz 漂浮导管,测 CVP、肺毛细血管楔压(Pulmonary Artery Wedge Pressure,PAWP)、肺动脉压(Pulmonary Arterial Pressure,PAP)、混合静脉血氧饱和度(Mixed Venous Oxygen Saturation,SvO_2)、心输出量(Cardiac Output,CO)、心脏指数(Cardiac Index,CI)。监测呼气末二氧化碳、血气分析、体温、电解质、血糖、凝血功能、尿量、血常规。终末期心脏病患儿应常规进行 TEE 监测,TEE 在围体外循环期对心脏功能评价及监测防止并发症发生有重要意义。

(二)麻醉管理

心脏移植麻醉诱导应缓慢而可控,避免心肌抑制,妥善控制气道,气管插管时避免插管反应增加心肌耗氧。麻醉诱导应选用对心血管系统影响小的药物,如依托咪酯、舒芬太尼、咪达唑仑和哌库溴铵等,尽量维持血流动力学稳定。心脏移植患儿大多病情危重,对麻醉耐受性差,且血液循环相对缓慢,药物起效时间往往延迟,因此应根据血流动力学变化缓慢注射麻醉诱导药物。在诱导过程中应尽量避免出现心脏前后负荷显著变化、心肌收缩力下降和心率变化,还应给予充足的给氧去氮、避免体内氧合不全和酸中毒等情况。

终末期心脏病患儿对麻醉药物耐受性差,麻醉维持药物以影响心血管功能小的麻醉性镇痛药为主,如芬太尼和舒芬太尼。低浓度的吸入麻醉剂对血流动力学无太大影响,所以大剂量阿片类药物复合吸入麻醉,可避免麻醉药物对心肌的抑制作用,又可维持适当的麻醉深度,是心脏移植中常用的维持方法。

在即将开始复温时可静脉泵注多巴酚丁胺、肾上腺素、硝酸甘油和米力农等血管活性药物。升主动脉开放后,保持较高灌注压力,给予较充分的时间以使供心自动复跳。在充分机械辅助、调整血管活性药物并通过 TEE 评估心功能状态后,当植入心脏功能恢复满意、直肠温度恢复至 36 ℃ 以上且心电图基本正常后,可逐步停止体外循环。心脏移植手术麻醉期间应尽量保持钾、钙和镁等血电解质在正常范围,可通过监测血气分析指导治疗。

三、心脏移植后麻醉管理

移植后早期常见的并发症是导致移植失败的主要原因,麻醉管理应注意:移植后心脏原有的交感神经心血管反射消失,通过心脏自主神经进行的调节机制已失去作用,心脏跳动依赖于循环中的儿茶酚胺水平、供心内在的固有节律以及外源性激素。此时复跳后常发生心动过缓和房室传导阻滞,阿托品增快心率已无效,可以安装临时起搏器以帮助脱离体外循环。

采取措施预防肺动脉高压及右心功能衰竭。通过适当过度通气、提高氧分压、术中静态膨肺、呼吸末正压(Positive End Expiratory Pressure,PEEP)来防止肺血管收缩。严密监测中心静脉压,使右室前负荷维持在合适的水平,同时采用药物降低肺血管阻力,从而降低右室后负荷。使用多巴酚丁胺、安力农、米力农、肾上腺素、去甲肾上腺素等正性肌力药来增加心肌收缩力,辅助右心功能。

心脏移植手术结束后转入 ICU,携带微量注射泵在转运过程中持续输注血管活性药物,移动式监护仪持续监测心电图、有创动脉血压和脉搏血氧饱和度。术后早期充分镇静、镇痛,应用呼吸机辅助呼吸,受者清醒后尽早拔除气管导管。避免长时间高浓度氧气吸入,充分吸痰加强气道管理和护理,避免肺部感染等并发症。

(刘　巍　屈　虹)

主要参考文献

[1] Vijay V,Nikunj G,Annu S J,et al. Peri-operative anesthetic management in liver transplantation[M]. Berlin:Springer Nature,2023.

[2] Mohan N,Vohra M. Challenges in pediatric liver transplant[M]. Singapore:Springer Nature Singapore,2023.

[3] Moote C A. Anesthesia for renal transplantation[J]. Anesthesiology Clinics of North America,1994,12(4):691-715.

[4] Edwards S,Allen S,Sidebotham D. Anaesthesia for heart transplantation[J]. BJA education,2021,21(8):284.

第五章　儿童肝脏移植护理

第一节　肝脏概述

一、儿童肝脏的解剖学特点

肝脏是人体内最大的消化腺,也是人体内最大的实质性器官。我国成年人肝的重量男性为 1 230~1 450 g,女性为 1 100~1 300 g,约占体重的 1/50~1/40。儿童肝脏相对较大,重量可达体重的 1/20~1/16,年龄越小,所占比例越大。出生时肝脏重 120~130 g,其体积可占腹腔容积的一半以上。小儿肝脏呈棕红色,质地柔软而脆弱,血供丰富,易受外力冲击而破裂,发生腹腔内大出血。

（一）形态

肝脏呈不规则的楔形,可分为上下两面,前、后、左、右 4 缘。肝脏上面膨隆,与膈相接触,称膈面。肝脏下面凹凸不平,邻接一些腹腔器官,称脏面,此面借"H"形的沟、裂和窝将肝脏分为 4 叶:左叶、肝叶、方叶、尾状叶。肝脏的前缘是肝的脏面与膈面之间的分界线,薄而锐利。肝后缘钝圆,朝向脊柱。肝的右缘是肝右叶的右下缘,亦钝圆。肝的左缘即肝左叶的左缘,薄而锐利。

（二）位置和毗邻

肝脏主要位于右季肋区和腹上区,小部分位于左季肋区。肝脏的前面大部分被肋骨所掩盖,仅在腹上区的左、右肋弓之间,有一小部分露出于剑突下,直接与腹前壁相接触。正常婴幼儿肝脏在锁骨中线右肋缘下 2 cm 可触及,4 岁后逐渐缩入肋下。

肝下界与肝前缘一致,右侧与右肋弓一致;中部超过剑突下约 3 cm;左侧被肋弓掩盖。故在体检时,在右肋弓下不能触到肝脏,但3岁以下的健康幼儿,由于腹腔容积较小,而肝的体积相对较大,肝前缘常低于右肋弓下1.5~2.0 cm。到7岁以后,在右肋弓下不能触到肝前缘,若能触及时,则应考虑为病理性肝大。

肝借镰状韧带和冠状韧带连于膈下面和腹前壁,因而在呼吸时,肝可随膈的活动而上下移动。平静呼吸时,肝的上下移动范围为2~3 cm。

(三)分叶与分段

(1)肝叶与肝段。肝内有4套管道,形成两个系统,即Glisson系统和肝静脉系统。肝段是依据Glisson系统在肝内的分布情况提出的。按照Couinaud肝段划分法,可将肝分为左、右半肝,进而再分成5个叶和8个段。

(2)肝裂和肝段划分法。肝内有些部位缺少Glisson系统分布,称肝裂。肝裂不仅是肝内分叶、分段的自然界限,也是肝部分切除的适宜部位。肝内有三个叶间裂、三个段间裂。叶间裂有正中裂、左叶间裂和右叶间裂。段间裂有左段间裂、右段间裂和背裂。

(四)肝外胆道系统

肝外胆道系统是指走出肝门外的胆道系统,包括胆囊和肝外胆管。肝外胆管与肝内胆管一起,将肝分泌的胆汁输送到十二指肠腔。儿童胆道系统主要包括胆囊及左、右肝管,肝总管和胆总管。

(1)胆囊。胆囊为贮存和浓缩胆汁的囊状器官,呈梨形,成人长3~12 cm,宽1.5~5 cm,容量约40~60 mL;儿童长5~8 cm,宽3~5 cm,容量约同成人。胆囊分底、体、颈、管4部分。

(2)肝管与肝总管。左、右肝管分别由左、右半肝内的毛细胆管逐渐汇合而成,走出肝门之后即合成肝总管。

(3)胆总管。根据胆总管的行程,可将其分为十二指肠上段、十二指肠后段、胰腺段和十二指肠壁段。由肝分泌的胆汁,经左、右肝管、肝总管、胆囊管进入胆囊内贮存。进食后,尤其进高脂肪食物,在神经体液因素调节下,胆囊收缩,Oddi括约肌舒张,使胆汁自胆囊内经胆囊管、胆总管、Vater壶腹、十二指肠大乳头,排入十二指肠腔内。

二、儿童肝脏的生理学特点

肝脏是人体内最大的消化腺,也是体内新陈代谢的中心站,是维持生命活动必不可少的器官。

(一)功能特点

1.血液供应

肝脏的血液供应极为丰富,其所含血量相当于人体血液总量的14%,其血液有门静脉和肝动脉双重来源。门静脉内含从消化道吸收入血的丰富的营养物质。肝内静脉窦可储存一定量的血液,在机体失血时,可从窦内排出较多的血液,补充循环血量的不足。肝供血的1/4来自肝动脉,含有丰富的氧气,为肝细胞供氧的主要来源。流经肝脏的血液最后由肝静脉进入下腔静脉回流心脏。

2.代谢特点

肝脏的主要功能是进行三大营养物质的代谢,包括糖的分解和糖原合成、蛋白质及脂肪的分解与合成,以及维生素及激素的代谢等。肝脏内的酶蛋白含量约占肝内总蛋白量的2/3,因此各种代谢活动十分活跃。

(二)主要的生理功能

肝脏具有分泌胆汁、吞噬和防御功能、制造凝血因子、调节血容量及水电解质平衡、产生热量等多种功能。

1.分泌胆汁

肝细胞能不断生成胆汁酸和分泌胆汁,胆汁在消化过程中可促进脂肪在小肠内的消化和吸收。胆汁还有排泄有害物质的作用。

2.物质代谢

(1)糖。单糖经小肠黏膜吸收后,由门静脉到达肝脏,在肝内转变为肝糖原而储存。肝糖原在调节血糖浓度以维持其稳定中具有重要作用。

(2)蛋白质。由消化道吸收的氨基酸在肝脏内进行蛋白质合成、脱氨、转氨等作用,合成的蛋白质进入循环血液供全身器官组织的需要。

(3)脂肪。肝脏是脂肪运输的枢纽。消化吸收后的一部分脂肪进入肝脏,再转变为体脂而储存。饥饿时,储存的体脂可先被运送到肝脏,然后进行分解。肝脏还是体内脂肪酸、胆固醇、磷脂合成的主要器官之一。

（4）维生素。肝脏可储存脂溶性维生素，人体95%的维生素 A 都储存在肝内，肝脏是维生素 C、维生素 D、维生素 E、维生素 K、维生素 B_1、维生素 B_6、维生素 B_{12}、烟酸、叶酸等储存和代谢的场所。

（5）激素。正常情况下血液中各种激素都保持一定含量，多余的则经肝脏处理而被灭活。

3.解毒功能

在机体代谢过程中，门静脉收集自腹腔的血液，血液中的有害物质及微生物抗原性物质将在肝内被解毒和清除。肝脏是人体的主要解毒器官，它能保护机体免受损害，使毒物成为低毒的或溶解度大的物质，随胆汁和尿液排出体外。肝脏解毒主要有化学、分泌、蓄积、吞噬四种方式，当肝功能受损时，肝脏的解毒功能会受到相应的损伤。

4.免疫功能

健康的肝脏可发挥免疫调节作用。肝脏是最大的网状内皮细胞吞噬系统。肠系膜淋巴结和肝脏是肠道免疫系统的第二防线。

5.其他功能

除上述功能外，肝脏还能调节循环血量。肝脏也是多种凝血因子合成的主要场所，人体内的 12 种凝血因子中，因子 Ⅱ、Ⅶ、Ⅸ、Ⅹ 都是由肝细胞合成的。此外，机体热量的产生、水电解质的平衡等，都需要肝脏的参与。

（三）功能储备再生

肝脏具有巨大的功能储备。动物实验证明，当肝脏被切除 70%～80% 后，并不出现明显的生理功能紊乱，而且，残余的肝脏可在 3 周（大鼠）至 8 周（狗）内生长至原有大小，这称为肝脏的再生。由此可见，肝脏的功能储备和再生能力相当惊人。儿童肝脏左叶比右叶大，再生能力远比成人旺盛，年龄越小体现越明显。

（易　强）

第二节　肝脏移植概述及病理学基础

一、肝脏移植的概念

由于各种急性或慢性肝病用其他内外科方法无法治愈,预计在短期内(6～12月)无法避免死亡者,采用外科手术的方法,切除已经失去功能的病肝,然后把一个有生命活力的健康肝脏植入人体内,挽救濒危患者的生命,这个过程就是肝脏移植。

二、儿童肝脏移植的病理学基础

肝脏移植是一项综合性的治疗措施,在患儿进行肝移植的过程中,肝活检病理学检查是一项不可缺少、十分重要的监测手段,它对于了解术前病肝的性质及状况,供肝的状况,取肝过程中可能出现的肝组织损伤,移植后供肝的排斥反应及其他病变的分析和判断,术后的治疗措施的改变均具有至关重要的意义。

（一）移植肝病理学检查

（1）受体病肝的全面检查。

（2）供肝移植前的状态。

（3）移植后的定期检查。

（4）移植失败后切除供肝做全面的病理检查。

（二）受体肝脏病变的检查

（1）受体病肝术前检查方式:①术前肝穿刺活检。②术中冷冻切片诊断。

（2）受体病肝手术切除标本的病理检查:①肝动脉、胆管、门静脉和肝静脉,四处管腔有无狭窄、纤维化、血栓形成、结石及肿瘤等。②胆囊有无结石、肿瘤、受体病肝的外形、大小、有无结节或其他异常改变。③镜下组织学检查。

（三）供肝的术前病理学检查

（1）必要性。为避免发生临床无症状的供肝中存在小的癌灶、局限性结节状增生、肝内炎性肉芽肿、酒精性肝病等,提高移植存活率,术前对有结节性病变而不能排除癌变的供肝进行病理学检查是必要的。

（2）取材。对肉眼能发现的异常病灶切取组织做切片检查,肉眼观无明显病变的肝脏沿肝缘作 1 cm³左右的楔形切取,或行细针穿刺活检。

（3）取肝及移植过程中可能发生的供肝损伤。供肝在手术摘除、灌洗、冷藏及移植过程中,会受到机械性的操作刺激,一时性的低压性缺血及非生理状态的冷藏保存条件等影响,导致肝组织不同程度的生理生化功能改变及相应的形态变化,称为保存性损伤。在移植后数小时内的供肝活检标本常见到肝细胞出现不同程度的变性甚至坏死,伴有多少不等的中性粒细胞浸润,毛细胆管淤胆,病变轻微者通常在术后 2~3 日内即可恢复,如保存过程中缺血性损伤严重,将在 2~3 日后出现坏死,坏死灶逐渐为新生的肝细胞取代。

（四）与移植手术相关的非特异性并发症

（1）血管内血栓形成的病理改变。肝细胞凝固性坏死(梗死)为主要特征,单灶或多灶,多位于肝边缘区。

（2）胆道并发症的病理改变。胆管阻塞、狭窄及急性胆管炎,胆管内皮细胞、上皮细胞内均可见中性粒细胞浸润,间质水肿或出血,小胆管增生,肝细胞及毛细胆管淤胆,尤以小叶中央为明显,肝小叶内亦可见灶性粒细胞浸润。

（五）同种移植排斥反应

（1）急性排斥反应:①汇管区炎症细胞浸润,以单个核细胞为主,常混杂多少不等的中性核嗜酸性粒细胞。②汇管区静脉,终末肝静脉及中央静脉内皮下炎细胞浸润。③胆管炎及胆管上皮细胞浸润坏死。

（2）慢性排斥反应:①闭塞性动脉病变。②胆管减少。③其他病变,如汇总区可出现纤维组织胶原化,小叶中央肝细胞变性,气球样变、萎缩或消失,少数肝细胞呈嗜酸性坏死,肝细胞及毛细胆管淤胆,肝窦内可见泡沫状细胞,中央静脉纤维化。

（3）体液排斥反应:血管内免疫球蛋白沉积,血管内损伤及血小板-纤维蛋白性血栓形成,肝细胞缺血性变性坏死。

（六）感染性并发症

（1）肝炎病毒性肝炎。与一般急慢性肝炎相同,但汇管区炎性细胞浸润较少,纤维化倾向明显。

（2）巨细胞病毒（Cytomegalovirus，CMV）肝炎。肝脏内各种细胞均可能见到巨大的核内包含气体及胞浆内包涵体、病毒感染的肝细胞周围可形成巨噬细胞集聚的微小肉芽肿。

（3）单纯疱疹病毒和水痘-带状疱疹病毒。病毒包涵体仅见于细胞核内，可见小簇核，此外常伴有大片凝固性坏死。

（4）EB病毒（Epstein-Barr Virus，EBV）感染。汇管区单一淋巴样细胞呈瘤样增生，但肝细胞及肝管上皮损伤轻微。

（5）腺病毒。肝小叶内可见到多个由巨噬细胞构成的较大的肉芽肿，中央可有坏死肝细胞，肉芽肿周围的肝细胞核内具有特征性包涵体，以及"模糊"细胞。

三、儿童肝脏移植的适应证

（1）胆汁淤积性肝病。胆道闭锁、Alagille综合征、Caroli病、进行性家族性肝内胆汁淤积症、原发性硬化性胆管炎等。

（2）遗传代谢性疾病。①合并器质性肝损伤：Wilson病、Ⅰ型酪氨酸血症、糖原累积病、α1-抗胰蛋白酶缺乏症、囊性纤维化、尼曼匹克病、胆酸合成障碍、线粒体病等。②无器质性肝损伤：尿素循环障碍性疾病、家族性淀粉样多发性神经变、原发性高草酸尿症、Crigler-Najjar综合征、枫糖尿病、纯合子家族性高胆固醇血症等。

（3）暴发性肝功能衰竭。

（4）肝脏肿瘤。肝母细胞瘤、肝细胞肝癌、婴儿型肝脏血管内皮瘤。

（5）其他。病毒性肝炎肝硬化、自身免疫性肝炎、隐源性肝硬化、布加综合征、门脉性肺动脉高压、先天性肝纤维化、二次肝移植等。

四、儿童肝脏移植的禁忌证

（1）绝对禁忌证。难以控制的全身性感染；肝脏恶性肿瘤合并无法彻底清除的肝外转移灶；合并严重的心、肺、脑等重要脏器器质性病变；获得性免疫缺陷综合征（Acquired Immune Deficiency Syndrome，AIDS）；以及C型尼曼匹克病、严重的多器官受累的线粒体病（如Alper's综合征、丙戊酸钠诱导的肝衰竭）等。

（2）相对禁忌证。经化疗后仍快速进展或合并静脉侵犯的肝细胞癌;广泛的门静脉系统血栓形成;药物难以控制的门脉性肺动脉高压;人类免疫缺陷病毒（Human Immunodeficiency Virus，HIV）携带者;噬血细胞性淋巴组织细胞增多症。

五、儿童肝脏移植手术的基本方式

肝移植术分为原位肝移植术和异位肝移植术,最早施行的肝移植术是异位肝移植术,但随着技术的不断提升,原位肝移植术已普遍应用,成为主要肝移植术式。对于经典原位肝移植术也不断进行改进演化,目前较常见的肝移植术式主要有经典原位肝移植、背驮式原位肝移植、减体积肝移植、劈离式肝移植、辅助肝移植、多米诺肝移植。以供肝来源也可分为脑死亡器官捐献、心脏死亡器官捐献、心脑死亡器官捐献供肝肝移植和活体肝移植。

（易　强）

第三节　肝脏移植的评估

一、移植患儿评估

（一）肝移植患儿评估

所有需行肝移植患儿均应严格按照相关标准流程实施术前评估,由多学科团队完成。评估项目包括生长发育与营养状态指标、病毒学指标、影像学检查和其他检查。

（1）生长发育与营养状态指标。身高、体量、体质指数、最大腹围、上臂围、肱三头肌皮褶厚度和神经认知发育指标等。

（2）实验室检查项目。三大常规、肝肾功能、凝血功能、血型、血脂、电解质、血氨、C反应蛋白、血清降钙素原、梅毒血清学检测、结核干扰素和真菌G/GM试验。

（3）病毒学指标。乙型肝炎病毒（Hepatitis B Virus，HBV）、丙型肝炎病毒（Hepatitis C Virus，HCV）、HIV、CMV、EBV和荧光定量检测。

（4）影像学检查。肝脏血管彩色多普勒超声、心电图、超声心动图、胸部 X 线、肺部 CT 及上腹部 CT 血管成像检查。

（5）其他。原发病相关的特殊检查和其他特殊医疗情况相关检查。移植外科医师需详细评估患儿的外科手术条件,其中最重要的是评估门静脉和腹腔内其他血管解剖是否有变异。

目前广泛使用儿童终末期肝病模型（Pediatric End Stage Liver Disease, PELD）评分来计算患儿死亡风险,并以此来评估病情严重程度,保证供肝合理分配。PELD 评分系统是基于肝移植等待名单内患儿 3 个月死亡风险制定的,用于年龄<12 岁的患儿,年龄≥12 岁的患儿应使用终末期肝病模型（Model for end-stage liver disease, MELD）评分系统。

（二）手术时机

（1）胆汁淤积性肝病。出现肝硬化失代偿,患儿经药物治疗无效,出现严重瘙痒症、骨折、影响容貌的黄瘤病或严重的生长发育障碍的胆汁淤积性肝病患儿。

（2）遗传代谢性疾病。药物治疗效果不佳、可能造成不可逆性神经系统损伤、出现肝功能衰竭和恶性肿瘤倾向以及遗传代谢病反复发作可能导致严重并发症者。

（3）暴发性肝功能衰竭。进展至Ⅲ度肝性脑病是急诊肝移植的明确指征。

（4）肝脏肿瘤。无法手术根治性切除但无明显血管侵犯的非转移性肝细胞癌,无法手术切除且其他治疗方式亦无效的非转移性其他肝脏肿瘤。

（三）日常生活形态

患儿肝移植术前的疾病进展情况,直接影响肝移植术后的生存率。术前处于疾病急性期和需要重症监护的患儿,尤其是需要呼吸机支持或透析治疗的患儿,移植术后一年的生存率显著下降。因此,肝移植术前,患儿应当处于一个病情稳定期,若患儿处于急性消化道大出血或重度呼吸道感染及其他特殊感染时,不适合立即行肝移植手术,需纠正后手术为宜。

1.肝移植前院外治疗

情况稳定的患儿在移植科室医生指导下,借助药物可在院外治疗等待肝移植。应注意以下几个方面:①患儿及其家属了解病情恶化的征象,以便能及时就诊。②早期发现并治疗各种并发症。③加强对高度易感患儿感染性并发症的防范。④纠正营养不良。⑤指导患儿避免服用除医师处方药以外的任何药物。⑥有原发性细菌性腹膜炎病史的患儿可预防性使用抗生素。⑦重度食管静脉曲张的患儿,无论有无出血史,都应考虑预防性使用β受体阻滞剂以降低门静脉压力,减少致死性曲张静脉破裂出血的风险。

2.肝移植前住院治疗

等待肝移植的患儿常因肝脏疾病并发症或其他临床相关问题而需住院治疗,常见并发症包括:肝硬化腹水、低钠血症、呼吸性碱中毒、肾功能不全、凝血功能障碍、肝肺综合征。

3.肝移植前营养状态评估与营养支持

终末期肝硬化患儿因长期肝代谢功能障碍,糖、蛋白质和脂肪代谢紊乱,大多存在不同程度的营养不良。肝移植术前应综合评估营养状态,明确是否存在营养不良并积极纠正。适量优质蛋白质、低脂和充足维生素饮食有助于缓解病情,防止肝性脑病并保护胃肠道黏膜屏障功能。为了防止发生肝性昏迷,补充氨基酸应以支链氨基酸为主。无肝性脑病病史的患儿,不应严格限制摄入蛋白质。营养支持的途径包括肠内和肠外营养支持。

4.肝移植前感染的处理

部分感染性疾病(如活动性结核等)可能成为移植禁忌证,也可能增加移植后受者病死率。术前须仔细检查患儿是否存在感染,尤其是隐匿性感染,一经发现要及时治疗。肝移植受者术前常见的感染主要包括:自发性细菌性腹膜炎、外源性非特异性细菌感染、特异性细菌感染、病毒感染。

5.肝移植前消化道出血的处理

消化道出血既是肝移植受者术前常见并发症之一,也是术前死亡的主要原因之一。终末期肝病患儿食管胃底静脉曲张的治疗视既往有无出血史而异。

6.肝移植前肝性昏迷的处理

肝性昏迷是终末期肝病较为严重的并发症,也是导致肝移植受者术前死亡的重要原因。肝性昏迷目前尚无特效疗法,应采取综合治疗措施,主要包括:①支持治疗,预防其他器官功能衰竭;②消除诱因,保持内环境稳定;③减少肠内毒素的生成和吸收。

（四）心理社会状况的评估

需对患儿本人,尤其是有自我意识的年长患儿及家庭照顾者都进行全面的精神、心理状态评估,必要时给予相应干预。同时,还需注意调动患儿及家庭照顾者的积极性,建立良好的医患关系,增加其对医护人员的信任,消除和缓解他们的疑虑,使其在正视疾病的基础上树立战胜疾病的信心。另外,还必须坦诚告知患儿及家庭照顾者移植后可能发生的并发症、心理变化及长时间应用免疫抑制剂带来的不良反应等,指导患儿如何自我调节心情、缓解焦虑。

应加强对移植家庭进行经济条件的评估,包括患儿是否购有医保、家庭经济支持是否充分、是否有经济上的困难等,根据结果可提供相应的经济政策减免,缓解移植家庭的经济压力及心理担忧。

二、捐献者评估

（一）亲缘关系的选择

按照《人体器官移植条例》等相关法律法规的规定,活体供肝者应当从患儿的直系亲属或三代以内旁系亲属中进行选择。另外,构成法定抚养关系的非亲生直系亲属亦可作为活体供肝者,如有领养手续的养父养母,或在未成年时(接受人未满十八岁时)已形成继父母关系的继父继母。以上人群,在本人自愿的原则下,均可作为活体肝移植供肝脏者。

（二）年龄

从临床经验来看,儿童肝移植的活体供体,在各方面检查结果无异常的情况下,默认选择55周岁以下的成年人。18周岁以下人员不具备完全民事行为能力,不能作为活体捐献者。

而心脏死亡后器官捐献(Donation after Cardiac Death,DCD)供肝者各方面评估后质量优质的可适当放宽年龄条件至65周岁。具体要求详见第二章相关内容。

（三）健康状况

应具备良好的身体及心理健康状态,无肝炎、HIV等传染疾病,无恶性肿瘤,以及无麻醉禁忌的疾病如严重的心脑血管疾病,无精神障碍、智力障碍等,生活能自理,日常能进行正常的人际交流及工作生活。

器官捐献绝对禁忌包括恶性肿瘤、HIV 等传染性疾病。供体实施捐献前各项评估详见第二章。

（四）心理社会评估

确定捐献前，应当对捐献者进行详细的询问谈话，充分告知捐献的风险等，确保捐献者心理状态良好，在综合考虑多方面因素下作出捐献肝脏的适宜决定。

同时，需对捐献者家庭进行经济条件的评估，了解其家庭经济支持情况，可提供相应的经济政策减免，缓解捐献者家庭的经济压力及心理担忧。

目前，捐献最常见的难点是亲属的反对，这对捐献者造成了极大的心理压力，可通过介入沟通帮助其向亲属客观地讲解肝脏捐献相关知识，获得亲属的理解、支持及同意，减轻捐献者来自家庭的心理压力。

（五）辅助检查

（1）临床病史采集及实验室检查。详细询问捐献者既往病史及手术史并进行详细的实验室检查。基本的实验室检查项目应包括：血常规、尿常规、肝肾功能、凝血功能、血型；HBV 血清学标志物及 HCV、HIV、CMV 和 EB 病毒抗体和DNA 检测；梅毒血清学检测以及常见肿瘤标志物（甲胎蛋白、癌胚抗原、糖类抗原 125 和糖类抗原 19-9 等）；育龄妇女检查人绒毛膜促性腺激素。排除携带传染性疾病以及患有严重影响供、受者安全的急慢性疾病或潜在恶性肿瘤的供者。

（2）影像学检查。目前常采用肝脏 CTA 或三维动态增强磁共振血管成像进行捐献者肝脏血管结构评估，必要时可选择肝脏血管造影进一步明确。使用磁共振胰胆管成像评估捐献者胆道结构，必要时在供肝切取术中行胆管造影进一步明确。

（3）手术耐受性评估。心肺功能评估（心电图、肺功能和胸部 X 线检查），必要时增加超声心动图等特殊检查；心理和精神状态评估；甲状腺功能以及免疫功能状态评估。

（4）综合评估。应用三维重建软件测算供、受者肝脏体积，选择合适的供肝类型。一般要求移植物重量与受者体质量比为 1%~4%。

（六）其他

完善评估捐献者麻醉风险；捐献者智力及民事行为能力评估，以确保捐献人心智正常，具备完全民事行为能力。

（郭鸿伶）

第四节 肝脏移植患儿护理

一、儿童肝移植术前护理

（一）常规护理

（1）入院后收集患儿病史，完善入院评估，了解目前疾病状态，予以对症处理。

（2）术前训练，包括呼吸、体位、床上大小便等进行有效训练，减少术后并发症发生。

（二）心理护理

重视以家庭为中心的心理护理，评估患儿及家庭照顾者的认知水平，提供个性化、针对性心理支持，建立良好的医护患关系，增进相互信任，耐心解答其提出的各种问题，减轻心理压力，树立对手术和治疗的信心。

（三）饮食护理

对于营养不良患儿术前应加强营养支持，如胆道闭锁患儿选用深度水解（高 MCT）奶粉，必要时与营养科合作，根据患儿疾病特点配置奶粉或营养餐，每天供给需根据体重、身高、年龄综合考虑，并根据耐受度调整营养配比；贫血患儿还应注意供给含维生素 K、维生素 B_{12}、叶酸和铁、铜等含量高的食物。病情需要时可与其他治疗饮食结合应用。术前禁食普食 8 小时、配方奶 6 小时、母乳 4 小时、清饮料 2 小时。

（四）纠正贫血和凝血功能障碍

术前积极纠正贫血、凝血功能异常及低蛋白血症至关重要。密切监测患儿血红蛋白、血凝五项及肝肾功，观察患儿面色及甲床颜色，有无出血倾向，监测腹围及水肿情况,必要时予以红细胞悬液、白蛋白、纤维蛋白原、血浆、冷沉淀输入。输血对于肝移植患儿是一种重要的支持治疗,有研究认为肝移植患儿术后存活率与术中输血量的多少密切相关,能提高血液的携氧能力,纠正凝血功能异常,因此术前应根据患儿情况充分备血。

(五)用药指导

大多数肝移植患儿都存在不同程度肝功能损坏,予以还原型谷胱甘肽、复方甘草酸苷保肝,熊去氧胆酸利胆,呋塞米、螺内酯利尿,但在利尿时应关注钾离子,必要时予以补钾。高氨血症予以乳果糖,必要时白醋纳肛。术前晚及术晨开塞露纳肛清洁肠道,术晨1%聚维酮碘及氟康唑氯化钠擦浴,范围为颈部至大腿上1/3,两侧至腋后线。术晨静脉输入奥美拉唑护胃。

(六)术前常见并发症

1.腹水及低蛋白血症

非必要不补液,尽量减少静脉液体入量,根据生化指标补充白蛋白,配合呋塞米利尿,同时监测电解质,特别是钾离子情况。无蛋白禁忌情况下予以高蛋白饮食。监测腹围、体重及24小时出入量。水肿严重时注意皮肤护理,避免皮损引发感染。对于难以纠正的大量腹水,在B超下行腹腔穿刺引流术,但需要控制速度,避免腹压骤减导致相对血容量减少引发低血压、晕厥等,甚至诱发肝性脑病。

2.消化道出血

若出现消化道出血应快速评估,立即给予心电监护、中心供氧、开放静脉通道、交叉合血、止血、扩容等治疗,密切监测生命体征及腹部体征变化并记录,必要时启动心肺复苏。观察出血色、量及性质,避免因呕吐引起窒息,必要时留置胃管。观察大便颜色、量及性质,判断是陈旧性出血还是活动性出血,避免进食含铁高的食物影响观察。同时监测血常规。

3.肝性脑病

观察患儿意识状态、精神反应、有无扑翼样震颤、有无失眠或睡眠倒错、嗜睡及倦怠淡漠、轻度定向异常、行为错乱、语言不清等表现。监测血氨和乳酸结果,必要时予以降血氨药物、白醋纳肛等减少氨吸收的方式。必要时可行血浆置换、腹透、血透治疗。

（七）透析护理（腹透、血透、管道）

患儿在内环境紊乱、有害物质堆积的情况下若不能立刻手术或不能达到较好手术状态可选择血浆置换、血透或腹透等方式缓解患儿疾病状态。其中血浆置换在肝胆疾病中较常应用，如急性肝衰竭、重症肝炎、肝性脑病、胆汁淤积性肝病、高胆红素血症、器官移植前去除抗体（ABO 血型不相容移植、免疫高致敏受者移植等）、器官移植后排斥反应、肝豆状核变性等。

二、儿童肝移植术后护理

由于儿童肝移植手术复杂，创伤较大，手术时间长，术后并发症多，肝移植术后护理对肝移植的成功起着举足轻重的作用，术后的病情观察、感染防护、并发症观察与护理等直接影响着患儿的术后康复。

（一）移植病房要求

（1）环境消毒。

入室前房间应进行等离子+臭氧空气消毒 6 小时，床单位臭氧消毒 30 分钟，用 1∶200 的 84 消毒液消毒地面、墙面、桌面、物品、仪器等所有物品表面及所有即将进入病室的物品。

入室后每天定时等离子+臭氧空气消毒 2 次，每次 2 小时，有两名患者时持续 24 小时消毒。卫生间每日用紫外线照射消毒至少 3 次，每次 30 分钟。保持室内清洁，每日用 1∶200 的 84 消毒液消毒 2 次，范围同前。

移植病房属于Ⅱ类环境，应在进行消毒或规定的通风换气后、从事医疗活动前完成采样。根据我国卫生学标准：空气消毒后要求病区内菌落总数 $\leqslant 4$ cfu/cm^2；物体表面菌落总数 $\leqslant 5$ cfu/cm^2。卫生手消毒后检测菌落总数 $\leqslant 10$ cfu/cm^2，不得检出致病微生物。如有问题立即整改，直至达标后才能使用。每周进行空气和物体表面培养。

（2）每天定时通风换气至少 2 小时，保持室内空气新鲜。室内温度控制在 24~26 ℃，相对湿度控制在 50%~60%。

（3）医务人员入室前必须卫生手消毒，更换拖鞋（不露趾，使用 1∶80 的 84 消毒液浸泡 30 分钟后清洗晾干后使用），穿无菌隔离衣裤，戴帽子及口罩。呼吸道感染者禁止进入。接触患儿前后清洗、消毒双手。

（4）患儿衣裤、被服术后一周内每日更换，一周后更换 2~3 次/周，工作人员的隔离衣、帽子、口罩如不是一次性应每班更换。更换后的衣裤、被服应清洗后送入供应室低温等离子消毒后再使用。

（5）特殊感染患儿出院后使用紫外线消毒至少 2 小时。

（二）体位与活动

术后麻醉未清醒前，予以去枕平卧位，确保呼吸道通畅，注意保暖。麻醉清醒、生命体征平稳后取半卧位，抬高床头 30°~45°，利于引流和呼吸，同时减轻伤口疼痛。每 2 小时翻身一次，翻身时应注意观察全身皮肤情况及妥善固定各种管道。术后第 2 天可主动床上活动，逐渐加大活动量及延长活动时间，记录完成的时间及耐受能力，5~7 天可在床旁活动，1 周后下床活动，2 周后恢复正常活动，小婴儿或活动障碍患儿应加强被动运动。

（三）心理护理

重视患儿及家属的心理需求，具体措施参见本章相关内容。

（四）病情观察与护理

肝移植术后病情观察与监护，一般分为两个阶段：重症监护治疗和普通病房常规治疗。重症监护治疗详见第九章。当受体脱机转回普通病房后，应住单间实施保护性隔离。在病情观察时应注意以下几个方面。

1.生命体征监测

严密观察患儿的意识、精神状态、瞳孔及对光反应，观察皮肤及巩膜颜色。持续监测并维持生命体征平稳，保持呼吸道通畅，及时纠正缺氧，并实时准确做好护理记录。准确记录 24 小时出入量，为移植肝提供良好的血供。观察肢体活动情况，定时协助翻身，预防压力性损伤发生。对于年长儿应重视主诉。

2.呼吸道管理

多数患儿在术后 24~48 小时内拔除气管插管，撤除呼吸机即鼓励患儿深呼吸，做有效咳嗽。痰液黏稠时结合雾化药物的理化性质超声雾化稀释痰液，配合叩背、吸痰进行气道管理，注意叩背时在背部垫一块毛巾，操作者有节奏地用屈曲的手掌或叩背器具叩击背部，由外向内，由下而上，避开手术区域叩每个肺段 3~5 分钟促进痰液排出。年长儿术前后鼓励通过吹气球、缩唇呼吸等方式锻炼肺活量，促进肺康复。

3.感染监控

由于术后免疫抑制剂的使用,加之疾病本身、患儿抵抗力下降,易发生细菌、病毒、真菌感染。为避免感染发生,预防是关键。

(1)术后第一周严格执行保护性隔离。

(2)术后7天内限制探视,每次探视只限1人,探视时间建议15~20分钟,探视人员入室前也应规范着装,做好手卫生。探视完毕后应对病房进行空气消毒。

(3)任何操作和接触患儿前后均需洗手、戴手套,严格无菌操作。

(4)加强基础护理,做到六洁(口腔、皮肤、会阴、头发、手、足),口腔护理每日三次,碱性漱口水漱口,注意观察口腔有无溃疡及真菌感染,每日用温水擦拭全身,保持皮肤清洁干净,及时更换衣裤和被服,防止皮肤感染。

4.管道护理

(1)做好各种管道标识,保持引流通畅,防止折叠扭曲,选取合适的固定材料进行有效固定,防止非计划拔管。

(2)观察引流量、颜色、性质,若腹腔引流管引流出一定的血性或胆汁性液体时应警惕是否有活动性出血或胆瘘的发生,观察腹部体征及手术伤口有无渗血渗液的情况。

(3)每日定时更换各种引流袋,严格无菌操作,引流管路低于伤口平面,防止逆行感染。

(4)根据病情尽早拔出各种管道,避免导管相关性感染,根据病情需要拔除导管后做尖端培养。

(五)饮食指导

术后胃肠功能未恢复之前,应予以禁食、补液治疗,必要时使用胃肠外营养以维持水、电解质平衡和营养供给,尽早给予经口进食以利于胆汁分泌以及移植肝功能的恢复。胃肠功能恢复后,饮食顺序从流质、半流质到低脂易消化的普食逐渐过渡,以高蛋白、高热量、低脂、易消化的食物为主,术后2周可恢复正常饮食,禁止食用人参、冬虫夏草、菇类、红枣、蜂王浆等提高免疫力的食物及保健品。进食过程中应注意饮食卫生,避免食物及餐具受细菌、病毒、真菌及寄生虫的污染而造成食源性疾病。进食配方奶的患儿建议深度水解奶替代配方奶以减轻肝脏的负担,奶量从1/3逐渐增加,切忌暴饮暴食。

（六）免疫抑制剂的使用

免疫抑制剂的应用是肝移植术后排斥反应预防和治疗最重要的手段。在医生的指导下服用，并实时监测血药浓度及肝肾功调整用药。常用的免疫抑制剂包括钙调磷酸酶抑制剂（如他克莫司或者环孢素）、抗代谢类（如吗替麦考酚酯），早期加用激素。护士应对药物的作用、副作用及注意事项向家庭照顾者做好详细的宣教工作。

1.服药注意事项

按时服药、剂量准确。服用前应禁食禁饮，他克莫司禁食时间为餐前1小时，餐后2小时，环孢素禁食时间为餐前餐后1小时。服用环孢素时可用牛奶或者果汁送服，以保护口腔黏膜防止溃疡发生。若使用胃管送服，服药后需夹闭胃管40分钟。服用免疫抑制期间患儿若出现呕吐、腹泻等情况，应根据呕吐、腹泻的量、次数和时间来追加剂量。

（1）呕吐。①口服0~10分钟内呕吐时，追加等量药物。②口服10~30分钟内呕吐时，追加半量药物。③口服30~60分组内呕吐时，追加1/4量药物。④口服60分钟后呕吐时，无须增加剂量。

（2）腹泻。①糊状软便时，无须增加剂量。②水样便每日3次以上时，追加1/4量药物。③水样便每日5~6次及以上时，追加1/2量药物。④密切关注血药浓度，调整用药剂量。应避免服用葡萄汁、西柚汁以免升高药物浓度。

2.药物不良反应

他克莫司常见的不良反应主要为高血压、糖尿病、肾功能损害，其他不良反应包括震颤、感染及消化道反应。服药期间应定期监测肝肾功、血压、血糖，及时对症处理。

环孢素的不良反应主要为肾毒性和高血压，此外还有肝毒性、神经毒性、高胆固醇血症、高尿酸血症、高钾血症、震颤、牙龈增生、糖尿病和多毛症等。

激素的不良反应主要为血糖、血压升高、向心性肥胖、抑制免疫等。服药期间不可立即停药，应逐渐减量以免引起疾病反弹。

3.血药浓度监测

采血时间为晨起服用免疫抑制剂前1小时内。血药浓度测定一般以谷值为参考值，必要时监测峰浓度，他克莫司谷浓度术后3个月内为8~12 ng/mL，3~6个月内为7~10 ng/mL，6~12个月内6~8 ng/mL，12个月后维持在5 ng/mL

左右;环孢素谷浓度术后 1 个月内维持在 200 ng/mL 左右,1～6 个月内为 150 ng/mL左右,6～12 个月内 100～150 ng/mL。

(马金香　刘梅华)

第五节　肝脏移植术后常见并发症的观察与护理

一、出血

出血一般发生在术后 24～48 小时内,应加强观察、记录、交接班,当引流管在短时间内引流血性液体量超过 100 mL/h,同时伴有以下一项或多项,如心率加快、脸色苍白、血红蛋白进行性下降、腹围增加、腹痛加剧时应考虑有腹腔内出血的可能。此时应积极补液,输血抗休克治疗,进行 B 超或 CT 检查明确原因对症处理,若经处理后效果不佳,立即行剖腹探查术。

二、血管并发症

(一)动脉并发症

动脉并发症是肝移植术后最常见的血管并发症,包括肝动脉血栓形成、肝动脉狭窄和动脉瘤等,其中肝动脉血栓形成是最严重的并发症,其主要表现有急性肝坏死、上消化道出血、不明原因的发热和肝功能异常等。因此,术后加强抗凝治疗、预防血管内血栓形成是关键。术后应密切监测凝血情况,当国际标准化比值<1.5 时可开始肝素抗凝治疗:起始计量 10 U/(kg·h)[最大计量 20 U/(kg·h)],目标值活化部分凝血活酶时间为 50～80 秒,高危患儿为 60～80 秒,肝素抗凝 1～2 周后逐渐转换为口服抗凝药物,如华法林。在输入或口服抗凝药物时应注意剂量准确,控制速度。护理中避免频繁穿刺,每次穿刺后均给予确切止血,注射部位按压 2～3 分钟,防止皮下淤青及出血。一旦确切发生动脉血栓应立即手术或介入治疗。

(二)静脉并发症

移植术后静脉并发症较动脉少见,通常发生在肝静脉、门静脉系统(主要包括门静脉狭窄和门静脉血栓)和下腔静脉。门静脉血栓形成表现为肝功能急剧恶化、门静脉高压;肝脏流出道梗阻临床表现缺乏特异性,轻者没有任何临床症状,重者出现肝功能异常或因门静脉高压而出现顽固性腹腔积液、上消化道出血等。如果肝移植术后门静脉已建立广泛侧支循环或门静脉狭窄轻微,无伴随临床症状、肝功能无明显异常者可密切随访,不予特殊处理,如出现门静脉并发症可考虑介入治疗。

介入护理常规详见本章第八节。

三、排斥反应

可分为超急性排斥反应,急性排斥反应及慢性排斥反应。

（一）超急性排斥反应

超急性排斥反应较罕见,主要发生在血管重建后的数分钟到数小时内,被称为"手术台上的排斥反应",一旦发生超急性排斥反应就意味着移植失败。

（二）急性排斥反应

急性排斥反应一般发生在肝移植术后 1~4 周,表现为食欲减退、乏力、低热（<38.5 ℃）、皮肤巩膜黄染、皮肤瘙痒、大便陶土色,年长儿主诉肝区肿胀疼痛。检验指标提示胆红素、转氨酶升高、肝功能减退。护理过程中需注意以上表现,一旦确定急性排斥反应,需调整原有的免疫抑制方案,进行激素冲击治疗。但需警惕大剂量的激素冲击治疗可导致高血压、高血糖、水钠潴留,还可造成应激性溃疡和消化道穿孔,应密切留意有无黑粪、呕血等症状;大量使用免疫抑制剂极易导致各种感染的发生,尤其是真菌感染,应做好全身皮肤护理和口腔护理,加强保护性隔离。冲击疗法有效则表现为发热消退,转氨酶下降,胆红素下降,黄疸减轻,年长儿自我感觉转好。

（三）慢性排斥反应

慢性排斥反应多继发于急性排斥反应的反复发作后,发生于移植术后数周、数月甚至数年。一般临床表现不明显,但呈进行性加重。在病变后期,移植肝内胆管消失又称为"胆管消失综合征"。此时,一般需再次肝移植。近年来,随着各种免疫抑制药的使用,部分慢性排斥反应病例得以逆转。

四、感染

感染是移植术后最常见的并发症,包括细菌性、病毒性、真菌性、寄生虫感染,多见于肺部、消化道、腹腔、切口感染等。导致感染的原因主要是手术创伤、术后留置各种管道、使用免疫抑制剂、长期和广谱抗生素的使用等。患儿表现为精神差,腹胀,伤口愈合差,食欲不振,生命体征改变,血常规异常等。为避免发生感染,应做好预防措施,加强保护性隔离,具体内容详见本章第四节。另外,加强辅助性预防措施,拍背协助排痰,指导患儿深呼吸、有效咳嗽,促进肺扩张和痰液排出;把握好抗生素使用及导管留置的指征;同时观察口腔、会阴、皮肤以及伤口的情况,伤口敷料如有浸湿应及时更换;遵医嘱对血、尿、胆汁、痰和腹腔引流液做好细菌、真菌培养、药物敏感试验等,并根据药敏结果调整药物。

(刘梅华)

第六节　儿童肝脏移植捐献者护理

一、儿童肝脏移植捐献者的术前护理

当确定为肝移植捐献者后,应配合医疗机构做好进一步检查,具体内容参见本章第三节。同时,在准备阶段应做好以下护理。

(1)控制饮食。减少高脂食物的摄入,戒烟戒酒,加强运动,预防感染,可进行床上大小便及呼吸功能训练,将身体调整到最佳状态,为肝移植顺利开展以及术后恢复做好准备。

(2)心理护理。在移植围术期,无论是患儿、捐献者还是家属都要承受不同程度的心理压力。捐献者既担心患儿手术及预后,又担忧自身由于手术带来的伤痛及术后康复情况,渴望又害怕的心理十分明显。术前医务人员应耐心倾听捐献者的心理诉求,及时讲解手术相关流程、术后恢复方法及可能会遇到的问题及处理方法,也可通过顺利康复的捐献者分享经验,降低术前紧张焦虑情绪,提高手术信心。

(3)术前一天准备工作同普通术前准备。

二、儿童肝脏移植捐献者的术后护理

（一）一般护理

捐献者的安全及身体健康是医务人员关注的重点内容,捐献者原本处于健康状态,但由于供肝切除术不仅创伤大,而且对全身代谢的影响明显,因此术后应密切观察病情变化,进行精细化护理,及时有效发现隐匿病情,处理可能出现的异常状况以保证捐献者顺利恢复健康。应重点做好以下几个方面。

1.生命体征观察

全身麻醉和部分肝脏切除对人体的创伤和生理干扰较大,严密观察生命体征及病情变化,行心电监护,随时注意心率、呼吸、血压及血氧饱和度的情况。由于部分肝切除术后早期存在血流动力学的较大变化,一旦发现心率快、血压低和血氧饱和度低等异常情况时应及时遵医嘱对症处理。

2.循环系统管理

术后早期如出现出汗、兴奋、心率加快、脉压缩小或尿量减少等症状者,应考虑有术后循环障碍的可能。术后循环障碍的早期诊断依据是:①血压升高而脉压缩小。②心率明显增快。③口渴。④皮肤潮湿、黏膜发白、肢端冰凉。⑤皮肤静脉萎陷。⑥尿量减少($25\sim30$ mL/h)。因此,加强捐献者术后各项监测,以便及早发现问题,及时去除病因,改善循环障碍。

3.消化道管理

消化道管理措施包括:①监测胃肠减压、腹部情况、肠鸣音、排气排便。②预防消化道出血,必要时使用质子泵抑制剂抑酸护胃。③纠正低钾,使用促进肠蠕动药物,若病情允许尽早下床活动可促进胃肠功能恢复。④胃肠道功能恢复,尽早给予肠内营养。

4.精神状态

密切观察术后意识变化,是否存在全麻未完全清醒或清醒后再次进入深睡状态,呼吸节律发生改变甚至出现呼吸暂停的情况,尤其应注意深睡状态对呼吸的影响,有异常情况出现时及时向医生汇报并对症处理。

5.呼吸道管理

术后24~48小时鼻导管吸氧（1~2 L/min），血氧饱和度维持在95%以上，若有缺氧情况，可调节氧流量，必要时给予面罩吸氧或者无创通气。注意保持呼吸道通畅，及时发现导致呼吸不畅的原因，如舌根后坠、痰液阻塞等，对症处理。病情允许下鼓励翻身、做深呼吸和扣背，利于痰液排出，必要时行雾化吸入治疗。

6.引流管护理

部分肝切除术后常规进行胃肠减压、腹腔引流、插导尿管等，各管道应妥善固定，保持引流通畅，观察引流的量、颜色及性质并准确记录。警惕上消化道出血发生，必要时使用抑酸护胃药物。若发现腹腔引流管引流出大量血性液体需警惕腹腔出血，若引流出胆汁样液体需警惕胆漏的发生。每日更换引流袋和负压吸引器，严格无菌操作。

7.肝肾功能监测

术后定期复查肝肾功能，注意各项指标的变化，尤其是转氨酶、胆红素、血红蛋白及白蛋白的变化，进行必要的护肝治疗。注意尿量变化，每日尿量应在1 000 mL以上，尿量减少时应查明原因，必要时应用利尿剂。

8.疼痛护理

手术创伤较大，术后伤口疼痛症状表现明显，护理人员应予充分理解，配合医生及时镇静止痛治疗。指导捐献者维持合适体位，以减轻痛苦。尽早拔除胃管、尿管。拔除尿管后应及时协助排尿，尽可能避免再次导尿，鼓励尽早离床活动，以促进肠蠕动的恢复。但活动期间应加强安全防护，防止跌倒等不良事件发生。

9.皮肤、黏膜和手术伤口护理

注意常翻身，穿质地柔软的衣裤，及时更换床单等，使捐献者感到舒适。禁食期间做好口腔护理，保持口腔黏膜的完整性。伤口辅料保持干燥，观察有无渗血、渗液，如有则及时换药。勿剧烈活动，防止伤口裂开。

10.饮食及活动指导

术后2天内应减少活动，以防肝切除创面出血或发生胆瘘，协助采取舒适体位，动作应轻柔；术后第3天可床旁活动，逐步加大活动强度，以捐献者能够承受为宜。肠道功能恢复后给予温凉流质饮食，逐渐过渡到普食，应少食多餐，以清淡、低盐、易消化的食物为主,逐渐过渡到高蛋白、高热量和高维生素的正常饮食;禁食粗糙、过热及辛辣刺激的食物,禁烟酒。此外,应关注并解决由于便秘导致的腹胀。

11.心理护理

受手术伤口疼痛、对患儿的牵挂等因素影响,捐献者会产生不同程度的心理问题,如焦虑不安、心情郁闷、烦躁等。因此术后多与捐献者沟通、交流,耐心讲解疾病康复知识及护理要点,及时解决其问题,选择成功案例经验分享,增强信心,减少焦虑,积极配合治疗。

（二）液体管理

由于捐献者术日需禁食和麻醉导致胃肠功能未完全恢复而进食量较少,需根据其生理状况、各项实验室检查结果、术中情况及术后各管道引流情况等补充液体(一般按累积损失量、继续损失量和生理需要量计算),以维持充足的液体量。

（1）补液容量按照人体正常每日生理需求量 40 mL/（kg·d）进行补充,如果出现发热,每升高 1 ℃每公斤体重加 5 mL。

（2）注意患者营养状况,即糖、脂肪和氨基酸的能量供应,正常情况下人体每日需求的能量为 25 cal/（kg·d）,糖:脂为6:4。

（3）保证水电解质平衡,补充每天生理需求的氯化钠 4.5 g,氯化钾 3 g,必要时加入维生素以及微量元素。

（三）常规检查

一般捐献者术后转氨酶和胆红素等肝功能指标可有轻度波动,多在 1 周内恢复正常,若 1 周后仍然异常,应协助医生仔细观察病情,积极查找原因,及时处理。术后尽可能详细地了解其恢复情况以及存在问题,提高捐献者的生活质量,并告知出院后第 1 个月、3 个月、6 个月复查血常规、肝功能、腹部彩超或 CT。

（四）特殊检查

术后需定期复查肝再生情况,即残肝再生检查。绝大多数捐献者的肝再生发生在术后 1 周至 2 个月,残肝再生在术后 7~10 天已经开始,右叶供肝 10~14 个月时其体积可恢复至术前水平,左叶供肝 6~11 个月时可恢复至术前水平。

（五）术后并发症的观察与护理

1.出血

出血是术后最常见的并发症之一。术后若发现心率、呼吸增快,血压下降,四肢湿冷,末梢循环差,反应迟钝,主诉头晕,眼花,乏力,口渴,发冷,引流袋内引流液呈鲜红色血性,手感温热,引流速度明显增快,引流量>200 mL/h,尿量<25 mL/h,则应怀疑发生出血,应及时通知医生紧急处理。

2.胆瘘

胆瘘是术后常见并发症之一。术后严密观察引流液的色、质、量,若出现引流液呈胆汁样变化,主诉腹部疼痛,腹部有压痛、反跳痛等腹膜刺激症状,引流液胆红素指标升高,以直接胆红素升高为主,应高度怀疑胆瘘可能,必要时剖腹探查。术后应保持引流管的通畅,使用抗生素预防感染。

3.切口感染

切口感染是术后常见并发症之一。术前30分钟预防性使用抗生素,术后严格无菌操作,保持引流管有效引流,及时关注捐献者体温及生化指标变化,必要时进行引流液、血液等培养,选择敏感抗生素治疗。

4.肝功能衰竭

肝功能衰竭是术后严重并发症之一。若切除肝脏体积较大,残余肝不能代偿机体需要,有可能发生急性肝功能衰竭,表现为胆红素和转氨酶迅速升高、大量腹水,捐献者精神状况差,可在短期内死亡。术后严密观察各生化指标、积极保肝、营养支持、严密观察病情及精神状态等。

5.血管狭窄(门静脉主干狭窄、肝静脉狭窄、肝动脉狭窄)

观察有无肝区疼痛、肝脾变大、腹水及门静脉高压等症状。

6.血管内血栓形成

观察捐献者有无局部肢体肿胀、疼痛、局部皮温升高等情况。

7.胆道狭窄

观察捐献者有无腹痛、寒战、高热、间歇性黄疸等症状。

捐献者出现血管狭窄、血管内血栓形成和胆道狭窄三种并发症时,如有必要可行介入治疗,内容详见本章第八节。

（陈春利）

第七节　肝脏移植患儿的健康教育

一、术前健康教育

定制完整的宣教计划,帮助患儿及家庭照顾者了解肝移植的相关知识及用药注意事项,说明术前准备及检验的必要性,指导患儿练习卧床排尿、排便、有效咳嗽排痰等,宣教术后配合相关内容并告知可能发生的并发症,使患儿与家庭照顾者在遇到病情变化时能更好地配合治疗,克服对手术治疗的恐惧心理,对保证手术顺利进行,术后恢复能起到重要作用。同时,在等待伦理审批阶段应维持患儿内环境的稳定,为手术创造良好的条件,具体内容参见本章第四节。

二、术后健康教育

肝移植术后管道较多、用药复杂,应针对照顾者及患儿的个体情况制定适合的宣教方式,提高认识及依从性,确保其正确掌握并实施在患儿身上,具体内容参见本章第四节。

三、出院健康教育

（一）活动指导

在术后 3 个月内,由于使用的免疫抑制剂剂量较大,机体监测和清除癌细胞的能力明显下降,因此应避免因皮肤直接暴露于阳光下增加皮肤癌的发生率。外出戴帽子、口罩或使用遮阳伞、穿长衣长裤,必要时涂上含有防晒因子(Sun Profection Factor,SPF)的防晒霜。

（二）饮食指导

肝移植术后由于免疫抑制剂的长期使用,不同程度地影响着机体的糖、蛋白质、脂类(如胆固醇)、尿酸等的代谢。合理的饮食不仅可以预防和减少免疫抑制剂带来的不良反应,而且还可以促进身体健康,延长移植肝的存活时间。

1.饮食原则

一般情况下,术后待胃肠道功能恢复即可逐渐正常饮食,开始以易消化的食物为宜,逐渐过渡到普通饮食。饮食以低糖、低脂肪、高维生素和适量的优质蛋白为原则,但因免疫抑制剂能加速蛋白质的分解、抑制合成,使得蛋白质消耗增加,应适量增加优质蛋白质的供给。优质蛋白质主要以动物性蛋白为主,如鱼、禽、蛋、瘦肉等食物,而植物性蛋白如大豆、花生等食物,代谢后会产生大量氨,加重肝脏的负担,宜少食用。肝移植术后即使肝功能正常,蛋白质的摄入仍需注意不宜过高、过量摄入,避免增加肝脏负担。

2.特殊情况

使用免疫抑制剂期间糖尿病、高脂血症等发生风险增加,需注意控制糖、胆固醇等物质的摄取,饮食应少糖、清淡,不食用油煎、油炸等油腻食品,减少食用动物内脏、蛋黄、蟹黄、鱼籽、乌贼鱼等,同时多食新鲜蔬菜水果。要以植物油为主,动物性油脂尽量少用,蛋黄每日不超过一个。忌用提高免疫功能的食物及保健品,如白木耳、黑木耳、蜂蜜、蜂王浆及人参等,以免降低免疫制剂的作用。宜食具有逐水利尿功能的食品,如冬瓜、薏苡仁、鲫鱼等。

术后早期患儿可能经常会感到腹胀,建议最好少食多餐。食物需煮熟,绝对禁止食用生食。尽量避免火锅及类似饮食(如烧烤、腌腊制品),以减少对肝脏的负担和损害,保护肝脏。1岁以内患儿宜进食配方奶,出院后1月内不建议添加辅食。

（三）生活指导

（1）饭后立即刷牙,建议使用柔软的牙刷避免损伤牙龈。若装有义齿,应该在每次饭后彻底地清洗。

（2）维持良好个体卫生,有助于降低感染的危险。经常洗澡,最好选择淋浴。饭前、便后要洗手,用指甲刷彻底清洁指甲,使用洗手液而不是肥皂,经期女童应该有规律地更换卫生棉,不建议使用任何女性卫生洗剂。

（3）注意保持良好的精神状态,树立战胜疾病、恢复健康的信心,正确对待疾病反应等并发症,积极配合医师的治疗。肝移植术后由于激素和免疫抑制药的使用,患儿外形可能会改变,比如出现痤疮、多毛症、体重增加等,勿擅自停药或换药,正确面对,在医师的建议下更换或停止药物。出院以后,患儿要面对家人、朋友和社会,做好角色的转变,学会更好地安排自己的生活和学习,逐步达到回归社会,与正常人一样生活。

(4)保持家庭清洁。规律的清洁厨房和浴室,尤其是冰箱,清洁时不需要使用特殊的消毒剂,一般去污剂和液体清洁剂即可,建议每2周更换一次床上用品。

(四)用药指导

免疫抑制剂是术后的重要药物,使用时需注意以下几个方面。

(1)规定时间点服用,最佳间隔时间为12小时,绝对不能少于8小时,若出现服药推迟的情况,请注意下次服药的间隔时间不能少于8小时,否则可能导致严重的毒副作用。时间点的变动范围不应超过30分钟。

(2)免疫抑制剂应在饭前1小时或饭后2~3小时服用。

(3)切忌漏服,如果不慎漏服,请立即与移植中心联系,必要时检测血药浓度,注意不得擅自增减剂量。

(4)呕吐和腹泻常影响免疫抑制剂的吸收,当出现呕吐或腹泻时,请正确记录时间、次数、数量及性状,及时通知移植中心,按时监测血药浓度,严格按照移植中心的要求调整免疫抑制剂用量。根据呕吐及腹泻的量及次数给予追加药物,追加方式详见本章第四节。

(五)影响免疫抑制剂浓度的因素

(1)消化道疾病:①尤其是腹泻及呕吐影响药物的吸收,而服用免疫抑制剂者约有4%可能发生腹泻及呕吐,严重者需改为静脉给药。便秘可使免疫抑制剂浓度增加;②肝脏疾病时免疫抑制剂的吸收率由无肝病时的30%左右降至12%,胆红素>171 μmol/L者,吸收率降至5%以下;③尿毒症及胆汁分泌障碍时吸收率也会下降。

(2)食物因素:①食物将影响免疫抑制剂的生物利用度,建议在饭前1小时或饭后2~3小时服用;②服用环孢素口服液后,需加服5~10 mL牛奶,减少环孢素对口腔黏膜的刺激。

(六)定期随访

出院后3个月内每1~2周随访1次,3~6个月后每月随访1次,6~12个月每1~2个月随访一次,1年后1~3个月随访一次。随访进行肝移植B超、肝肾功能及血药浓度检查,必要时监测血常规、血凝、血糖、血脂、尿常规、尿糖等。

(陈春利)

第八节　特殊治疗的护理

一、儿童肝脏穿刺术的护理

（一）穿刺前护理

（1）根据医嘱测定患儿肝功能、凝血功能及血小板情况，正常者方可穿刺。备血以备必要时输血。

（2）向患儿及家属解释穿刺的目的、意义和方法，消除顾虑和紧张情绪，年长患儿训练其屏息呼吸方法（深呼吸、呼气、憋住气片刻），以利术中配合。术前禁食 8~12 小时。

（3）协助患儿取仰卧位，身体右侧靠近床沿，保持固定体位。

（二）穿刺后护理

（1）术后卧床 24 小时。

（2）严密监测生命体征，若有脉搏细速、血压下降、烦躁不安、面色苍白、出冷汗等提示可能有内出血征象，应立即通知医生紧急处理。

（3）注意观察穿刺部位，有无伤口渗血、红肿、疼痛。若穿刺部位疼痛明显，应仔细检查原因，若为一般组织创伤性疼痛，可给予止痛药止痛，若为气胸、胸膜休克或胆汁性腹膜炎，应及时处理。

二、儿童介入治疗护理常规

介入治疗是在医学影像设备引导下，将特制导管、导丝等精密器械，引入人体，对体内病态进行诊断和局部治疗的方法。

1.适应证

介入治疗的适应证包括：①肝胆胰脾系统疾病的诊断与治疗。②实体肿瘤患者的栓塞、辅助诊断及转移灶评估等。③全身各部位动静脉系统血管畸形、血栓、出血的诊断与治疗。④消化系统出血与缺血性疾病及良、恶性消化管道疾病诊断与治疗。

2.禁忌证

介入治疗的禁忌证包括:①对碘过敏者。②有严重出血倾向或出血性疾病者。③有严重心、肝或肾功能不全者。

3.护理常规

(1)术前护理。①了解病史、足背动脉搏动情况并记录,完成相关实验室检查。②治疗前2天,床上功能训练,治疗前1天做好过敏试验及合血、心理护理,术前严格禁食禁饮。

(2)术中护理。①严密监测生命体征。②做好术中配合。③加强放射防护。

(3)术后护理。①按全麻术后护理常规,预防感染,做好疼痛管理。②动脉介入者,术肢或术侧制动6~8小时,观察肢端血供及动脉搏动情况,观察穿刺点有无渗血、动脉瘤等。③抗凝治疗者,观察有无出血。④观察管道引流液的颜色、性质、量,防止非计划性拔管。⑤术后麻醉清醒后可进食清淡、易消化食物,少量多餐。⑥如需使用化疗药物,严格执行化疗护理常规。

(陈春利)

第九节 案例分析：儿童肝脏移植护理

【诊断】

(1)胆道闭锁;(2)胆汁性肝硬化。

先天性胆道闭锁是儿童肝移植常见适应证,如不治疗,患儿1岁左右将走向生命终结,通过肝移植治疗可有效延长患儿生命,提高生存质量。

【患儿资料】

患儿,秦某,女,5月26天,因"确诊胆道闭锁2个月拟行肝移植手术"入院。2个月前在静吸复合麻醉+气管插管下行胆道探查+肝组织活检术,病理显示Ⅱ~Ⅲ期胆汁性肝硬化,确诊胆道闭锁。术后予阿拓莫兰保肝、氨基酸营养等对症支持治疗,与此同时完善相关检查及伦理准备,确定患儿父亲捐献肝脏行肝移植治疗。

【护理评估】

1.健康史

患儿于 2 个月前在静吸复合麻醉+气管插管下行胆道探查+肝组织活检术，术中见肝色黄褐，硬化明显，可见多个小结节，胆囊细小。病理显示 Ⅱ ~ Ⅲ 期胆汁性肝硬化，确诊胆道闭锁。术后予患儿保肝、利胆、营养、稳定内环境等对症治疗。进食可，大便呈白陶土色，小便浓茶色。

2.身体评估

患儿意识清楚，体温 36.6 ℃，呼吸每分钟 30 次，脉搏每分钟 123 次，血压 102/51 mmHg，血氧饱和度 99%，体质量 5.8 kg，身长 65 cm，皮肤、巩膜黄染，腹壁稍膨隆，无压痛、反跳痛、肌紧张，可见腹壁静脉曲张，营养欠佳，肝肋下 5.0 cm、剑突下 3.0 cm 可触及，质硬，边缘钝，脾脏肋下 4.5 cm 可触及，质软，边缘钝。

3.心理评估

患儿年龄较小，因前期治疗导致恐惧心理，害怕有创操作。患儿家庭照顾者担心手术预后和费用，缺乏相关治疗、护理知识，有一定程度焦虑。

4.实验室检查

（1）B 超示：空腹胆囊细小，形态僵硬，呈串珠状，餐后胆囊未见明显改变，第一肝门处可见纤维块，脾脏稍肿大。

（2）异常生化指标：总胆红素 132.3 μmol/L↑、直接胆红素 123.2 μmol/L↑、白蛋白 27 g/L↓、谷丙转氨酶 198 U/L↑、谷草转氨酶 284 U/L↑、谷氨酰转肽酶 750 U/L↑、白细胞计数 22.91×10⁹/L↑、血红蛋白 82 g/L↓、全量程 C 反应蛋白 51.4 mg/L↑、凝血酶原时间 15.8 秒↑、血氨 41.3 μmol/L↑、流感病毒 A（+）。

5.风险评估

跌倒坠床（Humpty Dumpty 儿童跌倒风险评估表）高风险；营养评估（STAMP 评分表）2 分，中风险；窒息评估（儿童窒息风险评估表）2 分，中风险。

【术前护理诊断】

（1）营养失调，低于机体需要量，与肝功能受损导致消化吸收功能障碍有关。

（2）生长发育迟缓，与肝功能受损导致消化吸收功能障碍有关。

（3）有感染的危险，与肝功能受损导致机体抵抗力下降有关。

(4)有出血的危险,与肝功能受损导致凝血功能障碍和肝硬化门静脉高压有关。

(5)知识缺乏,缺乏疾病相关知识。

(6)焦虑,与担心患儿手术及预后有关。

【术前护理目标】

(1)不发生感染或发生感染后及时治疗。

(2)不发生出血或发生出血后及时处理,不出现危险。

(3)家属知晓相关治疗护理知识。

(4)家属焦虑有所缓解。

(5)患儿营养状况得到改善。

【术前护理措施】

(1)改善营养状况。积极纠正贫血、低蛋白血症、电解质及酸碱平衡紊乱。必要时按医嘱静脉输注白蛋白、全血、血浆、脂肪乳或氨基酸以改善患儿营养状况及贫血,必要时营养科介入支持。

(2)加强病情观察与监护,防止各种危象发生,如出血、肝性脑病等,针对各项阳性检查结果及时处理。

(3)做好皮肤准备。部分患儿可能由于胆汁酸淤积导致皮肤瘙痒,防止患儿抓挠皮肤导致破溃发生。术晨使用1%聚维酮碘和氟康唑溶液擦拭皮肤,范围为颈部至大腿上1/3,两侧至腋后线,重点部位是皮肤皱褶处,可用松节油和75%酒精清洗。

(4)做好肠道准备。使用开塞露纳肛,术前晚、术晨各1次,术前禁食配方奶6小时,母乳4小时,清饮料2小时。为防止低血糖发生,必要时静脉输注5%或10%葡萄糖水。

(5)心理护理。向家庭照顾者介绍手术方法、术后护理要点及可能出现的情况和应对方法,多倾听其需求和疑问并做好解答,还可通过介绍成功案例,树立其信心,缓解焦虑情绪。

【治疗经过】

入院后积极完善相关检查,在全麻下行亲体左外叶背驮式肝移植术,全肝切除术,开放性肝活组织检查,腹腔引流术。术中见肝色黄褐,硬化明显,肋下4 cm可及,遍布大小不等结节,出血量约850 mL,术中静脉输入同型红细胞悬液

2 U,同型新鲜冰冻血浆 10 mL,自体血回输约 770 mL。患儿持续机械通气辅助呼吸 3 天,术后使用维生素 K_1 止血,盐酸头孢吡肟、甲硝唑抗感染,肝素抗凝,还原型谷胱甘肽保肝,他克莫司、吗替麦考酚酯、巴利昔单抗、甲基泼尼松免疫抑制,氨基酸、脂肪乳、维生素、人血白蛋白营养支持,呋塞米利尿,硫酸特布他林、异丙托溴铵、布地奈德、盐酸氨溴索呼吸道护理,甘油、开塞露通便,奥美拉唑护胃,双歧杆菌四联活菌恢复胃肠道功能,熊去氧胆酸利胆,10%氯化钾口服等维持内环境稳定等对症支持治疗。

【术后护理诊断】

(1)疼痛,与手术切口有关。

(2)低效性呼吸形态,与手术时间长、麻醉有关。

(3)有感染的风险,与术后服用免疫抑制剂及疾病导致机体抵抗力下降有关。

(4)有出血的危险,与术后使用抗凝药物和手术有关。

(5)有引流失效的危险。

(6)有血栓的风险,与手术损伤血管有关。

(7)有体液不足的风险,与胃肠减压和禁食有关。

(8)有皮肤完整性受损的风险,与机械因素或设备使用有关。

(9)潜在并发症,如胆漏、切口裂开。

(10)活动无耐力,与长期卧床、活动减少有关。

(11)营养失调,低于机体需要量,与术后肝脏消化吸收功能未完全恢复及术后禁食有关。

(12)知识缺乏,缺乏疾病相关知识。

(13)焦虑,与担心患儿手术及预后有关。

【术后护理目标】

(1)患儿无明显哭吵、烦躁,处于安静舒适状态。

(2)维持或改善患儿有效的呼吸和氧合,保证组织氧代谢正常或好转。

(3)患儿住院期间不发生感染。

(4)患儿不发生切口等异常出血。

(5)保持引流管引流通畅。

(6)患儿不发生血栓。

（7）维持患儿机体体液平衡。

（8）患儿住院期间皮肤完整。

（9）患儿不发生切口裂开或一旦发生能及时发现并处理。

（10）患儿不发生胆漏或一旦发生能及时发现并处理。

（11）患儿恢复正常活动。

（12）改善原有营养失调状态，住院期间不再发生或一旦发生能及时发现并处理。

（13）家属知晓相关治疗护理知识。

（14）家属焦虑有所缓解。

【术后护理措施】

1.针对疼痛

（1）保持室内环境安静、舒适、整洁，置患儿于舒适体位，治疗、护理有计划地集中进行，动作轻柔，尽量减少刺激。

（2）正确评估疼痛性质、部位，特别注意年长儿的主诉。根据疼痛评估结果，采用游戏、讲故事、听音乐等转移患儿注意力方式，或冷热敷、按摩等物理方法减轻疼痛，必要时使用镇痛药物。

（3）密切观察患儿生命体征及伤口有无渗血、渗液、红肿、感染发生，及时发现并处理，减轻因伤口致疼痛。

2.针对低效性呼吸形态

（1）保持病室安静、温湿度适宜，定期开窗通风，保证患儿充分休息，取斜坡卧位。

（2）给予心电监护，监测呼吸频率、节律及活动，合理给氧，积极观察治疗效果，及时反馈。

（3）保持气道通畅，及时采用物理或药物方式清理气道分泌物。

（4）结合辅助检查结果，评估心肺功能受损情况，心肺部疾病患儿遵医嘱使用药物治疗。

3.针对有感染的风险

（1）保护性隔离，患儿独立使用床旁心电监护、听诊器等用物；病室空气、台面、地面、床单位、仪器等定时消毒；医务人员及照顾者严格执行手卫生及无菌技术操作；减少探视人员，避免交叉感染。

（2）注意保暖,避免受凉。

（3）跟踪感染指标检查结果,观察患儿有无感染迹象。

4.针对有出血的风险

（1）密切观察患儿生命体征,有无出血表现,如面色苍白、心率增快、血压下降等,一旦发生积极处理。减少活动,避免情绪激动。

（2）评估患儿凝血功能,按需查凝血功能、全血凝固时间或血气分析,指导抗凝药物的使用。

（3）密切观察引流液情况,如性质、量,根据出血量使用止血药物,必要时手术止血。

5.针对有引流失效的风险

（1）妥善固定引流管,防止扭曲、折叠、滑脱。

（2）定时向远心端方向挤压引流管,观察引流液的性质、量,如有异常及时报告并处理。

（3）观察伤口辅料情况。

（4）向家属做好引流管护理相关知识宣教。

6.有血栓的风险

（1）根据辅助检查结果遵医嘱正确使用抗凝药物。

（2）密切观察患儿是否发生血栓堵塞,如肢体疼痛、肝功能异常等。

7.针对有体液不足的风险

（1）监测 24 小时出入量、生命体征变化、有无酸中毒等。

（2）遵医嘱严格控制输液速度,维持出稍大于入。

（3）患儿出现口唇干燥予以石蜡油涂抹,腹泻注意肛周护理;出现呕吐、腹泻、出血等情况时及时评估有无皮肤弹性、口唇、眼泪、四肢循环等脱水表现,对症处理。

8.针对有皮肤完整性受损的风险

（1）做好基础护理,保持床单位清洁干燥;做好各管线的管理,避免缠绕和受压,对于压疮高风险患儿加强日常评估与护理。

（2）及时评估约束情况,注意保护约束部位。

（3）搬动患儿时避免拖拉,减少摩擦力及剪切力。

（4）观察患儿有无辅料过敏现象,及时更换各种辅料,过敏处及时处理。

（5）遵医嘱使用外用药或物理方法,加强营养,促进伤口愈合。

9.针对潜在并发症(胆漏、切口裂开)

（1）加强对引流管的护理,观察引流液的颜色、性质及量,胆漏后引流液呈棕色或金黄色。注意观察引流管四周皮肤情况,是否出现红、肿、热、痛等表现。

（2）加强伤口敷料的观察及护理,及时使用抗生素。

（3）加强营养支持,对于禁食禁饮患儿,应遵医嘱给予肠外营养,待肠蠕动恢复后再给予高热量、高维生素且易消化的清淡食物。

（4）尽量避免患儿哭闹,可腹带加压包扎,必要时使用镇静药物。

10.针对活动无耐力

（1）加强卧床期间的生活护理,准确评估患儿疾病状态,制定活动和休息计划,进行床上主动或被动的肢体活动,逐渐增加活动量,以患儿能耐受为宜,以保持肌张力、肌力,预防血栓形成。

（2）做好宣教,使患儿及家属充分了解活动及卧床的必要性和注意事项。

（3）禁食期间保证水、电解质及能量的供应。

11.针对营养失调

（1）准确营养评估,根据病情选择合理营养补给方式。禁食或进食较少时做好静脉营养支持;可经口进食者鼓励患儿自主进食,少食多餐。

（2）注意饮食和服药的关系,勿食生食、影响药物浓度或提升免疫力的食物（如柑橘、海鲜、人参等）。

（3）做好口腔护理,防止感染。

12.针对知识缺乏

正确评估家属及患儿认知水平,制定个性化的宣教方式,确保家属及患儿正确掌握宣教知识。

13.针对焦虑

用通俗易懂的语言向患儿及家庭照顾者及时介绍疾病相关知识及治疗护理方案,确保其能够理解、配合。鼓励患儿及家庭照顾者分享内心感受,加强沟通,取得信任,增强其安全感。

（易　强）

主要参考文献

［1］丁文龙,刘学政.系统解剖学［M］.9 版.北京:人民卫生出版社,2022.

［2］王庭槐.生理学［M］.9 版.北京:人民卫生出版社,2022.

［3］罗纳德·布苏蒂尔,戈兰·克林特马尔姆.肝移植［M］.夏强,译.3 版.上海:上海科学技术出版社,2019.

［4］尤黎明,吴瑛.内科护理学［M］.6 版.北京:人民卫生出版社,2017.

［5］李乐之,路潜.外科护理学［M］.6 版.北京:人民卫生出版社,2017.

［6］何晓顺,成守珍,朱晓峰.器官移植临床护理学(普及版)［M］.广州:广东科技出版社,2012.

［7］张洪涛,李霄,陶开山.中国肝移植免疫抑制治疗与排斥反应诊疗规范(2019 版)［J］.器官移植,2021,12(1):8-14,28.

［8］中华医学会器官移植学分会.中国肝移植受者选择与术前评估技术规范(2019 版)［J］.临床肝胆病杂志,2020,36(1):40-43.

［9］中华医学会器官移植学分会.中国儿童肝移植操作规范(2019 版)［J］.中华移植杂志(电子版),2019,13(3):181-186.

［10］周晓君.肝移植护理技术操作规范［J］.实用器官移植电子杂志,2019,7(5):331-333.

［11］中华医学会器官移植学分会.中国儿童肝移植临床诊疗指南(2015 版)［J］.中华移植杂志(电子版),2016,10(1):2-11.

第六章 儿童肾脏移植护理

第一节 肾脏概述

一、肾脏的解剖学特点

肾脏属于泌尿系统的一部分,主要功能是过滤血液中的杂质、维持体液和电解质平衡,产生尿液排出体外,肾脏同时也具备内分泌功能以及调节血压等功能。

(一)肾脏形态

肾脏为实质性器官,形似蚕豆,位于腰部脊柱两侧,左右各一,紧贴腹后壁的上部,位于腹膜后间隙内。小儿的肾脏出生时表面多呈分叶状,为肾内部结构分叶表现,由于肾皮质单位的增加,肾表面分界通常在 1 岁以内消失,偶有持续存在至成年。新生儿肾脏重量约为成人的 1/10,重约 12 g,相对重量是成人的 2 倍。小儿肾重量增加较快,至 6 个月时增加 1 倍,1 岁时增加 3 倍,到性成熟时增加 10 倍。肾的内侧缘中部凹陷,称为肾门,有肾血管、肾盂、神经和淋巴管等出入。肾窦是由肾门向肾内延续的一个由肾实质围成的腔,窦内含有肾动脉及肾静脉的主要分支、肾小盏、肾大盏、肾盂、神经、淋巴管和脂肪组织等。在肾内侧为出入肾的血管、输尿管形成的肾蒂,与肾共同包被于脂肪囊及肾筋膜内,肾脏剖面示意图如图 6.1.1 所示。

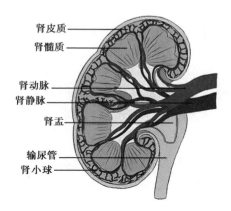

肾皮质 ——
肾髓质 ——
肾动脉 ——
肾静脉 ——
肾盂 ——
输尿管 ——
肾小球 ——

图 6.1.1　肾脏剖面示意图

（二）肾脏构造

肾实质分为表层的肾皮质和深层的肾髓质。肾皮质富含血管，呈红褐色。肾髓质位于肾实质的深部，约占肾实质厚度的 2/3，色淡，较致密而有条纹。髓质含10~20 个锥体，内有髓袢和集合管，锥体尖部称为肾乳头，开口于肾小盏，相邻的2~3个肾小盏汇成一个肾大盏，为数不等的肾大盏通过漏斗部引流入肾盂。肾盂出肾门后，向下弯行，逐渐变细移行为输尿管。

（三）肾脏位置、被膜及血供

肾脏为腹膜后位器官，因受肝脏影响，右肾略低于左肾 1~2 cm，左肾上端平第 11 胸椎体下缘，下端平第 2 腰椎体下缘；右肾上端平第 12 胸椎体上缘，下端平第 3 腰椎体上缘。在竖脊肌外侧缘与第 12 肋的夹角处为肾区。小儿年龄越小，肾脏相对越大，婴儿期肾脏位置较低，下极位于髂嵴以下第 4 腰椎水平，2 岁后才达髂嵴以上，故 2 岁以下健康小儿腹部触诊可扪及肾脏。

肾脏被膜有固定和保护肾脏的作用，依次为纤维膜（内）、脂肪囊（中）及肾筋膜（外）三层。纤维膜为肾固有膜，被覆于肾表面；脂肪囊位于纤维膜周围，脂肪组织丰富发达；肾筋膜位于脂肪囊周围，起固定作用。

肾脏一般为单支动脉供血，肾动脉靠近肾脏时分为 4~5 支肾段动脉，每支肾段动脉供应肾脏的一个独立部分，之间没有交通支。肾静脉的肾内分支与相应动脉分支伴行，形成无数的吻合支。

二、肾脏的生理学特点

肾脏具有重要的生理功能,包括排泄体内代谢终末产物,调节水、电解质、酸碱平衡以维持内环境的相对稳定,内分泌功能如产生激素和生物活性物质。肾脏完成其生理功能主要通过肾小球的滤过和肾小管的重吸收、分泌和排泄。

1.生成尿液,清除体内废物

(1)肾小球具有滤过作用,形成原尿(120 mL/min)。

(2)肾小管具有选择性重吸收水、糖、电解质的功能。

(3)肾小管具有分泌和排泄作用,如 H^+ 等。

(4)排出体内废物。主要排出肌酐、尿素氮、肌酸等含氮代谢产物,尿素则有部分被重吸收。在人体代谢中还可产生一些有机离子,主要从肾小管分泌后,通过肾脏排出。

2.调节水、电解质及酸碱平衡

(1)肾小管负责 Na^+、Cl^-、Ca^{2+}、水和磷的重吸收。

(2)K^+ 在远曲小管排泌,并由近曲小管重吸收,原尿中的钾几乎全部在近端小管被重吸收。

(3)HCO_3^- 的主动重吸收发生于近曲小管(90%);H^+ 的排泌发生于远曲小管、髓袢;NH_4^+ 的排泌发生于髓袢。

3.内分泌功能

肾脏可以分泌肾素、前列腺素来调节血管的收缩舒张状态及血容量的多少,从而调节血压。肾脏还可以产生促红细胞生成素(Erythropoietin,EPO),对维持正常的红细胞生成起着重要作用。肾脏分泌 1,25-羟维生素 D3(活性VitD3),主要生理作用是促进肠道钙、磷吸收;促进骨中钙、磷吸收及骨盐沉积。

(李佳佳　高　洁)

第二节　肾脏移植的概述及病理学基础

1952 年,Michon 等医生为一名 16 岁的男孩进行了世界首例儿童亲属活体肾移植,由此揭开了人类儿童肾移植临床应用的序幕。经过半世纪的不断发展,肾移植技术日趋成熟,肾移植已成为终末期肾衰竭的主要治疗手段,目前有记载活体供肾有功能存活者已超过 40 年。从 2010 年起,我国儿童肾移植数量从 58 例逐渐增加到 2018 年的 273 例,仅次于美国,居世界第二。为了进一步促进儿童肾移植的发展,我国于 2018 年修改了器官移植分配政策,使儿童受者享有优先分配儿童供者的权利,儿童器官捐献工作得到了极大的推动,我国儿童肾移植发展至儿童肾脏捐献用于儿童移植的新阶段。

一、儿童肾移植的概念

儿童肾移植就是将具有活力的肾脏给有肾脏病变并丧失功能的患儿,使其在患儿体内发挥泌尿、排毒和分泌激素的作用,从而达到治疗的目的。

二、儿童肾移植的病理学基础

儿童肾移植病理学主要为肾移植并发症的病理学,依据其病理学发病机制中的免疫性损伤机制可以将其分为免疫性损伤和非免疫性损伤两个主要方面。免疫性损伤指儿童移植肾的排斥反应;非免疫性损伤指非免疫性的、与排斥反应无关的损伤,其致病因素多样,包括外科并发症、术后移植肾功能延迟恢复(Delayed Graft Function,DGF)、感染、原有肾病复发等。

(一)儿童移植肾的免疫性损伤

1.T 细胞介导的排斥反应

T 细胞介导的排斥反应是肾移植术后最常见的排斥反应类型。其发病机制为移植物内的移植抗原,经受者免疫系统中的抗原递呈细胞递呈后启动免疫识别,通过迟发超敏反应性 CD4+T 细胞(TDTH)引发迟发型超敏反应性的炎症,进而借助细胞毒性 CD8+T 细胞(CTL)通过释放穿孔素等淋巴毒素直接杀伤靶细胞,发挥排斥反应作用;巨噬细胞、NK 细胞等多种免疫细胞、炎症细胞及其细胞因子共同参与这一过程中。

2.抗体介导的排斥反应

抗体介导的排斥反应是由抗体、补体等多种体液免疫效应因子参与所致的排斥反应免疫损伤。体液免疫介导的排斥反应有两种致病机制,一是过敏性排斥反应,即受者有过输血史、妊娠或前次移植等原因而形成了预存抗体,这种预存抗体在移植后与移植肾组织细胞上的移植抗原结合并激活补体,释放缓激肽等多种血管活性物质,损伤移植肾组织的血管内皮,形成血管炎、血栓及广泛的血液循环障碍,导致移植肾缺血坏死;另一种致病机制是移植肾组织细胞上的移植抗原,逐渐刺激受者免疫系统的 B 细胞,产生抗供者移植抗原的新生供者特异性抗体,这些抗体通过激活补体以及通过补体介导的淋巴细胞毒作用造成移植肾的排斥反应免疫损伤。

(二)儿童移植肾的非免疫性损伤

1.移植肾功能延迟恢复

对儿童而言,DGF 发生率较高。儿童的血容量相对不足,移植后难以保证移植肾获得充分的血流灌注,即低灌注导致 DGF。婴幼儿供肾,因血管纤细,血管和输尿管吻合需要精心操作,甚至需要进行血管重建,将会延长供肾的冷缺血时间,也易于导致 DGF。

2.外科并发症

儿童肾移植中,不同年龄的儿童供体的肾脏体积大小和血管口径差异很大,显著增加了血管吻合操作的难度。另外,低压灌注、血液高凝状态和早期的排斥反应等因素,均增加了儿童肾移植的动、静脉血管并发症和输尿管并发症的发生率。

3.免疫抑制剂的毒副作用

肾移植术后免疫抑制剂的应用会引起生长发育障碍、高血压、糖尿病、高脂血症、骨质疏松、牙龈增生、毛发和腹泻等全身不良反应。钙调磷酸酶抑制剂类免疫抑制剂可以引起移植肾的免疫抑制剂毒性损伤。急性毒性损伤在病理组织学上表现为肾小管上皮细胞胞质内出现数量不等的、细小等大的空泡变和/或巨线粒体等;有时可见类似血栓性微血管病样的微血栓形成。慢性毒性损伤造成肾组织间质条带状纤维化,肾小球入球微动脉局部管壁的结节性透明样变甚至管腔阻塞,肾小球缺血性硬化与废弃。

4.感染

感染包括移植肾外的感染和移植肾感染两个方面。前者的感染包括创口感染、肺部感染、泌尿道感染等。对于病毒感染,尤其要注意成人供肾或部分年龄较大的儿童供肾的巨细胞病毒(Cytomegalovirus,CMV)和 EB 病毒(Epstein-Barr Virus,EBV)病原学筛查。同时儿童肾移植中也需要注意在合适的时机给儿童受者进行常规疫苗的接种,以预防相关感染和避免疫苗在移植术后对免疫抑制剂的干扰。

5.复发性肾病

原发性肾小球肾炎在儿童慢性肾功能衰竭(Chronic Renal Failure,CRF)中占有较高比例,因此儿童肾移植术后复发性肾病发病率亦较高。主要包括局灶节段性肾小球硬化、非典型性溶血性尿毒症综合征、膜增生性肾小球肾炎、膜性肾病、原发性高草酸尿症Ⅰ型、IgA 肾病、系统性红斑狼疮等的复发。

三、儿童肾移植的适应证

肾移植是儿童终末期肾病(End Stage Renal Disease,ESRD)最佳的肾脏替代治疗方案。各种原因导致的儿童 ESRD 均有肾移植指征,包括但不限于以下疾病:

(1)原发性肾小球疾病。原发性肾小球疾病包括肾小球轻微病变和微小病变、局灶性肾小球肾炎和局灶节段性肾小球硬化、膜性肾病、增生性肾小球肾炎、硬化性肾小球肾炎、IgA 肾病、C3 肾小球病。

(2)继发性肾小球肾病。继发性肾小球肾病包括紫癜性肾炎、狼疮性肾炎、抗中性粒细胞胞浆抗体相关性血管炎肾损害、非典型溶血尿毒综合征。

(3)遗传肾脏疾病。遗传肾脏疾病包括 Alport 综合征(Alport Syndrome,AS)、遗传性肾病综合征、Dent 病(Dent Disease,DD)、肾单位肾痨、常染色体隐性遗传性多囊肾病。

(4)肾小管间质疾病。肾小管间质疾病包括范科尼综合征、肾小管酸中毒、巴特综合征和 Gitelman 综合征(Gitelman Syndrome,GS)、家族性低磷血症、胱氨酸尿症、原发性高草酸尿症、肾小管间质性肾炎。

(5)泌尿系畸形。泌尿系畸形包括先天性肾脏及尿路畸形。

(6)急性肾损伤(Acute Kidney Injury,AKI)。急性肾损伤包括脓毒症、危重疾病状态、肾毒性药物、心脏手术、急性血管内溶血、横纹肌溶解等引起的 AKI。

四、儿童肾移植的禁忌证

（1）绝对禁忌证：未治疗的肿瘤；进行性代谢性疾病；活动性结核；获得性人类免疫缺陷病毒（艾滋病）或者肝炎；精神病患儿；其他器官终末期疾病；持久性凝血障碍性疾病；滥用药物。

（2）相对禁忌证：复发性、难以控制的尿路感染；精神状态不稳定；原肾病术后高复发率者；过度肥胖或恶病质；难以控制的糖尿病；周围血管病变。

五、儿童肾移植的治疗原则

（1）移植前改善优化患儿的一般情况、营养和生长发育，避免 ESRD 并发症。

（2）移植术前尽量明确原发病诊断，评估复发风险；此外，尤其注意评估心功能，生长发育和营养状况，免疫接种情况，凝血状态，泌尿系统畸形，神经和精神状况等。

（3）除同卵双生子间的肾移植外，其他移植患儿在肾移植术后需终身服用免疫抑制剂。

（4）对肾移植术后患儿进行系统的健康教育及建立终身随访制度。

六、儿童肾移植的基本术式

目前儿童肾移植主要分为经腹腔入路和经腹膜外入路两种手术方式，术式根据供肾大小，双肾整块或单肾移植，以及患儿体质量选择。一般儿童受者体质量达到 30 kg 者则采用经腹膜外途径，而体质量 10~30 kg 者则根据实际情况选择手术方式。若体积较小的儿童供肾移植给体质量较小的儿童，可采用腹膜外手术入路。

（李佳佳　高　洁）

第三节 肾脏移植的评估

一、儿童受者移植前评估

（一）精神心理状态

慢性肾衰竭对儿童的心理功能通常产生影响，例如抑郁表现。严重发育延迟儿童可表现为对移植后的护理不理解和不配合。而肾移植相对于透析治疗，可有效改善患儿的心理障碍，患儿家庭必须参与疾病的支持治疗决策。依从性不佳是青少年移植受者中特别普遍存在的问题。如果医务人员发现预期不依从，则应在移植前采取干预措施，协助患儿及家庭照顾者寻求心理-社会支持系统。

（二）心血管系统

透析期间的高血压和慢性体液超负荷易导致左心室肥厚、高血压性心肌病和充血性心力衰竭。移植前必须仔细评估血压并加强透析管理。心功能检查射血分数（Ejection Fraction，EF）>50%，联合多种降压药物使用的患儿，如果血压仍控制不理想，接受肾移植前可能需要行双侧肾脏切除术。在移植前控制钙磷代谢是改善移植后冠心病的潜在手段。

（三）感染

移植前仔细检查泌尿道、皮肤、牙齿和鼻窦等部位的感染征象，同时筛查CMV、EB病毒、BK病毒（BK Virus，BKV）、梅毒、人类免疫缺陷病毒（Human Immunodeficiency Virus，HIV）、肝炎标志物、结核菌素实验等。接受腹膜透析的儿童，移植前确保腹膜透析液培养呈阴性。

（四）预防接种

移植前尽可能完成计划免疫接种，以降低可预防的传染病风险。移植前未及时完成的疫苗接种，可在移植后补接种灭活疫苗，但不推荐减毒活疫苗。

（五）凝血功能状态

移植前识别出高凝状态的患儿尤为重要，术前需完善凝血功能全套检查。

（六）慢性肾衰竭原发病因

部分原发性肾病易出现移植后复发，必要时通过基因检测以明确诊断，以确定移植时机和移植方式。对有膀胱及尿道畸形的 ESRD 患儿可根据情况选择在术前，或者术中同期，或者术后二期手术进行下尿路重建或尿路改道手术。门静脉高压是部分慢性肾衰竭儿童合并出现的临床症状，如有常染色体隐性遗传多囊肾合并先天性肝纤维化。

（七）肾性骨病

早期诊断和治疗营养性维生素 D 缺乏症、代谢性酸中毒、甲状旁腺功能亢进症等。部分大龄儿童和青少年需实施甲状旁腺切除术以控制甲状旁腺功能亢进症。

（八）既往恶性肿瘤

移植后免疫抑制剂治疗方案对恶性肿瘤和恶性肿瘤预后可能产生的影响，应在移植前重点评估。肾母细胞瘤是儿童最常见的肾脏恶性肿瘤，移植后的肾母细胞瘤复发率高达 6%。

（九）营养

营养不良是儿童 ESRD 的典型特征，早期营养支持可提高热量摄入和促进生长。

（十）肾移植受者术前评估

（1）临床病史。有无感染、水肿和容量负荷、最后一次输血日期、移植前一天充分透析。

（2）免疫学评估。供、受者人类白细胞抗原（Human Leukocyte Antigen，HLA）匹配度，群体反应性抗体（Panel Reactive Antibody，PRA），淋巴细胞毒交叉配型，抗供者特异性抗体。

（3）全面体格检查。身高、体重、头胸腹围、血压、血管情况等。

（4）实验室检查。血常规、尿常规、大便常规、肝肾功能、电解质、凝血功能、血型、血脂、血糖、甲状腺功能、心肌酶谱、CMV、EB 病毒、BK 病毒、免疫术前全套。

（5）影像学检查。心电图、超声心动图+左心功能测定、胸部 CT 平扫、泌尿系及肝胆胰脾超声、颈部腹部及双侧髂血管彩超、泌尿道造影。

（6）其他检查。胃镜检查、骨密度、肺功能、药物过敏试验等。

二、移植供者安全性评估

（一）供者来源

儿童供者亲属捐献意愿较高，是成人的 1.5 倍。原因包括儿童的父母都是年轻人，更容易接受器官捐献的理念；儿童供者的直系亲属和监护人为父母，家庭结构相对简单，易于沟通。

（二）供者禁忌证

我国开展器官捐献以来，捐献数量逐年递增，儿童供肾的使用一定程度上缓解了我国器官的供需矛盾，同时也面临诸多挑战，其中之一就是供者源性感染（Doner-derived Infection，DDI）。儿童存在下列感染性疾病应禁止器官捐献：①全耐药肺炎克雷伯杆菌或其他细菌感染。②活动性结核、破伤风、人类嗜 T 淋巴细胞病毒。③未经治疗的细菌或真菌脓毒症，地方性流行真菌病的活动性感染。④潜在中枢神经系统感染，不明原因的病毒性脑炎患儿。⑤HIV 感染。⑥未经治疗的寄生虫感染。

（三）供者的常规筛查项目

对活体供者的全面评估，主要目的在于确保供者在心理、生理上符合肾脏捐献的要求，保障供者的长期健康，同时兼顾受者的移植效果。

（1）尿液检查。尿液检查、BMI、血压、尿蛋白、尿血细胞和糖试纸检测（≥2 次）、显微镜检查、细菌培养和敏感性测定（≥2 次，如有指征）、蛋白排泄率测定（如有指征）。

（2）实验室检查。①ABO 血型。ABO 血型的相容性，特殊情况下血型不相容，在术前有效清除受者体内的血型抗体后，可以捐献。②组织相容性检测。组织相容性评估包含 3 个要素：确定供者-受者 HLA 相合状态；检测受者抗体；供受者交叉配型。所有供受者均应检测组织相容性，有多个供者时原则上选择组织相容性更好的供者。③血红蛋白、血细胞计数、凝血筛查、肝肾功能、电解质、空腹血糖、口服葡萄糖耐量试验（若有糖尿病家族史或空腹血糖>5.6 mmol/L）。④大便常规。术前需要完善粪便常规和粪便隐血试验。⑤病毒学和感染筛查。肝炎病毒标志物、HIV、人类 T 淋巴细胞病毒、CMV、EB 病毒、梅毒等。⑥肿瘤筛查。肿瘤标志物、宫颈涂片等。

（3）影像学检查。①肾脏解剖和功能评估,如超声和 CT(包括三维重建)、ECT、测量双侧肾小球滤过率(Glomerular Filtration Rate,GFR)。②腹部超声。③心血管系统和呼吸系统检查,如胸片、心电图、超声心动图、心血管负荷试验。④女性行乳腺超声和 X 线摄片。

（廖运琳　高　洁）

第四节　肾脏移植患儿护理

一、儿童肾移植术前护理

（一）常规护理

（1）一般护理。完善术前检查;做好血型鉴定和交叉配血试验,备好一定数量的红细胞和血浆;做好抗菌药物皮肤过敏试验。

（2）皮肤护理。沐浴可用除菌皂擦拭全身皮肤,特别是肛周、指间缝隙、会阴部等重点部位;不推荐对准备手术的患儿去除毛发,如确有必要,可使用剪刀去除毛发,注意动作轻柔,以免损伤皮肤,继发感染。

（3）肠道准备。术前 8 小时禁食油炸、脂肪及肉类食物;6 小时禁食配方奶、牛奶等液体乳制品及淀粉类固体食物;4 小时禁食母乳;2 小时禁食清饮料。禁止长时间禁食,防止时间过长诱发低血糖。术晨行甘油灌肠一次。

（二）术前用药

遵医嘱在术前使用兔抗人胸腺细胞免疫球蛋白(Rabbit Anti-human Thymocyte Immunoglobulin,ATG)或巴利昔单抗进行免疫诱导,以防术后发生排斥反应;一般高免疫风险患儿使用 ATG,按千克体质量计算确切的药物使用剂量;使用巴利昔单抗时,体质量<35 kg 或年龄<11 岁患儿使用常规剂量的一半,分别在手术当日和术后第 4 日各 1 剂。备好术中用药,如质子泵抑制剂、甲基强的松龙、抗菌药物等。

（三）加强营养管理

患儿由于长时间的透析及长期饮食饮水受限,均会有不同程度的营养不良,因此术前要加强营养管理,鼓励患儿进食优质蛋白、高热量、高维生素饮食,以提高机体对手术的耐受性,促进术后伤口恢复。终末期肾功能衰竭患儿由于红细胞生成减少及红细胞破坏增加,均有不同程度的贫血,但应尽量避免输血,以免增加致敏、病毒感染的风险。因此应尽量使用促红细胞生成素纠正患儿贫血。

（四）术前透析

终末期肾功能衰竭患儿一般都有水电解质、酸碱平衡紊乱,因此血液透析患儿术前 24 小时行一次血液透析,必要时使用无肝素透析,改善机体内环境,排除心、肺、肝等重要器官并发症,使患儿能耐受手术。但要避免过度脱水,以防术后移植肾灌注不足。腹膜透析患儿术前要排空腹腔透析液。

（五）心理护理

长期的病痛及治疗,会使大多数患儿出现焦虑、抑郁等心理问题;陌生的医院环境及医务工作人员加重了患儿的紧张及恐惧。因此,护理人员要主动接触患儿,建立友好关系,及时评估患儿的心理问题,针对不同年龄患儿的心理问题,采用不同的处理方式,使患儿积极配合治疗。家庭照顾者对肾移植相关知识有部分了解,对肾移植手术抱有极大期待的同时又担忧手术效果。因此,护理人员要加强与家庭照顾者间的沟通解释,做好健康教育,取得家庭照顾者配合。

（六）肾移植患儿病室准备

准备层流病房或专门消毒隔离病房,实行严格消毒隔离制度,病房定时开窗通风,术前 1 天对病室进行空气消毒,病室所有物品包括床单位、门、窗、室内物品及地面等用 0.5% 过氧乙酸擦拭。每日空气消毒两次,床单位、门、窗、室内物品及地面用消毒液擦拭,患儿用物均须经过消毒,工作人员须穿隔离衣,戴帽、口罩、换鞋,谢绝探视和陪伴。

二、儿童肾移植术后护理

（一）病情监测

肾移植术后病情监测的重点在于及时发现和处理病情变化,使患儿平稳度过术后危险期。

（1）生命体征监测。术后持续心电监护监测生命体征变化,开始时每小时测量 1 次,待平稳后逐渐减少测量次数。①体温。由于大剂量免疫抑制剂的应用,术后患儿体温往往不会升高,若术后体温变化首先考虑感染或排斥反应。②血压。术后加强对患儿血压监测,血压过高可能导致移植肾高灌注损伤;血压过低,移植肾不能维持有效的血液灌注,导致尿量减少。因此术后患儿血压尽量维持在同年龄、同性别血压平均值至平均值加两个标准差之间。③脉搏。若患儿出现脉搏快、血压高,则有发生左心衰竭的可能;反之,如脉搏快、血压低则提示有出血或血容量不足的危险,均应立即对症处理,保证移植肾的血流灌注。④呼吸及血氧饱和度。术后由于大量免疫抑制剂的使用,患儿极易发生肺部感染,因此,要密切观察患儿呼吸及血氧饱和度情况。若患儿血氧饱和度低于90%,要及时查找原因,对症处理。⑤疼痛。疼痛作为第五大生命体征,也是病情观察的要点。术后评估患儿的疼痛部位、性质、程度、频率,及时发现病情变化,必要时采用多模式镇痛方式,缓解疼痛症状,促进患儿舒适。

(2)术后早期每日或隔日查血常规、尿常规、血肌酐、尿素氮、血电解质等,了解肾功能及水、电解质情况。每日晨起测体重一次,以了解体内水分增减情况。

(3)移植肾动静脉血栓是儿童供肾移植的常见并发症。观察有无突然的少尿或无尿;移植肾区有无疼痛;定期超声检查监测肾脏血供情况。儿童肾移植术后用药方面,通常不用止血药物,对于受者较小的儿童,可适当抗凝。

(二)液体管理

尿量是直接反映移植肾功能及液体平衡的重要指标,因此要监测每小时尿量,准确记录出入量。

(1)尿量监测。由于术前存在不同程度的水钠潴留和移植肾早期肾功能未完全恢复,大多数患儿术后早期会出现多尿现象。在多尿期要格外注意水电解质平衡,防止出现脱水、低钾、低钠、低钙。当尿量<30 mL/h 时,首先应检查导尿管是否通畅,是否扭曲折叠。排除上述情况后,还应考虑是否是术前血透过度、术中失血过多等造成的血容量不足。在加速扩容后尿量仍少,则应进一步查找原因,考虑尿外渗、急性排斥反应、急性肾小管坏死等。

(2)合理补液。根据"量出为入,宁少勿多"的原则实施补液治疗。补液时首先要保证导尿管通畅,严密监测并记录每小时尿量;保证输液通畅,遵循"量出为入"的原则,根据前1小时的尿量来制定后1小时的补液量,根据血电解质结果补充电解质,防止输液量少造成肾灌注不良。注意单位时间内液体的匀速输入,防止短时间内液体过多,诱发心力衰竭、肺水肿。

(三)管道护理

肾移植术后常规留置有尿管、双J管、移植肾周围引流管,要注意各管道的护理。

(1)遵循无菌原则,各项操作严格无菌;各管道引流袋悬挂于床下,低于膀胱水平,及时倾倒引流液,防止引流液逆流,发生逆行感染;携带引流管及尿管下床行走时,妥善固定引流袋,可固定在衣角,防止因牵拉导致引流管拔出。

(2)观察引流情况,保持管道通畅。观察并准确记录各引流液的量、颜色、性状,定时挤压引流管,防止受压、扭曲和堵塞。若12小时内移植肾周围引流管引出鲜红色血性液体>50 mL时,提示有活动性出血的可能;若引流液为尿液样液体且引流量超过100 mL,提示有尿瘘的可能;若引流出乳糜样液体提示淋巴漏。出现上述情况,均应及时留取引流液做相应检查,并对症处理。

(3)移植肾周围引流管引流液<30 mL/d即可酌情拔管。为了更好的引流和支撑吻合口,降低术后输尿管并发症的发生,肾移植术中常规放置双J管。一般术后7～10天拔除导尿管时将双J管一并拔除,若未能拔除,则需要在膀胱镜引导下拔管。

此外,当患儿肾移植术后出现DGF时,需要行血液透析过渡,以避免心力衰竭、高钾血症等并发症,因此动静脉瘘管尤为重要。所以,术后仍要做好动静脉瘘管的护理,该侧肢体不要用血压计及止血带,保证动静脉瘘管正常使用。

(四)活动与饮食

(1)体位与活动。术后患儿取舒适体位为主,以不压迫移植肾区为宜,可适当抬高床头,以减少伤口疼痛和血管吻合处的张力,利于伤口愈合,更便于引流;术后嘱患儿尽早下床活动,但要循序渐进,逐渐增加活动量,避免做下蹲和屈身运动。

(2)饮食。术后及时评估患儿胃肠功能,待胃肠功能恢复后先流质饮食,逐渐过渡到正常饮食,鼓励进食高热量、高维生素、低钠和适量的优质蛋白,以促进伤口愈合。

(3)保持大便通畅,避免便秘或腹泻。当患儿术后3天未解大便时,可使用开塞露,防止因腹胀引起的腹内压增高而不利于伤口愈合。

（五）预防感染

感染是肾移植术后最常见的并发症，是肾移植术后死亡的主要原因之一。

（1）患儿肾移植术后处于强免疫抑制阶段，遵医嘱预防性使用抗菌药物，调整免疫抑制水平，严格做好体温、感染指标和各项病原学的监测。

（2）严格执行消毒隔离制度，严格执行手卫生，确保移植病房符合院感规范要求。

（3）鼓励患儿尽早活动，鼓励作深呼吸防止肺部感染。

（4）做好口腔护理，可用制霉菌素片加生理盐水溶液含漱，清除口腔内细菌，注意观察口腔有无溃疡、白斑、霉菌感染；做好会阴部清洁，做好留置尿管及引流管护理，防止尿路感染，拔除尿管后，鼓励患儿勤排尿，防止膀胱过度充盈；应用大量激素治疗时，易患皮疹、痤疮、脓疱疹，应经常保持皮肤清洁、干燥。

（5）定期查血、大小便、痰、引流液的培养及药敏，一旦出现疑似感染的症状，遵医嘱应用敏感的抗菌药物，及时控制感染。

（六）免疫抑制剂应用护理

1.常用免疫抑制方案

儿童肾移植术后最常使用的是三联免疫抑制方案：钙神经蛋白抑制剂（Calcium Neuroprotein Inhibitors，CNI）+霉酚酸（Mycophenolic Acid，MPA）+糖皮质激素。其中 CNI 类药物的选择，根据患儿疾病情况选择他克莫司或环孢素，MPA 类药物可选择吗替麦考酚酯或麦考酚钠肠溶片。

2.免疫抑制剂用药护理

（1）定时定量，服药前再次检查核对。肾移植患儿免疫抑制剂伴随终身，因此要向患儿和家庭照顾者强调药物的重要性，不可随意增减药物，不可漏服，可设置早晚闹钟以提醒服药，并监督患儿服下。

（2）用药前方可将药物从外包装中取出，不可将药物过早暴露于空气中，以免降低药物疗效。

（3）注意药物与食物的相互作用。免疫抑制剂宜空腹服用，以使药物最大吸收。环孢素和他克莫司口服时通常和牛奶、橙汁一起服用以促进药物吸收；避免食用如西柚或葡萄柚汁类的水果和果汁，会影响他克莫司浓度；并注意少量多餐。

（4）注意药物的不良反应。他克莫司会使血糖升高,因此要注意监测血糖变化;吗替麦考酚酯的毒副作用主要有胃肠道反应、出血性胃炎、白细胞减少、贫血、血小板减少;泼尼松宜饭后服用,以保护胃黏膜。

（5）血药浓度监测。服药期间每周监测血药浓度两次,以防血药浓度过低或过高而引起排斥反应或药物中毒。抽血时轻轻摇匀,防止溶血,及时送检。

（七）并发症的观察与护理

参见本章第五节相关内容。

（八）心理护理及健康教育

（1）儿童的心理行为特点、术后特殊的无陪环境、术后伤口的疼痛等,都可能会导致患儿的消极心理。医务人员要多与患儿沟通,鼓励患儿说出内心所想,满足患儿的合理需求。

（2）依从性教育。肾移植术后需终身服用免疫抑制剂,而儿童心理发育尚未成熟,依从性较成人差,不能认识到重要性;并且服用免疫抑制剂可能会引起多毛、痤疮等副作用,致使青春期患儿对药物的排斥、反感。因此,要加强对患儿的依从性教育,家庭及医院两方配合,不断强化健康教育;同时,要建立随访机制,加强与患儿间的沟通,建立与患儿间的信任关系,及时发现患儿的心理问题,及早解决。

（杨圣娅　高　洁）

第五节　肾脏移植术后常见并发症的观察与护理

一、排斥反应的观察与护理

排斥反应是移植肾失功的主要原因,根据排斥反应发生的机制、病理、时间及过程不同,可分为超急性排斥反应、加速性排斥反应、急性排斥反应和慢性排斥反应。

（一）超急性排斥反应

超急性排斥反应（Hyperacute Rejection,HAR）是肾移植排斥反应中最严重、最急剧的排斥反应,可发生在肾移植术后48小时内,大部分发生在手术过程中或术后几小时内,严重者在手术台上即可发生。除手术台上发生的典型的HAR,术后HAR通常出现在术后8小时内,主要表现为突然少尿或无尿、肉眼血尿、血压升高、移植肾肿胀等,由于术后HAR与术中HAR相比不典型,需与加速性排斥反应相鉴别。

对于HAR目前仍无有效治疗方法,一旦发生应尽早行移植肾切除,避免坏死的移植肾留在体内引起大出血、感染及强烈的排斥反应。预防是避免HAR的关键,移植术前除常规行ABO血型和HLA配型外,淋巴细胞交叉配型试验也应常规进行,该试验可检测出受者体内预存的特异性抗体,从而可避免大多数发生HAR。还可采取PRA检测来了解肾移植受者的致敏状态。

（二）加速性排斥反应

加速性排斥反应(Accelerated Acute Rejection,AAR)程度剧烈,病程进展快,多发生在肾移植术后的3～5天内,也可在术后第1天就出现临床症状。AAR常以发热或尿量减少为首发症状,主要表现是受者在术后恢复的过程中,突然出现高热(39 ℃以上),高血压,伴有乏力、恶心、呕吐、腹胀,移植肾肿胀、压痛,并出现明显的血尿,继而尿量减少到无尿,移植肾功能快速减退和丧失,原下降的肌酐迅速上升。

AAR反应时,肾移植受者大多还处于术后早期冲击治疗过程中,由于大剂量激素冲击治疗易引起感染,应尽早评估受者,把握时机进行血浆置换或免疫吸附。在此过程中注意消毒隔离,若处理无效,确诊后为保证患儿生命安全,应尽早停用免疫抑制剂,摘除移植肾,行血液透析治疗。

（三）急性排斥反应

急性排斥反应(Acute Rejection,AR)是肾移植排斥反应中最常见的类型,多发生在肾移植术后6天~6个月内,其中第1个月内最常见。由于个体不同,临床表现也不同,通常情况下,发生越早,程度相对较重,临床表现、体征及临床检查是AR最早的依据,早期的确诊治疗十分重要。AR的主要临床表现有:

（1）尿量减少是AR最早出现的症状,也是主要的标志之一。在患儿无特殊原因(即血容量不足、电解质紊乱或导尿管阻塞等原因)的情况下,尿量突然减少一半以上,甚至少尿或无尿,应考虑AR发生。

（2）发热是AR早期最常见的症状。一般从低热开始,儿童可超过39 ℃,

常发生在后半夜或凌晨,到中午或下午体温恢复正常,次日又发生,同时,患儿伴有头痛、疲劳、乏力、四肢肌肉酸痛、腹胀及烦躁等无其他诱因的全身症状。

(3)血压升高。部分患儿发生排斥反应时血压升高与体温升高伴行,血压高出的数值相对患儿原有血压的基础上有意义。

(4)体重增加。少尿引起患儿发生水钠潴留,使体重增加。患儿晨起出现明显的眼部肿胀,活动后出现下肢水肿甚至出现腹水或胸腔积液。

(5)移植肾区肿胀和压痛。在 AR 的早期反应中占 30%~45%,患儿诉移植肾区胀痛,触诊移植肾变硬,肾界限不清,需与肾周感染、出血等原因相鉴别。

若 AR 能早期明确诊断,可通过积极抗排斥治疗使排斥反应逆转或减轻,并恢复正常的肾功能,关键是早期诊断,及早治疗。

(四)慢性排斥反应

慢性排斥反应(Chronic Rejection,CR)是肾移植术后远期移植肾失去功能的一个主要原因,一般发生在肾移植术后 3 个月以上,特别是 1 年后,临床表现为移植肾功能进行性损害,血肌酐逐渐升高,内生肌酐清除率下降,并伴有高血压、蛋白尿与贫血,少尿或者无尿,B 超检查提示移植肾体积缩小,肾结构模糊,肾脏回声增强等。CR 目前尚无有效治疗办法,因此预防更重要。

二、感染的观察与护理

感染是肾移植患儿术后最常见的并发症之一,也是导致肾移植受者死亡的主要原因之一。肾移植术后各个时期均存在感染风险,发病率及死亡率明显高于一般人群,病死率高达 40%~78%,主要包括细菌性、病毒性及真菌性感染。

(一)泌尿系感染

泌尿系感染(Urinary Tract Infection,UTI)是肾移植术后最常见的感染之一。UTI 占肾移植术后所有感染的 45%左右,常在肾移植术后 1~6 个月内发生。

UTI 的临床表现:膀胱炎、肾盂肾炎、无症状性细菌尿及导管相关性泌尿系感染。如尿频、尿急、尿痛、发热、下腹部不适等症状。移植肾由于缺乏神经支配,以及免疫抑制剂的应用,急性肾盂肾炎时,大多数患儿无明显寒战、发热及腰痛等症状。

UTI 的护理:①尽早拔除导尿管及输尿管支架管,缩短留置导尿时间;②保持会阴部清洁,观察有无异常分泌物;③多饮水,饮水量以尿色清亮为宜;④拔除尿管后,嘱患儿及时排尿,勿憋尿;⑤当患儿出现移植肾区胀痛、压痛及发热时,与 AR 相鉴别。

(二)肺部感染

肺部感染是肾移植术后最主要的感染并发症,发生率近 40%,大部分发生在术后 6 个月或 1 年内。当患儿有贫血、低蛋白血症、多器官功能损害等基础疾病,存在病原菌隐性感染或供者病原菌感染未得到及时治疗,术后大剂量激素和免疫抑制剂的应用,长期卧床,各种导管的留置均是肺部感染的原因。

肺部感染的临床表现:早期大多起病隐匿,部分起病急骤,常最先出现发热症状,多为中、高热,症状发生早,表现较重,但体征出现较晚,治疗后病变消退慢,可闻及 Velcro 啰音,发现肺间质性病变。

肺部感染的护理:①加强消毒隔离管理,严格按照消毒隔离规章制度进行操作,使用层流设备,限制陪护及探视,减少病房人员流动,医护人员操作前后严格手卫生,保持病房干净卫生,对外来物品做好消毒,患儿外出检查戴好口罩。②加强护患沟通,充分讲解疾病进程,缓解患儿心理压力,运用沟通技巧,及时发现问题并汇报。③密切监测生命体征变化及时对症治疗。高热时首选物理降温,出汗较多时及时补充水分及能量,保持床单位和衣物的清洁干燥,及时更换;患儿胸闷、血氧饱和度和氧分压偏低时,予以低流量面罩吸氧,重症肺部感染者,加强呼吸道护理,给予高流量面罩吸氧,必要时予以正压辅助通气。同时指导患儿经常更换体位,每天予以 2~3 次雾化吸入后叩击背部,指导有效排痰。④准确记录出入量,根据患儿失水量及胃肠功能恢复情况,陪同家庭照顾者一起制订科学饮食计划,合理进食,若经口摄入不足时,注意静脉补充营养,注意饮食禁忌,规律进食,如患儿发生高血糖,应予以糖尿病饮食。⑤定期监测感染指标,发现感染指标异常,尽早干预,做好对症治疗及护理。⑥常规监测肝肾功能,由于治疗药物有肝肾毒性,当发现患儿出现肝肾功能异常时,应减量或停药。⑦加强患儿出院宣教,提高患儿及家庭照顾者对肾移植术后感染的认知及重视,让患儿能自主进行良好的自我保护。

（三）中枢系统感染

中枢系统感染起病隐匿,进展迅速,病死率高,具有一定时间特性,细菌感染常发生在移植后最初 2 个月,而病毒、真菌和寄生虫感染多见于 6 个月后,使用微生物学方法进行脑脊液分析和病原体鉴定是当前诊断中枢神经系统感染的主要方法。

中枢系统感染的临床表现:头痛、发热、呕吐、血压增高、颈项强直、抽搐等,并伴有精神症状及行为的改变。

中枢系统感染的护理:除常规护理外,应仔细观察患儿的行为及言语,注意有无意识障碍的发生,要求家庭照顾者陪护,以保证患儿安全。

（四）伤口感染

肾移植术后伤口感染发生率为 3%~24%,患儿严重贫血、低蛋白血症、营养不良导致伤口愈合能力下降,取肾时污染,术后免疫抑制剂的使用等均可引起切口感染。术前停用免疫抑制剂、术中确切止血、减少死腔、术后预防性使用抗生素、严格无菌操作可降低感染发生率。

伤口感染的临床表现:切口局部红肿、触痛,可伴有畏寒、发热等全身症状。

伤口感染的护理:①严格按照无菌技术规范换药,观察伤口敷料渗血渗液情况,一旦发生术后伤口感染,应加强伤口换药,及时清除坏死失活组织,保持伤口敷料干燥;②加强营养,以高蛋白、低脂肪食物为主;③合理使用抗生素,必要时可适当减少免疫抑制剂用量。

（五）消化系统感染

肾移植术后肝功能异常是常见并发症之一,如处理不当可导致肝功能衰竭甚至死亡。肝功能异常的发病原因中,乙肝病毒、丙肝病毒感染最常见,其次为药物性肝损害。

消化系统感染的临床表现:早期仅有食欲减退,常伴有恶心、呕吐、腹胀、腹泻或便秘,肝区胀痛、压痛、叩击痛,可出现皮肤瘙痒,严重者出现皮肤黄染。

消化系统感染的护理:①减少血液制品的应用,加强血液透析的消毒管理;②若受者术前存在病毒性肝炎或携带肝炎病毒,应常规在移植前后护肝及抗病毒治疗;③合理应用免疫抑制剂,强调低剂量起步,低剂量维持,以减少药物性肝损害。

（六）胰腺炎

肾移植术后胰腺炎是一种罕见的、具有高死亡率的术后并发症,发病率为2%~7%,病死率高达50%~100%。

胰腺炎的临床表现:患儿出现腹痛和血清淀粉酶升高是最常见的症状和体征,及时行血、尿淀粉酶检查及胰腺CT检查,早期诊断、及时抗感染和抑制胰酶治疗对改善预后十分重要。

胰腺炎的护理:①禁食,行胃肠减压,观察引流液的颜色、性质、量,若出现胃液变红,警惕消化道出血,应及时通知医生处理;②注意静脉营养支持治疗;③合理使用抑酶抑酸药物;④做好患儿疼痛管理,必要时遵医嘱用镇静镇痛药物。

三、专科并发症的观察与护理

（一）血管并发症

（1）肾动脉血栓是肾移植术后常见的血管并发症,多发生在移植后早期,是一种破坏性并发症,最常见原因是儿童血管纤细,易血管痉挛,儿童血压相对较低,手术操作缺陷,供肾切取和/或灌注过程中发生了内皮损伤也是原因之一。其临床表现是突然的少尿或无尿;移植肾缩小、质地变软;局部有明显压痛;超声造影显示肾动脉主干或分支阻塞;突发血肌酐、尿素氮升高;可出现高钾血症。

（2）肾动脉狭窄是肾移植术后常见的血管并发症,发病时间可见于术后各时间段,但通常在肾移植后3个月至2年内发病率最高。

（3）肾静脉血栓是肾移植术后最常见的血管并发症,好发于移植术后第一周,多普勒超声有助于诊断肾静脉血栓。

（二）泌尿系统并发症

泌尿系统并发症是肾移植术后最常见的外科手术并发症,包括尿漏、尿路梗阻和淋巴囊肿等。

（1）尿漏是指尿液从肾盂、输尿管或输尿管膀胱吻合口渗出,最易发生于输尿管膀胱吻合口。常出现移植肾周围饱满和压痛,伴或不伴少尿,肾周引流量增加,持续引流出淡黄色液体。常规在术中留置输尿管支架管,若早期出现尿漏,应保持引流管通畅,延长引流管留置时间,也可经皮移植肾穿刺造瘘,必要时需行手术修补。

(2)输尿管缺血是导致尿路梗阻的最常见病因,其他因素包括输尿管病变、输尿管管腔内出现梗阻、CR 等。尿路梗阻可表现为进行性少尿或无尿、肌酐升高等,尿路造影有助于明确诊断,球囊扩张术是治疗尿路梗阻的主要保守治疗方法,顽固性尿路梗阻应多次手术,在扩张后还应放置输尿管支架管防止再次狭窄。

(3)淋巴囊肿是由移植肾和膀胱之间的淋巴液渗漏聚集而形成,是肾移植重要的潜在并发症。可行彩色多普勒超声确诊,囊肿较小时,患儿无自觉症状,数月后可自行吸收,囊肿较大时,可行手术"开窗"引流。

(三)出血

肾移植术后出血是较严重的并发症,大多发生在术后 3 天内,可导致切口感染、移植肾丢失,甚至死亡。常见原因为:①患儿长期透析,凝血功能差;②血管吻合口或血管破裂;③血管结扎线脱落或漏扎,当术后发现出血时,可局部压迫止血,应用止血药物,补液输血维持生命体征,严重时需手术探查止血。

(赖丽婷 高 洁)

第六节 肾脏移植患儿的健康教育

一、肾移植患儿的术前健康教育

1.心理指导

(1)医务人员积极自我介绍,指引患儿及家庭照顾者熟悉病房环境,消除患儿内心的惧怕感。

(2)评估患儿及家庭照顾者对手术的认知程度及心理反应,进行个性化的健康教育,取得患儿的信任和配合。

(3)加强与家庭照顾者沟通,使家庭照顾者充分了解疾病的治疗方案、肾移植的优势和可能出现的并发症以及术后需终身服药等基本知识。

(4)介绍成功病例,树立战胜疾病的信心,消除消极因素。

2.术前准备

(1)告知患儿及家庭照顾者术前检查的项目及必要性,指导患儿完成术前辅助检查。

(2)告知患儿及家庭照顾者术前禁食禁饮的时间,做好肠道准备。

(3)根据患儿年龄大小、配合程度,针对性进行床上排泄训练、排痰训练、呼吸训练等。

二、肾移植患儿的术后健康教育

(1)患儿术后应置于肾移植隔离病室,单间保护隔离。

(2)严格执行病室消毒隔离制度,加强陪护人员、患儿及家庭照顾者手卫生培训,禁止陪护人员随意走动。

(3)告知患儿及家庭照顾者留置管道的作用及重要性,提醒患儿翻身或活动时勿牵扯管道,以免引起疼痛,甚至造成管道脱出。

(4)指导患儿按时按量服药,指导家庭照顾者观察患儿用药后不良反应。

(5)指导家庭照顾者使用量杯、食物含水量表等正确记录患儿饮入、服药及尿量情况。

(6)患儿术后饮食要适量,忌大补,饮食以清淡、易消化、营养均衡为宜,注意饮食卫生,忌食生冷、腌制、提高免疫功能的食物等。

(7)鼓励患儿尽早下床活动,有利于预防肺部感染、防止肠粘连等,活动范围由床上到床下,活动量由小到大。

(8)医务人员与患儿及家庭照顾者保持良好的沟通,了解术后患儿及家庭照顾者的心理状态,告知患儿及家庭照顾者配合各种治疗的重要性,取得患儿及家庭照顾者的配合。

三、肾移植患儿的出院健康教育

1.心理指导

(1)肾移植术后患儿由于长期患病,心理脆弱、悲观,要指导患儿正确面对疾病,用优质护理措施影响改变患儿错误的认识和行为,保持接受治疗和护理的最佳身心状态,使其积极主动配合治疗。

(2)肾移植术后,患儿可能发生排斥反应或并发症,应提前告知患儿及家庭照顾者,术后如出现不适,要立即就诊并积极配合治疗,多数都可以治愈和康复。

(3)由于激素和免疫抑制剂的使用,肾移植患儿可能出现痤疮、多动症、体重增加等,要注意患儿的情绪改变,帮助其积极克服自卑心理。

2.饮食指导

(1)肾移植术后患儿的食欲会有不同程度改善,饮食上以高维生素、低糖、低盐、低脂肪和适量的优质蛋白为主,如鱼、禽、蛋、瘦肉等动物性蛋白,少使用植物性蛋白,如大豆、花生等,代谢后会产生大量胺,加重肾脏的负担。少量多餐,勿暴饮暴食,避免短时间内体重增长过快。

(2)注意饮食卫生,防止病从口入。选购食品要新鲜,烹调时食物要熟透,忌食隔夜、腐败变质、生冷食品。此外,碗筷等要经常消毒,避免胃肠道感染。

(3)严格控制糖的摄入。肾移植术后服用免疫抑制剂可引起血糖增高,严重可诱发糖尿病,应注意主食粗细搭配,少吃甜食,减少糖分摄入。

(4)限制食用动物内脏、动物油和海鲜;忌食用提高免疫功能的食物,如蜂王浆、乌鸡、甲鱼、香菇、白木耳、黑木耳、香菇、红枣及人参鹿茸等,以免诱发排斥反应;忌食葡萄、西柚,以免改变药物浓度;忌食烟、酒、绿豆粥、茶饮料;忌食腌、熏、酱制品及高脂肪食物,如煎炸食品及动物肥膘。

(5)注意补钙,钙的来源以奶制品为最好。同时注意维生素 D 的补充,多进行户外运动,促进钙的吸收。

(6)根据患儿营养评估、基础疾病情况,进行饮食结构调整。

3.生活指导

(1)居住环境保持干净、整洁、通风。注意休息,避免劳累、熬夜、受凉,规律作息,保持良好的心情。养成躺下午睡的习惯,只有躺下,才能保证肾脏充分的血流灌注和休息。

(2)避免出入人群聚集、空气不流通的场所,外出建议佩戴 N95 口罩,避免交叉感染。避免阳光直射,做好物理防晒,外出时应戴帽子、穿长袖和透气性佳的服装,也可以使用防晒霜,保护暴露的皮肤。

(3)可定期使用空气消毒机或紫外线灯对房间消毒。空调需要定期清洗,空气消毒机按照使用说明书更换滤网。

(4)术后 3 个月内不可提重物,术后半年避免剧烈运动,如跳绳、跑步等;可根据患儿身体恢复情况适量进行活动,如散步、太极拳等。

(5)注意自我保护,避免腹部遭受外力撞击、挤压等。重视任何伤口,如擦伤、疖肿等一定要进行正规处理,避免伤口感染。

(6)注意个人卫生及口腔护理,饭后立即使用柔软的牙刷刷牙,并应用抗菌漱口液漱口。禁止吸烟、喝酒,不可烫染头发。

(7)不要接触猫、狗、鸡等小动物,以免感染病毒、细菌和寄生虫。家里不建议种植盆栽植物,以免患儿感染土壤中的微生物。

(8)使用皮质类固醇激素时,可能出现痤疮,不可应用化妆品掩盖痤疮,严重或出现感染时应接受皮肤科医生的正规治疗。不可接种减毒活疫苗。避免使用对肾脏有损害或与免疫抑制剂有相互作用的药物,如庆大霉素、多黏菌素等。

4.自我监测

(1)体重,每天记录晨起空腹时体重。

(2)体温,每天测量并记录4次(晨起、上午、下午、临睡前)。

(3)血压,学会正确测量血压的方法,每天测量并记录4次(晨起、上午、下午、临睡前)。

(4)尿量,每天记录白天尿量、夜间尿量及24小时总尿量。

(5)肾移植术后若出现体温升高,尿量明显减少,体重每天增加1 kg以上或者一周内增加2 kg以上,血压升高30 mmHg以上,移植肾肿胀、压痛甚至下肢感觉牵引痛等情况,血肌酐、尿蛋白升高,不明原因的乏力、腹痛、头痛、畏寒、疲倦、烦躁不安等,应及时来院就诊。

5.用药指导

按时、按量正确服药,每天记录服药名称、剂量、时间及药物增减情况。如服药后出现不适,应立即就诊,不可擅自停药、增减剂量等。

6.定期复查

肾移植患儿术后要求终身随访,建立一份完整的档案对某些并发症的早期发现和诊断、治疗有着非常重要的意义。患儿术后一般1个月内每周门诊随访1次,2~3个月每两周门诊随访1次,3个月~1年每月门诊随访1次。之后根据患儿的身体状况和医嘱安排门诊随访时间,但每年至少复查4次,根据患儿的复查结果调整用药方案。

7.生育问题

（1）肾移植术后,患儿成年后不影响正常性生活,注意会阴部清洁卫生即可。

（2）男性移植患儿成年后,对生育不会有重大影响;女性则不主张生育,主要考虑到女性妊娠后期肾脏的负担会加重,且增大的子宫可能会压迫肾脏等因素。

（3）肾移植术后,患儿成年后有生育要求,建议与移植医生和产科医生协商,评估身体状况,制订合理的计划。

（高　洁）

第七节　肾脏穿刺患儿的护理

一、肾脏穿刺患儿穿刺前的准备

（一）术前沟通

向患儿家庭照顾者讲解肾活检的重要性,手术的安全性及可能出现的并发症,确保家庭照顾者和患儿配合医生操作。该项操作主要是在 B 超引导下使用穿刺针刺入活体的肾组织,取少量肾组织进行病理检验的检查。肾活检创伤小、安全性高、恢复快,是一项成熟的操作技术,对于肾脏疾病的诊疗具有重要的意义。

（二）完善术前各项检查

术前检查包括血常规、凝血功能、免疫术前全套、电解质等。停用抗凝药物,透析儿童避免透析前后穿刺。术前准备加压腹带和沙袋。术前将血压控制在接近正常范围内,对于哭闹儿童可以给予适当镇静剂。

（三）肾穿刺活检操作流程

穿刺前彩超定位,借助彩超等影像学检查避开大血管,同时了解肾皮质的厚度,调整进针的角度和深度,尽量保证穿刺活检安全和获取有代表性的肾脏皮质组织。

穿刺点尽量选择肾脏的中、下极,上极靠近肠管,定位不准确有穿刺到肠管的风险。术后及时复查彩超,控制血压,避免形成动静脉瘘。

二、肾脏穿刺患儿穿刺后的护理

（一）加压包扎

穿刺结束后，不可马上离开操作室。穿刺局部按压 8~10 分钟，检查无出血后，予以碘伏消毒穿刺点，覆盖无菌纱布，局部用沙袋按压，腹带加压包扎。护士协助患儿测量血压，并用平车或平抱送回病房。

（二）观察要点

（1）观察患儿生命体征，是否出现面色苍白、头昏、视物模糊、穿刺点出血等不适，及时告知医务人员。

（2）体位，活检后 6 小时应绝对平卧。

（3）活动，在血压及尿色正常的情况下，6 小时之后可轻微活动手脚，去除沙袋。24 小时后下床活动。一周内不可剧烈活动，严禁用力排便及做腰部的侧身运动，以床边活动为主。1 月内避免剧烈运动。

（4）尿液，如果患儿无少尿或水肿情况，活检后应多饮水，尽早排尿，以便护士观察第一次尿液颜色。排尿后遵医嘱依次留取第 3 次尿常规送检。并于次晨留一次中段尿送检。少尿者勿多饮水。如果发现肉眼血尿，及时通知医生。

（5）饮食，肾活检术对饮食没有特殊要求，可正常进食。

（6）用药，遵医嘱使用止血药，并定时监测血压。若出现血尿加重、腰部胀痛、发热等症状，应立即通知医务人员。

（7）伤口，术后第 2 天复查 B 超后伤口敷料可除去。术后第 3 天无特殊情况，当晚可洗澡，洗澡后保持伤口局部皮肤干燥。

（8）常见并发症的观察。约有 60%~80% 的患儿出现不同程度的镜下血尿，为了使少量出血尽快从肾脏排出，除绝对卧床，应嘱患儿大量饮水。肾活检后 6 小时内应绝对卧床，观察有无肾脏血肿。伴有肾周血肿的患儿，由于血肿的吸收，可有中等程度发热，应按发热患儿护理。多数患儿有轻微的同侧腰痛或腰部不适，一般持续 1 周左右。

（廖运琳　高洁）

第八节　案例分析 1：儿童肾脏移植护理

【诊断】

（1）慢性肾脏病 5 期；（2）肾性贫血；（3）慢性心功能不全。

慢性肾衰竭的病变十分复杂，可累及人体各个脏器，出现各种代谢紊乱，从而构成尿毒症的临床表现。肾脏移植技术的发展和日趋成熟，可明显延长尿毒症期患儿的生存时间。进行肾脏移植术前，提高营养水平，调控血压，纠正贫血，纠正电解质紊乱，充分血液净化减轻体循环负荷，调整身体状态至最佳水平为器官移植做好准备。

【患儿资料】

患儿，男性，17 岁 4 月，确诊慢性肾脏病（Chronic Kidney Disease，CKD）5 期 3 年多。患儿 3 年多以前，在重庆医科大学附属儿童医院（以下简称"我院"）肾脏内科以"夜尿增多 10 余年、颜面浮肿、纳差 1 月，尿少 1 周，乏力 4 天"入院。入院后查血提示：尿素氮 23.52 mmol/L↑、肌酐 549.82 μmol/L↑、磷 2.52 mmol/L↑，总钙 1.61 mmol/L↓、肾性贫血（Hb 最低 59 g/L↓），继发性甲状旁腺功能亢进，肾脏超声提示双侧多囊肾。确诊后血液透析治疗 10 次，腹膜透析置管后规律居家腹膜透析 30 余次。予以激素抗炎、碳酸钙 D3 片、阿法骨化醇胶囊、右旋糖酐铁口服液等对症治疗。规律行腹膜透析 3 年多，透析液 8 000 mL/d，24 小时尿量 500~600 mL。

【护理评估】

1.健康史

患儿病程中有夜尿增多，无头昏、头痛、呕吐、视物模糊、惊厥、昏迷，有心慌、心累、心悸、心衰发作时平卧不能，偶有小腿抽搐发作，无骨关节肿痛、蝶形红斑、环形红斑、瘀斑瘀点、皮肤黄染，有进行性面色苍白，无鼻衄、齿龈出血、呕血、便血等。血型 O 型，既往有输血史，按卡计划接种，家族史无特殊。患儿每日按时完成腹膜透析治疗，患病以来逐步了解该疾病的治疗方案，患儿及家庭照顾者均做好肾脏移植的准备，期待术后重新回归社会。

2.身体评估

患儿意识清楚,对答切题,体温 36.5 ℃,呼吸 20 次/分,脉搏 80 次/分,血压 152/78 mmHg,血氧饱和度 96%,身高 158 cm,体重 39 kg。面色苍白,眼睑、颜面、双下肢水肿,活动后气促,端坐呼吸,不能平卧。双肺呼吸音粗,可闻及大量粗湿性啰音,右肺为甚。患儿无恶心呕吐,无口腔溃疡,无鼻及牙龈出血,全身皮肤无瘀斑、瘀点。双肾区无叩痛,全身其他部位未诉疼痛。

3.实验室及其他检查

(1)血常规检查:红细胞 1.8×10^{12}/L↓、血红蛋白 54g/L↓、血细胞比容18.1%↓。

(2)凝血五项:纤维蛋白原 5.9 g/L↑、D-二聚体 4.07 mg/L↑。

(3)肝肾功:尿素氮 30.2 mmol/L↑、肌酐 1 398 μmol/L↑、尿酸 533 μmol/L↑、乳酸脱氢酶 214 U/L(正常)、肌酸激酶 213 U/L↑、肌红蛋白 373.7 μg/L↑。

(4)电解质:总钙 2.03 mmol/L↓、镁 1.66 mmol/L↑、磷 3.78 mmol/L↑、甲状旁腺激素 780 pg/mL↑。

(5)胸部 CT:双肺炎症,少量胸腔积液。

(6)心脏超声:全心增大。

(7)胃镜检查:慢性浅表性胃炎。

【护理诊断】

(1)营养失调,低于机体需要量,与长期限制蛋白质摄入、消化功能紊乱、水电解质紊乱、贫血等因素有关。

(2)体液过多,与肾小球滤过功能降低导致水钠潴留有关。

(3)活动无耐力,与心脏病变、贫血、水电解和酸碱失衡有关。

(4)有感染的危险,与白细胞功能降低、腹膜透析等有关。

(5)潜在并发症,如上消化道出血、肾性骨病、尿毒症性肺炎等。

(6)焦虑,与疾病治疗时间长、花费大等有关。

【护理目标】

(1)患儿的贫血有所好转,能耐受手术。

(2)机体的水肿程度减轻或消退。

(3)患儿自诉活动耐力增加。

(4)住院期间无感染发生。

（5）能识别相关并发症,积极配合治疗和护理。

（6）情绪稳定,积极配合治疗。

【护理措施】

1.针对营养失调

（1）合理饮食的护理。限制蛋白质摄入,给予足量的碳水化合物和脂肪。进食优质蛋白,如鸡蛋、牛奶、瘦肉等,减少植物蛋白的摄入,如花生、豆类等,以降低血尿素氮,减轻尿毒症症状。必要时静脉补充必需氨基酸。

（2）电解质紊乱的观察和护理。监测血清电解质的变化,如血钾、钠、钙、磷,发现异常及时处理。密切观察高钾血症的征象,如肌无力、心电图改变等。限制进食含钾丰富的食物,如萝卜、葡萄、橘子等。观察低钙血症的症状,如手指麻木、肌肉抽搐等。进食含钙量高的食物,如牛奶,遵医嘱服用阿法骨化醇胶囊。

（3）肾功能和营养状况的监测。定期监测血尿素氮、血肌酐、血红蛋白等的变化。

2.针对体液过多

（1）病情观察。每日测量生命体征,每日清晨测量体重,准确记录出入液量。观察有无体重快速增加,水肿变化程度,血压升高,心率加快等。

（2）减轻患儿的水肿。术前行无肝素血液净化,去除体内过多的水分。饮食上限制钠盐的摄入,严格控制入量,量出为入。

3.针对活动无耐力

（1）评估活动的耐受情况。患儿严格卧床休息,取半卧位或端坐位减少活动。给予氧气吸入,根据缺氧程度调节氧流量。

（2）保持病室环境安静、舒适,减少打扰,家庭照顾者给予支持,以利于患儿情绪稳定。

（3）给予红细胞悬液静脉输注,皮下注射促红细胞生成素,定期复查血红蛋白和血细胞比容。

4.针对有感染的风险

（1）感染征象的观察。观察有无体温升高、寒颤、乏力、咳嗽、咳痰、尿路刺激征等。准确留取尿标本、血液标本送检。

（2）预防感染的护理。每日早晚病房空气消毒,改善患儿的营养状况,做好口腔及会阴部护理。少去公共场合,注意佩戴口罩。皮肤干燥或瘙痒,避免用力挠抓。腹膜透析时,严格无菌操作。

5.针对潜在并发症

(1)上消化道出血的观察与护理。上消化道出血主要与胃黏膜糜烂和消化道溃疡有关。避免劳累或精神紧张等诱因,饮食清淡,忌粗糙、坚硬、辛辣刺激食物。观察有无上腹疼痛,大便颜色有无黑便,遵医嘱使用胃黏膜保护剂。

(2)肾性骨病的观察与护理。肾性骨病的发生与活性维生素 D3 不足、继发性甲状旁腺功能亢进等有关。适当活动,避免外力撞击,遵医嘱进餐时口服碳酸钙 D3 片,注意纠正钙、磷平衡失调。

(3)尿毒症性肺炎的观察与护理。尿毒症性肺炎主要与患儿抵抗力低下有关。密切观察患儿呼吸、血氧饱和度、咳嗽咳痰情况,给予氧气吸入,行呼吸道痰培养,根据培养结果及药敏结果,针对性使用抗菌药物。

6.针对焦虑

患儿治疗时间长,难免产生负面情绪。与患儿及家庭照顾者多交流,了解他们心中担忧,讲解应对方法及最新治疗进展,增强战胜疾病信心。联系救助基金,竭尽所能提供资金支持。

(高　洁)

第九节　案例分析 2：儿童肾脏移植护理

【诊断】

(1)慢性肾脏病;(2)肾移植术后并发感染。

肾移植术后,由于手术本身的损伤及大量使用免疫抑制剂,许多平时不致病的细菌此时可能会引起严重的感染。感染是肾移植术后最常见的并发症和死亡原因,因此,术后感染的预防和控制就成为医务人员必须解决的问题。

【患儿资料】

患儿,男,12 岁 11 月,确诊慢性肾脏病 5 期 2 月。2 月前患儿突然出现恶心、呕吐,呕吐物为胃内容物,伴有发热,最高体温 39 ℃,双下肢水肿、少尿。于当地医院就诊,血生化检查提示:血肌酐 1 319 μmol/L↑,肾穿刺活检提示:增生硬化型 IgA 肾病,予以降血压、抗感染、9 次血液透析后,血肌酐降至

504.3 μmol/L↑,出院后继续在当地行透析治疗,为求进一步治疗入院。入院时,患儿体温 36.5 ℃,呼吸22 次/分,脉搏125 次/分,血压144/97 mmHg,血氧饱和度98%,身高151 cm,体重47 kg。完善相关辅助检查,术前行血液透析后,于2023 年3 月1 日行同种异体肾移植术,术中患儿病情稳定,术后返回病房。

【护理评估】

1.健康史

患儿患病后精神食欲差,小便少,入睡差。病程中有恶心、呕吐、惊厥、烦躁不安。血型A 型,既往无输血史,生长发育正常,11 年前因左侧腹股沟疝行手术治疗,右侧腹股沟透析置管,按卡计划接种,家族史无特殊。患儿及家庭照顾者部分了解疾病,能配合完成各项检查及治疗,对肾脏移植充满信心。

2.身体评估

患儿术后予以美罗培南联合卡泊芬净、替考拉宁抗感染,甲泼尼龙、麦考酚钠、他克莫司抗免疫排斥,奥美拉唑抑酸护胃、调控血压、纠正电解质紊乱、引流液培养等对症处理。术后第1 天,生命体征平稳,患儿无明显气促、喘息,无发热,炎症指标高,血压波动在147/97 ~ 159/105 mmHg,继续予以当前治疗方案。术后第3 天,皮下注射促红细胞生成素、输注悬浮红细胞纠正贫血,冷沉淀补充凝血因子。术后第4 天,无明显诱因出现发热,最高体温39.5 ℃,呼吸费力、唇周微绀,氧饱和度不能维持,予以面罩给氧,无畏寒、寒战、咳嗽、咳痰等不适。全身稍浮肿,左下肢及腹股沟区凹陷性水肿明显,血压最高175/106 mmHg,予以硝苯地平、卡托普利口服后,血压可缓慢下降,行无肝素血液透析治疗一次。患儿精神状态差,担心手术失败。术后第5 天肾供者痰培养结果显示:耐碳青霉烯肺炎克雷伯菌。根据痰培养结果,警惕患儿有相应的感染,故调整治疗方案:停用美罗培南、卡泊芬净、替考拉宁,改为头孢他啶阿维巴坦抗感染。引流液连续三天培养,结果示阴性,供肾灌注液培养阴性。术后第10 天拔除肾周引流管,术后第14 天拔除留置尿管及双J 管。

3.实验室及其他检查

术后实验室及其他检查如表6.9.1 所示。

表 6.9.1　实验室及其他检查结果

术后天数	体温（℃）	呼吸（次/分）	白细胞（×10⁹/L）	Hb（g/L）	CRP（mg/L）	肌酐（μmol/L）	尿量（mL）	肾脏彩超
第1天	37.2	20	18.21↑	69↓	2.61	732↑	1 091	肾周积液
第2天	37	20	12.39↑	54↓	11.75↑	367↑	611	肾周积液，成分黏稠
第3天	36.9	24	9.19	50↓	13.95↑	275↑	375	肾周积液增多，出血可能
第4天	39.5	28	36.56↑	65↓	61.83↑	149↑	204	腹盆腔、躯干、大腿根部软组织弥漫性肿胀
第5天	37	24	25.15↑	66↓	32.75↑	126↑	576	肾周积液较前无变化
第6天	37.3	25	19.97↑	65↓	27.73↑	63	950	肾周积液较前无变化
第7天	36.4	22	10.08	65↓	11.61↑	58	1156	肾周积液较前无变化
第8天	36.6	23	7.01	77↓	8↑	38	1905	肾周积液较前无变化

术后第 4 天胸部 CT 示：双侧胸腔积液，左上肺下舌段小斑片影，考虑炎症可能。

术后第 8 天胸部 CT 示：双肺病变较前大部分吸收，右侧胸腔积液基本吸收，左侧胸腔积液较前部分吸收。

【护理诊断】

（1）潜在并发症：感染。

（2）潜在并发症：移植肾出血。

（3）体液过多，与水钠潴留有关。

（4）活动无耐力，与贫血有关。

（5）气体交换受损，与肺水肿、肺部感染有关。

（6）有皮肤完整性受损的风险，与凹陷性水肿有关。

（7）焦虑，与肾移植术后出现并发症有关。

【护理目标】

（1）患儿体温正常，感染得到控制。

（2）及时发现出血征象，出血得到控制。

（3）水肿减轻或消退。

（4）患儿自诉活动耐力增强。

（5）患儿缺氧状态得到改善。

（6）住院期间无皮肤破损发生。

（7）建立信心，情绪稳定，积极配合治疗。

【护理措施】

1.针对感染

（1）患儿因肾周积液、肺部积液、供者感染等原因导致感染，监测患儿生命体征，特别是体温情况。使用层流床做好保护性隔离，密切观察病情变化，及时发现感染灶。

（2）根据药敏结果，针对性使用抗菌药物，观察药物疗效。

（3）观察患侧腹部肿胀、疼痛的变化，以及肾周引流液的颜色、性状、量。

（4）密切观察患儿呼吸及血氧饱和度，有无气促、喘息、咳嗽、咳痰等。调整体位、给氧方式和氧流量，减少耗氧量。

2.针对移植肾出血

（1）观察患侧腹部肿胀、疼痛的变化，以及肾周引流液的颜色、性状、量。

（2）监测患儿血常规的变化，输注冷沉淀补充凝血因子，使用促红细胞生成素及静脉输注悬浮红细胞纠正贫血。

（3）保持大便通畅，避免腹压排便，谨防移植肾破裂。

（4）观察出血情况，不常规使用止血药物，监测肾脏超声变化。

3.针对体液过多

（1）严格记录出入液量，每日测量体重，限制钠盐摄入。

（2）密切观察液体量过多的症状和体征，如水肿加重、血压升高、意识改变、心率加快、肺底湿啰音等。

（3）遵医嘱使用利尿剂或行血液透析，观察利尿效果。

4.针对活动无耐力

(1)病室环境安静,严格卧床休息,必要时给予氧疗。

(2)积极纠正贫血,观察用药后反应,定期查血红蛋白和血细胞比容等。

5.针对气体交换受损

(1)患儿半坐卧位休息,鼻导管或面罩给氧,观察氧疗效果。

(2)观察肺部感染有无加重的情况,如气促、喘息、咳嗽、咳痰等。

6.针对有皮肤完整性受损的风险

(1)保持床单位清洁干燥,管道固定使用高举平台法,避免抓挠水肿处皮肤。

(2)协助患儿定时翻身,减少对局部皮肤压迫,必要时使用泡沫敷料减轻局部张力。

(3)定期查血清蛋白,遵医嘱输注人血白蛋白,观察相关不良反应。

7.针对焦虑

(1)与患儿及家庭照顾者充分沟通,讲解病情,耐心回答家庭照顾者疑问,安抚情绪。

(2)询问患儿感受,反馈移植肾功能正逐步恢复中,树立战胜疾病信心。

(3)鼓励家庭照顾者陪伴聊天,提供电子产品等分散患儿注意力,减少对疾病过度关注,缓解焦虑。

(高　洁)

主要参考文献

[1] 丰贵文,王长希.儿童肾移植[M].北京:人民卫生出版社,2022.

[2] 刘玉媛.器官移植(分册)[M].长沙:湖南科学技术出版社,2009.

[3] 王长希,张桓熙.中国儿童肾移植临床诊疗指南(2015版)[J].中华移植杂志(电子版),2016,10(1):12-23.

[4] 朱有华,赵闻雨.儿童肾移植技术操作规范(2019版)[J].器官移植,2019,10(5):499-504.

[5] 上海市护理学会外科护理专业委员会,李烟花,李海燕,等.儿童肾移植围手术期护理规范专家共识[J].器官移植,2023,14(3):343-351.

[6] 李乐之,路潜.外科护理学[M].7版.北京:人民卫生出版社,2022.

第七章 儿童心脏移植护理

第一节 心脏概述

一、心脏的解剖学特点

心脏处于循环系统的中心,是一个中空略带圆锥形的肌性器官,位于两肺之间的纵隔内,横膈之上,外有心包包裹,斜置于胸骨体和肋骨及肋软骨连接部的后面。心脏是机体重要的动力器官,为血液流动提供动力,把血液运行至身体各个部分。

(一)心脏的胚胎发育

胚胎第2周开始形成原始心脏,原始心脏是一个纵直管道,由外表收缩环把它分为心房、心室、心球三部分。胚胎第4周时心房和心室是共腔的,房和室的划分最早是在房室交界处的背、腹面各长出一心内膜垫,最后两垫相接将心脏分为心房和心室。心球以后逐渐形成心室的流出道。心脏在胚胎第4周开始有循环作用,胚胎第8周房室中隔完全形成,即成为具有四腔的心脏。因此,心脏胚胎发育的关键时期是胚胎第2~8周,在此期间如受到某些物理、化学和生物因素的影响,易引起心血管发育畸形。

(二)心脏的结构情况

心脏由瓣膜及四个腔组成。心脏的四个腔包括左心房、左心室、右心房、右心室。瓣膜包括右心房室之间的为三尖瓣,左心房室之间为二尖瓣。右心室与肺动脉之间为肺动脉瓣,左心室与主动脉之间为主动脉瓣。主要血管包括右心房血液的流入口有上、下腔静脉;右心室的血液流出口为肺动脉;左心房血液的流入口为肺静脉;左心室的血液流出口为主动脉。血液流向是上、下腔静脉—右心房—右心室—肺动脉—肺静脉—左心房—左心室—主动脉。正常心脏结构及血液循环示意如图 7.1.1 所示。

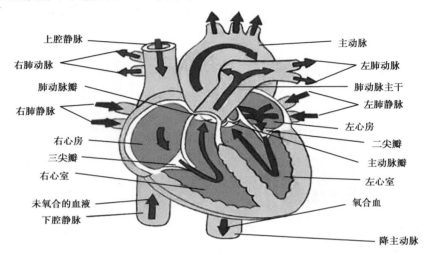

上腔静脉
右肺动脉
肺动脉瓣
右肺静脉
右心房
三尖瓣
右心室
未氧合的血液
下腔静脉

主动脉
左肺动脉
肺动脉主干
左肺静脉
左心房
二尖瓣
主动脉瓣
左心室
氧合血
降主动脉

图 7.1.1　正常心脏结构及血液循环示意图

（三）胎儿血液循环和出生后的改变

1.正常胎儿的血液循环

胎儿血液循环与成人血液循环在许多方面不同,主要是由气体交换的部位不同引起。胎儿由于不存在有效的呼吸运动,故肺的循环血量很少,且卵圆孔和动脉导管开放,几乎左右心都经主动脉向全身输送血液。胎儿时期的营养代谢和气体交换通过脐血管和胎盘与母体之间以弥散的方式进行,含氧量较高的动脉血经脐静脉进入胎儿体内,在肝脏下缘分流为两支:一支入肝脏与门静脉汇合后经肝静脉进入下腔静脉;另一支经静脉导管直接进入下腔静脉,与来自下半身的静脉血混合,流入右心房。来自下腔静脉的血液(以动脉血为主)进入右心房后,1/3 血量经卵圆孔流入左心房,再经左心室流入升主动脉,主要供应心脏、头部和上肢(上半身);2/3 血量流入右心室。从上腔静脉回流的、来自上半身的静脉血,进入右心房后,绝大部分流入右心室,再转入肺动脉。由于胎儿肺脏无呼吸功能,肺血管阻力高,故肺动脉的血只有少量流入肺,大部分进入右心室的血液经动脉导管流入降主动脉回到胎盘,再次进行营养与气体交换。由此可见胎儿期供应脑、心、肝和上肢的血液的氧气含量远比下肢高。

2.出生后血液循环的改变

出生后血液循环的主要改变是胎盘血液循环停止而肺循环建立,血液气体交换由胎盘转移至肺。

(1)肺循环阻力下降。出生后脐血管剪断结扎,呼吸建立,在肺脏开始进行气体交换,肺小动脉管壁肌层逐渐退化、管壁变薄、扩张,肺循环压力降低,故肺血流量明显增多。

(2)卵圆孔关闭。肺膨胀后肺血流量明显增多,由肺静脉回流到左心房的血液增多,左心房压力因而也增高,当左心房压力超过右心房压力时,卵圆孔发生功能上的关闭,生后5~7个月时,卵圆孔解剖上大多闭合,15%～20%的人可保留卵圆孔,但没有左向右的血液分流。

(3)动脉导管关闭。自主呼吸使体循环血氧饱和度增高,直接促使动脉导管壁平滑肌收缩,前列腺素E浓度下降(前列腺素E是维持胎儿动脉导管开放的重要因素),故导管逐渐闭塞,动脉导管形成功能性关闭。生后3~4个月80%的婴儿、1岁时95%的婴儿形成解剖上的闭合。

正常胎儿出生前后血液循环示意图如图7.1.2所示。

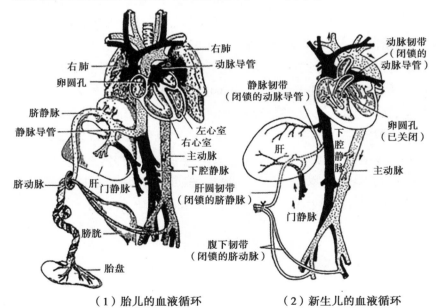

(1)胎儿的血液循环 　　　 (2)新生儿的血液循环

图7.1.2　正常胎儿出生前后血液循环示意图

二、心脏的生理学特点

与成人相比,儿童心脏体积略大,随着年龄的增长,心脏重量与体重的比值下降,且左、右心室增长不平衡。新生儿和小于 2 岁的婴幼儿的心脏多呈横位,心尖搏动位于左侧第 4 肋间、锁骨中线外侧,3~7 岁心尖搏动已位于左侧第 5 肋间、锁骨中线处,7 岁以后心尖位置逐渐移到锁骨中线以内 0.5~1 cm。心脏的主要功能是泵血,舒张期时静脉血液回流入心脏,收缩期时心室将血液射出到动脉并运行至身体各个部分,向器官、组织提供充足的血流量,以供应氧和各种营养物质(如水、葡萄糖、蛋白质),并带走代谢的终产物(如二氧化碳),使细胞维持正常的代谢和功能。心脏的生理学特点包括:

(1)自动节律性。心脏可以在不受外界刺激的情况下,由于心肌细胞的自发性节律性兴奋引起收缩、舒张。

(2)传导性。心脏具有推动血液流经全身的作用,使人体保持正常的生理功能。

(3)兴奋性。身体在受到外界的刺激下,心肌细胞有自主产生反应的能力。

(4)收缩性。心脏在体内每分每秒都在活动,并且心肌细胞通过自主收缩、舒张、释放出血液从而维持心脏功能。

心脏的主要功能是泵血。小儿心脏每搏心输出量少,新生儿及婴儿静息时的心排出量约为 180~240 mL/(kg·min),而动脉口径相对较大,管壁柔软,故年龄越小,血压越低。以年龄估算血压值公式为:收缩压=年龄×2+80 mmHg,舒张压为收缩压的 1/3~2/3。儿童心率的波动范围较大,新生儿平均每分钟 120~140 次,1 岁以内每分钟 110~130 次,2~3 岁每分钟 100~120 次,4~7 岁每分钟 80~100 次,8~14 岁每分钟 70~90 次,但进食、活动、哭闹和发热等可能会影响儿童心率,会出现波动。

(申玉洁)

第二节 心脏移植概述及病理学基础

自 1967 年美国 Adrian Katrowitz 教授实施世界第 1 例儿童心脏移植手术以来,已有超过 14 000 例儿童心脏移植在国际心肺移植学会(International Society of Heart and Lung Transplantation, ISHLT)登记。近五年来,全球 80 家单位每年完成约 500 例儿童心脏移植手术。国内自 1995 年开展首例儿童心脏移植以来,中国心脏移植注册登记病例已超过 130 例,特别是年龄<5 岁的心脏移植受者的手术数量相比国外差距巨大。根据 ISHLT 资料,儿童心脏移植 1 年、5 年和 10 年生存率分别为87.2%、77.0%和 65.8%。<1 岁、1~5 岁、6~10 岁和 11~17 岁受者的中位生存时间分别为 24.5 年、20.2 年、15.9 年和 14.3 年,提示年龄越小的患儿接受心脏移植术后生存时间越长。

一、儿童心脏移植的概念

心脏移植(Heart Transplant, HT)是终末期心衰患者的重要治疗手段,主要用于治疗晚期心肌病、无法常规矫治伴严重心力衰竭/缺氧的复杂先天性心脏病以及姑息或常规矫治仍不能改善症状的不可逆心脏病。儿童心脏移植即为小于 18 周岁儿童进行心脏移植手术。我国儿童心脏移植受者原发病占比依次为心肌病 83.7%,先天性心脏病 13.5%,其他 2.8%。

二、儿童心脏移植的病理学基础

超过 95%的患者进行心脏移植是因为心肌或"泵"的衰竭,心脏发展成为不可逆的失代偿阶段,通常伴有严重的心力衰竭症状,药物及常规手术已经无法治疗,但可以通过心脏移植延长生命。

三、儿童心脏移植适应证

(一)心力衰竭

目前儿童心力衰竭管理指南将心力衰竭的演变和发展分为 4 个阶段,即"危险"阶段到"终末"阶段,当患儿心力衰竭程度达到 C、D 阶段可考虑心脏移

植,各阶段移植适应情况如下:

(1)A 期(危险期):出生时有先天性心脏病、心肌病家族史或暴露于心脏毒性物质的患儿,该阶段心脏移植暂不考虑。

(2)B 期(临床前期):心室大小、形态和/或功能异常且过去或现在无心力衰竭症状的患儿,包括无症状左心室功能障碍心脏病或先天性心脏病修复后有残余心室扩张和/或射血减少的患儿,该阶段心脏移植暂不考虑。

(3)C 期(现在或过去有心力衰竭):为 B 期患儿进展至出现明显的心力衰竭症状,同时满足以下情况时可考虑心脏移植:

①活动耐量严重受限,心肺运动试验提示峰值耗氧量<50%预测值(按年龄和性别预测)。

②严重心室功能不全伴有心肌病或曾实施根治/姑息性先天性心脏病手术,并导致严重生长发育障碍。

③不能用药物或植入型心律转复除颤器治疗、有猝死风险的严重心律失常。

④肺血管阻力>6 Woods /m² 或跨肺压>15 mmHg(1 mmHg=0.133 kPa),如果应用正性肌力药物或肺血管扩张剂,能使肺血管阻力降至 6 Woods/m² 以下或跨肺压降至 15 mmHg 以下,应考虑。

⑤对于反应性肺动脉高压,如有可能发展为无法耐受心脏移植的不可逆性肺动脉高压,应考虑。

(4)D 期(终末期):有持续症状的卧床患儿,需要持续静脉输注强心药、机械通气和/或机械循环支持,伴有心肌病或曾实施根治或姑息性先天性心脏病手术,应考虑心脏移植。

(二)心肌病

心肌病是以心肌病变为主要表现的一组异质性疾病,是引起儿童心功能不全和心源性猝死的常见原因之一,也是 1 岁以上儿童心脏移植的首要原因。各类心肌病的心脏移植适应证如表 7.2.1 所示。

表 7.2.1　儿童各类心肌病移植适应证

分类	定义	心脏移植适应证
扩张型心肌病	不能用血流动力学原因所解释的左心室扩张和收缩功能障碍，是儿童最常见的心肌病	①终末期扩张型心肌病患儿，经常规治疗后心力衰竭仍反复发作，应考虑； ②对于不能耐受 β 受体阻滞剂的患儿，心肺运动试验提示峰值耗氧量<14 mL/(kg·min)，或对于正在使用 β 受体阻滞剂的患儿，峰值耗氧量 < 12 mL/(kg·min)，应考虑； ③合并顽固性急性心力衰竭的患儿，心室辅助装置或体外膜肺氧合是治疗或桥接心脏移植的可选手段
肥厚型心肌病	不能用血流动力学原因所解释的不伴有心室扩张的心室壁肥厚，是儿童第二位常见的心肌病，但需要移植的病例相对罕见	①非梗阻性肥厚型心肌病伴 C 期心力衰竭的患儿，无法采用其他治疗措施干预，左心室射血分数<50%（或射血分数保留的心力衰竭），应考虑； ②有严重症状的肥厚型心肌病患儿，合并明显限制性心脏病临床表现，无法采用其他治疗措施干预，应考虑
限制型心肌病	以心室顺应性降低为主要特征的心肌病，通常不伴有明显的左右心室扩张、肥厚或收缩功能下降，是最少见的心肌病类型	①伴 C 期心力衰竭和反应性肺动脉高压的患儿，应考虑； ②左室辅助装置桥接心脏移植在这类患儿中不作为常规推荐，只能在经验丰富的医疗中心针对少数患儿高度选择性实施

（三）先天性心脏病

随着心脏移植治疗左心发育不良综合征的成功，儿童移植中心逐渐将心脏移植作为首选治疗手段应用于其他手术治疗效果较差的病种，具体病种如表7.2.2所示。

表 7.2.2　各类先天性心脏病心脏移植适应证

分类	心脏移植适应证
功能单心室	伴 C、D 期心力衰竭符合：①冠状动脉主干严重狭窄或闭锁；②房室瓣或半月瓣中、重度狭窄或反流；③严重心室功能障碍
根治或姑息术	（1）病情进行性加重且伴 C 期心力衰竭符合：①肺动脉高压可能进展为不可逆肺血管病变；②严重主动脉瓣或房室瓣关闭不全，预计常规手术效果不佳；③常规手术无法纠正的严重紫绀；④持续存在的蛋白丢失性肠病和/或塑形性支气管炎，对内科药物及手术治疗无效； （2）反复发作伴有症状的室性心律失常，其他治疗措施无效

（四）再次心脏移植

心力衰竭伴心室功能障碍或伴中度以上移植物血管病变，或心室功能正常但伴中度以上移植物血管病变者可考虑再次心脏移植。

四、儿童心脏移植禁忌证

（1）终末期心脏病患儿合并以下情况：

①既往有乙型肝炎病毒（Hepatitis B Virus，HBV）、丙型肝炎病毒（Hepatitis C Virus，HCV）和人类免疫缺陷病毒（Human Immunodeficiency Virus，HIV）感染病史。

②近期服用违禁药物、吸烟或酗酒者。

③有明显精神、行为和认知异常。

④家庭结构混乱，医疗依从性较差，可能导致移植术后护理方案难以实施者。

（2）心脏疾病患儿伴有其他脏器严重不可逆疾病，或当心脏疾病是多脏器严重不可逆疾病的一部分时，不应考虑单纯心脏移植，需考虑多器官联合。

（3）心脏疾病患儿伴有严重、不可逆的固定性肺血管阻力升高以及中央肺动脉或肺静脉严重发育不良，不应考虑心脏移植。

五、儿童心脏移植治疗原则

确定了患儿做心脏移植的受体后,在等待合适的供体期间,还需要进行积极的内科治疗和各项准备工作,争取使患儿在最好的条件下接受手术。

六、儿童心脏移植的基本术式

大多数儿童心脏移植目前推荐双腔静脉法,该方法是将受体右心房全部切除后,供心的上、下腔静脉分别与受者的上、下腔静脉吻合,可保留正常心房结构、窦房结功能和瓣膜功能,减少心律失常发生和起搏器植入。小供心心脏移植或合并部分性肺静脉畸形引流的心脏移植,推荐双房法(即标准原位心脏移植法),该术式因受体的部分左、右心房被保留,故又称为心室移植,可减少人工管道植入和远期吻合口狭窄的发生,且有利于心脏畸形矫治。据报道,双腔静脉法心脏移植术后,患者1年、3年和5年生存率较双房法高。

(申玉洁)

第三节　心脏移植的评估

一、儿童心脏移植受体评估

(一)一般情况评估

患儿性别、年龄、体重等基本资料,既往家族史、手术史、过敏史、现症状/体征情况等健康史。

(二)生理评估

1.心脏专项评估

(1)评估受体肺血管阻力(Pulmonary Vascular Resisitence,PVR)。受体的肺动脉高压是心脏移植的高危因素,供心的右心室与受体的肺动脉高压不相适应,导致移植后急性右心衰,是移植后早期常见的严重并发症,故右心导管测压是术前重要的检查内容。

（2）使用药物评估。通过药物调节肺血流动力状况来进行移植前评估，如对扩血管治疗无反应（硝酸甘油、米力农、多巴酚丁胺、供氧、一氧化氮），肺血管阻力指数（Pulmonary Vascular Resistance Index，FVRI）恒定 ≥6 Woods/m^2 和/或跨肺动脉压力阶差恒定 ≥15 mmHg，预示患儿有不可逆的肺血管病变，即使行心脏移植术也不能改善心功能，是心脏移植的禁忌证。

（3）通过心脏超声、CT 检查等评估确定肺血流来源、评估主要静脉和动脉以及胸壁静脉侧支情况等。

2.胸部结构评估

通过心脏 MRI 或胸部 CT 成像技术对患儿的胸部异常解剖进行详细的评估以指导手术入路策略。

3.感染性疾病评估

评估患儿是否有全身或某部位活动性的感染灶，如有，则为心脏移植手术的绝对禁忌证。

（1）病毒感染状态评估，主要包括巨细胞病毒（Cytomegalovirus，CMV）、EB病毒（Epstein-Barr Virus，EBV）、单纯疱疹病毒（Herpes Simplex Virus，HSV）、带状疱疹病毒（Varicella-Zoster Virus，VZV）、HBV、HIV、水痘等。

（2）细菌感染状态评估，主要包括菌血症、结核病等。

（3）真菌与寄生虫感染状态评估，包括假丝酵母菌、隐球菌、弓形虫、疟疾等。

（4）疫苗接种状态的评估，包括百白破疫苗、脊髓灰质炎疫苗、流感疫苗、麻疹疫苗等接种效果。

4.移植相容性的评估

（1）ABO 血型是否相同。ABO 血型测定是心脏移植手术时最主要的检测内容之一。血型相同而且相容的血型是最佳的首选，不得已时可以选择异型相容的血型。

（2）受体血中是否已存在抗人类白细胞抗原（Human Leucocyte Antigen，HLA）抗体。进行淋巴细胞毒性筛选试验，若阳性说明受体血中已存在抗 HLA抗体，移植后易发生超急性排斥反应。应进行下一步试验，即淋巴细胞配合试验和组织相容性位点抗原分型试验。

5.其他系统评估

（1）评估肺功能，包括动脉血气分析、肺功能测定，必要时做胸部 CT、肺血管造影检查，痰液检查。

（2）评估肝功能，包括血清蛋白、血清胆红素、碱性磷酸酶、γ-转肽酶等评估，以了解肝脏的储备、排泄功能和肝细胞损伤的情况。

（3）评估肾脏功能，包括尿液检查、尿蛋白定量、血尿素氮、肌酐检查；肾小球滤过率、肌酐清除率测定，肾脏超声检查，必要时进行肾脏穿刺活检。如有肝、肾功能严重不全是心脏移植的禁忌证，因免疫抑制剂环孢素具有肾毒性，一旦发生严重的肝肾衰竭，则难以治疗。

（5）凝血机制评估，包括凝血因子测定、凝血酶时间、活化部分凝血活酶时间、凝血酶原时间、纤维蛋白原定量测定等，评估患儿出血倾向。

（6）其他，包括甲状腺功能检查、基因监测等。

（三）日常生活形态评估

通过心肺运动试验获取患儿峰值摄氧量，评估患儿目前生活质量。

（四）心理社会状态评估

心理社会状态评估主要包括患儿行为精神评估、家庭环境的社会工作评估、治疗依从性评估、是否有姑息治疗团队，以及家庭经济/医保情况、社会支持等，以了解患儿及家庭是否能接受手术，能否很好地配合治疗，能否长期坚持免疫移植治疗，有无足够的经济力量支持移植术及术后治疗等情况。

二、儿童心脏移植供体评估

（一）一般情况评估

供体年龄、性别、体重、死因，是否有胸部创伤、心肺复苏以及复苏时间的长短，血流动力学状态的评估，正性肌力支持量及其应用趋势，供体器官冷缺血时间评估等。

（二）生理评估

（1）供体心脏专项评估，包括供体心电图、超声心动图、胸部 X 线是基本检查项目。

（2）感染性疾病评估，包括 HBV、HIV、EB 病毒、CMV 等项目，以上感染性疾病都可能会传染给移植患儿,但存在这些问题并不妨碍移植,如当供体或移植患儿存在 CMV 感染病史时术后使用对抗 CMV 感染的预防性治疗。

（三）器官大小匹配评估

器官大小匹配问题是选择潜在供者的关键问题。原则上选择以不低于受体体重 75%~80% 的供体,因低于该范围可能供体的心输出量不能满足受体的要求。但临床实际中受供者器官资源的限制往往使用过大的器官在儿童移植中比较常见,供、受体体质量重比在 0.9∶1~2.5∶1 是可接受范围。

（四）其他评估

参见第二章第三节相关内容。

（周雅婷）

第四节　心脏移植患儿护理

一、儿童心脏移植患者的术前护理

（一）常规护理

参见第五章第四节相关内容。

（二）心理护理

（1）提供有效的医疗信息,耐心做好患儿心理辅导,听取患儿和家庭照顾者的意见和需求,并给予心理支持辅导,让患儿充分感受到家庭和亲情温暖。

（2）示范作用,用典型成功案例、经验宣教给患儿和家庭照顾者示范,以获得安全感,战胜恐惧心理,树立信心。

（3）参观移植室,提前让患儿熟悉环境,营造轻松的氛围。

（4）转移注意力,播放轻缓的音乐或动画片等可转移患儿注意力,使其精神放松。

（5）根据不同年龄的患儿,选择恰当的语言交代术后注意事项,做好心理建设。

（三）饮食护理

（1）改善营养状况,鼓励患儿进食优质蛋白、低脂肪、富含维生素的饮食。

（2）对于能正常饮食的患儿，尽量营造轻松舒适的进食环境。

（3）少量多餐，避免饱餐增加心脏负担。

（4）在保证电解质正常情况下，适量限制钠盐的摄入。

（四）用药指导

（1）积极治疗心力衰竭。术前心力衰竭治疗目标是改善心力衰竭症状和重要器官的血流灌注及氧合。

①利尿剂。应根据作用部位、机制及作用时间和用量来选择利尿剂，避免同时用同一作用部位的两种利尿剂。临床上常使用的利尿剂有速尿、双克、安体舒通等。使用过程中需准确记录尿量，根据尿量调整药物的剂量和速度。

②正性肌力药物。通过增加心肌收缩力治疗心力衰竭，分为洋地黄类、磷酸二酯酶抑制剂、儿茶酚胺类和钙增敏剂。其中洋地黄类中的地高辛常用于心力衰竭合并心房颤动患儿，使用过程中注意剂量过大引起地高辛中毒，服药前监测患儿心率，同时注意用药后的胃肠道反应、黄绿视等不良反应，若有出现，立即停药。

③血管扩张剂。血管扩张剂可减轻周围血管压力，减轻心脏的后负荷，扩张冠状血管，增加心肌供氧，改善心功能。常用药物有硝普钠、硝酸甘油，使用过程中避光。

（2）抗心律失常。选用恰当的抗心律失常药物，包括胺碘酮、心得安、利多卡因等，使用过程中，随时监测心率情况，防止并发症发生。

（3）抗凝治疗。扩张性心肌病常合并心房纤维颤动，充血性心力衰竭时易发生体、肺循环栓塞。抗凝治疗可预防栓塞，常用的药物有阿司匹林、波立维、华法林等，用药过程中，监测凝血功能，并根据结果随时调整抗凝药物剂量。

（五）术前机械循环支持治疗与护理

抗心力衰竭药物无效，其他重要脏器无重度功能不全的患儿可采用机械辅助治疗过度至心脏移植，如连续性肾脏替代疗法（Continuous Renal Replacement Therapy，CRRT）、体外膜肺氧合（Extracorporeal Membrane Oxygenation，ECMO）、左心室辅助装置（Left Ventricular Assist Devices，LVAD）等，各种管路应保持干燥清洁，防止感染。使用呼吸机患儿，更要注意管路维护，无菌操作，防止肺部感染发生。

二、心脏移植患儿的术后护理

（一）保护性隔离

（1）建立单独的心脏移植层流病房,在其工作的医护人员需具备心脏移植的基础知识、监护能力及相应资质。层流监护病房温度控制在 24~26 ℃,湿度40%~60%,每日用 1 000 mg/L 含氯制剂消毒液拖地两次,对物体表面及仪器擦拭 1~2 次。空气细菌培养每天 1 次,各物体表面每 2~3 天做 1 次细菌培养。

（2）检查设备及日常用品入室消毒,日常用品应按规定进行相应处理,避免病原微生物的繁殖。每日使用过的设备、监护仪器应每日用 1 000 mg/L 含氯制剂消毒液擦拭后用消毒干毛巾抹 1 次。

（3）减少探视,心脏移植病房采取专人专护的管理模式。

（二）一般护理

（1）加强基础护理及生活护理,每日为心脏移植术后患儿进行温水擦浴,用后的毛巾用 1 000 mg/L 的含氯消毒液浸泡消毒。会阴护理及口腔护理每日2 次。

（2）定时协助患儿翻身,观察记录患儿皮肤受压情况,按摩皮肤,预防压力性损伤发生。

（三）病情观察

1.循环功能监测

（1）血压的监测。移植术后患儿应维持的血压水平因年龄、疾病和术前基础血压水平有所差异,术后常规应用正性肌力药和扩张血管药来维持心功能。有创动脉血压监测最能直接、客观反映动脉收缩压、舒张压的变化,监测期间应注意动脉测压管妥善固定,保持通畅,防止出血、渗血,防止血栓形成甚至空气栓塞,预防感染,密切观察血压波形变化,准确记录血压变化值。

（2）心律失常的监测。密切监测术后心律、心率及心电图的变化,原位心脏移植术后心电图上可在 QRS 波前出现 2 个 P 波,分别来自供体和受体的窦房结,术后常见的心律失常以房性或室性心律失常为主,一旦发现及时处理。建议术后 1 周内每日、术后 2 周每 2 日、术后 3 周每 3 日、术后 4 周至 3 个月每周 1次行 12 导联心电图。心电图的电极要放到适当的位置并固定标记,以保证每次监测时各导联的电极位置相同。

（3）中心静脉压（Central Venous Pressure, CVP）的监测。中心静脉压是反映体内血容量、静脉回心血量及右心功能变化的指标，正常值为 $5\sim12$ cmH₂O。观察中心静脉压的动态变化，临床上应结合患儿的血压、心率、尿量、肝脏大小等情况进行分析，根据综合情况处理，如表 7.4.1 所示。

表 7.4.1　中心静脉压临床意义解析一览表

监测指标	临床意义
CVP 低，血压低，心率快	血容量不足，应适当补充血容量
CVP 高，血压正常	容量负荷过重或心力衰竭，应给予强心利尿
CVP 进行性升高，血压低，心率快	可能发生心脏压塞，应紧急开胸
CVP 高，血压高	外周血管阻力增大，循环血量增多，可适当应用扩血管药物和利尿剂

（4）术后早期低心排出量综合征（简称"低心排综合征"）及右心衰竭。查明发生的原因对症处理，若为急性排斥反应，可采用甲基泼尼松冲击疗法，挽救供心。常规右心衰处理无效时，采用右心辅助。具体参见本章第五节。

2.呼吸功能监测

心脏移植术后，接呼吸机辅助呼吸以维持呼吸功能，改善气体交换效率，减少呼吸做功，降低肺血管阻力，促进心功能恢复，加强呼吸系统的监护。

（1）机械通气辅助呼吸，正确设置呼吸机参数并根据患儿情况随时调节，床头抬高 $15°\sim30°$，按需定时湿化气道，吸痰，严格无菌操作，每 $1\sim2$ 小时行血气分析，了解患儿氧合和二氧化碳水平。

（2）注意肺部听诊，听诊时自肺尖开始自上而下前胸、侧胸、背部，两侧呼吸音对照。

（3）每班交接气管插管深度，做好记录，妥善固定导管并给予适当约束，吸痰时严格无菌操作，吸痰时间不超过 15 秒。

（4）呼吸机的撤离，患儿病情平稳后应尽早撤离呼吸机，逐步下降吸氧浓度、呼气末正压等，当患儿自主呼吸与咳嗽有力，吞咽功能良好，血气分析结果基本正确，方可考虑拔管，可降低发生气道感染的风险。

3.肾功能的监护

尿量是反映肾组织灌注、液体平衡的重要指标之一,术后每 30～60 分钟观察记录尿量 1 次,并累积总量,正常尿量应>1 mL/(kg·h),同时注意观察尿液颜色。

4.神经系统的监护

密切观察患儿双侧瞳孔是否等大等圆、对光反射是否存在,注意患儿清醒时间,检查患儿肌张力及肢体运动情况等,做好相应记录。

5.胃肠功能的监护

心脏移植术后胃肠功能紊乱较为多见,与手术、麻醉和药物的毒副作用有关。特别是急性排斥反应时,用大剂量激素治疗时,更容易出现消化道并发症。术后常规留置胃管持续低负压引流,准确记录引流液颜色、量。

（四）专科管道的护理

心脏移植术后常规留置有心包引流管、胸腔闭式引流管及腹腔引流管,专科管道护理要点如下:

(1)无菌操作,严格执行无菌原则,防止逆行感染,按规定更换引流瓶。

(2)妥善固定,引流瓶悬挂于床下,低于胸腔 60 cm 水平,可使用安全别针在床单上固定引流管,防止因牵拉导致引流管拔出。

(3)观察引流,保持通畅。观察并准确记录各引流液的量、颜色、性状,定时挤压引流管,防止受压、扭曲和堵塞。手术当日若引流管出现大量鲜红色血性液体且达 4～5 mL/(kg·h),持续 3 小时以上,警惕有活动性出血可能,及时报告医生处理。

(4)拔管。引流液逐渐减少且颜色变浅,无气体溢出,夹闭时患儿无呼吸困难或气促时即可酌情拔管。拔管后注意观察患儿有无胸闷、气促、切口渗液、出血、皮下气肿等,发现异常及时通知医生处理。

（五）免疫抑制剂管理

(1)严格遵医嘱正确使用免疫抑制剂,每日晨定时空腹服药,护士亲自看着患儿服药,保证服药准确性,并向患儿及家属做好用药宣教。

(2)定期测定体内环孢素 A 或他克莫司血药浓度,血药浓度维持在高限水平。

（3）免疫抑制剂不良反应的观察及护理。及时给患儿讲解各药物的不良反应，教会患儿及家属观察各种不良反应，消除恐慌。

（六）ECMO 辅助治疗下的监护要点

（1）伤口护理。严格无菌技术操作，用无菌凡士林油纱覆盖伤口，每日更换置管处伤口敷料，有出血或渗液时要及时更换，保持切口清洁干燥。

（2）观察下肢有无苍白、肿胀及足背动脉搏动情况，每班做好交接。

（3）每小时记录血流速及泵头转速，查看管路是否扭曲或有颤动，观察中心静脉压值是否上升，若有上升则可能有心包填塞、肺栓塞等，通知医生及时处理。

（4）记录 ECMO 压力。测量氧合器之前的压力，一般以不超过 300 mmHg 为原则，压力过高提示有氧合器凝固现象，易发生溶血。

（5）保持口鼻腔清洁，按时翻身，避免压力性损伤发生。

（6）妥善固定动静脉管路，合理使用镇静药物并采取有效约束固定。

（7）非必要禁止在 ECMO 管路输注液体。

（8）并发症的观察和护理：①出血，观察患儿动静脉穿刺部位及全身出血情况、血压、心率和血小板，必要时做弥散性血管内凝血全套相关项目，严密观察胸腔闭式引流的性质、量，定时挤压，保持通畅。②栓塞，每小时记录评估四肢动脉搏动情况、皮温肤色等，必要时给予小剂量肝素。③感染，严格无菌操作，加强空气消毒及感染监测，合理饮食，防止肠道感染，改善全身状态，维持水电解质平衡，纠正贫血、低蛋白血症等。④溶血，定期检查循环管路有无血栓、扭折，变温水箱及膜前压力有无异常，密切观察尿液颜色，每 6 小时行 1 次尿常规，每 4 小时测 1 次血常规，若有异常及时报告医生，可使用 5%碳酸氢钠溶液静脉滴注，碱化尿液。

（七）心理护理

（1）做好患儿心理疏导、情绪调节、安慰鼓励患儿，并列举常规病例以鼓励患儿，帮助患儿树立战胜疾病信心。

（2）协同家庭照顾者稳定患儿情绪，同时也重视照顾者对患儿情绪的影响。

（3）移植术后长期应用抗排斥药物所造成经济负担，导致患儿及家属焦虑，及时为患儿及家属讲解药物的不良反应及用药后疾病转归，帮助建立信心，降低焦虑情绪。

（八）饮食护理

（1）心脏移植术后饮食总的原则为进食高蛋白、丰富维生素、适量热能饮食，少量多餐。热能供给要适当，过高的能量供给会导致脂肪沉积，要注意控制动物脂肪，尽量减少饱和脂肪酸摄入，可摄入不饱和脂肪酸含量多的食物，能减轻急性和慢性排斥反应的发生。血糖高的患儿应进食糖尿病饮食，要进行饮食控制，并注意限制单糖的摄取。

（2）术后 1 个月内软食为主，蛋白质 1.2～1.5 g/（kg·d）为宜，脂肪小于40 g/d，少量多餐，胆固醇每日小于 300 mg，减少饱和脂肪酸摄入，维生素供给要充足，丰富维生素能改善心肌代谢和功能。1 个月以后逐步过渡到正常饮食，注意营养丰富，忌生冷、产气、刺激性食物。

（九）活动指导

患儿的康复运动均需在护理人员指导下完成，术后 1 周平卧于床上运动，病情平稳床上活动，如坐起、肺部锻炼训练、有效咳嗽、肢体活动、生活自理能力训练，年长儿逐步过渡到下床站立、协助走动到自行走动，循序渐进，帮助其尽早恢复自理能力。

（邱宏翔）

第五节　心脏移植术后常见并发症的观察与护理

一、排斥反应和血药浓度的监测

（一）心脏移植术后排斥反应

心脏移植术后排斥反应包括超急性排斥反应、急性排斥反应、慢性排斥反应。排斥反应是心脏移植受者死亡的主要原因之一。

1.超急性排斥反应

发生在血液循环恢复后几分钟或数小时，也可在 48 小时内发生不可逆性体液排斥反应，较常发生在手术台上。主要表现为心脏复跳困难，即使应用药物使其恢复跳动，但心脏收缩微弱，不能维持正常血压，无法脱离体外循环，供心表面呈现发绀、花斑。

2.急性排斥反应

急性排斥反应是目前同种异体心脏移植中最常见的一种移植免疫排斥反应，可能发生在心脏移植后任何时间，儿童心脏移植首次排斥的最大风险或即时风险发生在移植后的 1~2 个月，婴儿和幼儿的急性排斥反应比青少年更少。典型临床症状和体征包括低热、疲倦、白细胞计数升高、心包摩擦音、室上性心律失常、低心排综合征、运动耐量降低和充血性心力衰竭等。严重的排斥反应，表现为皮肤苍白、心动过速、腹痛、奔马律和少尿等。移植术后 1 年，约 64% 的儿童心脏移植受者无急性排斥反应，但移植后 1 年发生的晚期急性排斥反应往往预示着预后较差，故仔细的日常评估和护理非常重要。

3.慢性排斥反应

慢性排斥反应多发生在术后 6~12 个月，特别是 1 年以后。病程进展缓慢，往往呈隐匿性，移植物功能逐渐减退，患儿出现疲劳、呼吸困难、持续性咳嗽等症状，出现广泛性冠状动脉硬化等。

目前，尚无有效预防和治疗心脏移植术后排斥反应的措施，故重在持续监测排斥反应，患儿坚持逐年随访，以年为单位对各项指标进行综合性评价。

（1）对于年龄较小的患儿（特别是婴儿），可以考虑使用超声心动图替代侵入性心内膜心肌活检（Endomyocardial Biopsy, EMB）来监测移植后急性排斥反应。

（2）对于年龄较大的儿童，不推荐常规使用非侵入性手段（心电图、影像学或生物标志物）作为监测急性排斥反应的主要手段。

（3）护士持续关注影像学（例如超声心动图、X 线）、实验室检查结果（例如脑钠肽、肌钙蛋白 I 或肌钙蛋白 T、全身炎症反应标志物），当超声心动图发现心室收缩减弱、心室壁增厚、心脏大小的改变以及心包积液增多时，提示可能发生排异反应。

（4）应用无创排斥反应监测。随着生物科学技术的发展，探索、建立敏感特异的检查方法和客观指标，对于诊断和预测排斥反应及其转归，制定个体化免疫抑制方案具有重要意义，例如通过分析移植患者免疫系统的基因表达情况进行诊断急性排斥反应无创方法，国际心肺移植协会（The International Society of Heart and lung Transplantantion, ISHLT）指南证据级别高于 EMB。目前无创检查特异性较低,不能揭示具体的病因,尚不能替代EMB,无创检查的高敏感性和活检诊断的高特异性结合是临床监测排斥反应的方向。

（二）正确服用免疫抑制剂和监测血药浓度

（1）护士掌握不同免疫抑制剂的给药时间,根据行业指南,结合临床实际正确给药。

（2）定期收集免疫抑制剂血药浓度谷值和峰值标本。国际心肺移植协会相关指南建议心脏移植的患儿中,每日2次给药后（他克莫司或环孢素）,应监测服药后12小时血药浓度水平;当出现持续的排斥反应、对药物剂量存在怀疑或评估依从性时,应对血药浓度进行间歇性监测;ABO血型不合的患儿的免疫抑制管理和排斥反应监测类似于ABO血型相合的儿童受者。

（3）观察药物不良反应,主要包括肝肾毒性反应、胃肠道反应、骨髓抑制及感染。患儿呕吐后,不擅自补服药物,每日行血药浓度监测,据监测结果调整药物剂量。

（4）健康教育,参见本章第六节相关内容。

二、感染的观察与护理

感染是儿童心脏移植术后首年死亡的重要原因,心脏移植术后因大量免疫抑制剂的应用、患儿体质虚弱,易受病原体侵袭,加上延迟关胸、ECMO等有创操作,各种形式感染的患病率有所增加,常见的感染有细菌、病毒、真菌、原虫和其他感染,其中,细菌感染是严重感染的常见原因,约占42.5%。因此,感染重在预防,其主要护理措施包括以下几个方面。

（1）评估引起感染的危险因素,面向患儿及家属做必要的宣教。

（2）对心脏移植术后患儿实施保护性隔离措施。

（3）持续监测感染指标,及早发现及处理:①监测生命体征,每小时1次,观察感染早期征象。②术后1周内每天常规行痰培养、咽拭子培养,隔日拍摄X线胸片。

（4）任何心脏移植后出现败血症的儿童都需要使用广谱抗生素,直到确定病原体。护士需要根据不同的感染,遵医嘱合理使用药物,注意观察药物的不良反应,防止长时间用药产生的并发症:

①术后 1 个月,凝固酶阴性葡萄球菌是最常见的致病菌,通常与设备相关性感染或其他院内感染有关。因此,术后应尽快处理埋线和插管,给予短疗程抗菌药物预防纵隔和伤口感染。

②术后 6 个月内,侵袭性真菌感染在严重感染的患儿中约占 7%,最常见的是念珠菌和曲霉属真菌感染,这些都与移植前侵入性操作(如 ECMO、LVAD、开胸手术)相关,因此,ISHLT 指南建议,对于心脏移植围术期开胸和/或行 ECMO 支持的婴儿(<1 岁)应考虑静脉注射抗真菌药物预防感染。

③感染耐甲氧西林金黄色葡糖球菌的患儿应用万古霉素治疗。

④在心脏移植后最早 3 个月至最晚 24 个月应预防耶氏肺孢子虫。

(5)护士细致、认真落实到位各项常规操作,注意无菌观念、病情观察的持续应用:

①落实基础护理,如口腔、尿道口、会阴部及皮肤护理。以口腔护理为例,每天 2 次,观察口腔黏膜有无异常,如发现白斑或溃疡,及时涂片寻找霉菌。

②保持各管道穿刺口敷料干洁、无渗血,换药时,严格无菌操作,尤其胸口引流管与 ECMO 管道置管处,使用无菌手术贴膜覆盖,且做到手术贴膜紧密贴合皮肤与管道。

③尽早拔除各种有创管道并行导管尖端细菌培养,例如术后尽早拔除导尿管是预防尿路感染的最佳方法。

④各输液管道、三通接头、延长管等无菌接头不宜反复打开,以免污染。

(6)重视患儿营养支持,除静脉营养外,尽早经胃管或口进行喂养,建立正常的胃肠道菌群,增加抗感染能力。

儿童心脏移植预防和护理感染需要围术期的积极应对,术前合并感染应积极、有效抗感染治疗,术中、术后严格无菌操作,采取有效的集束化护理措施。

三、专科并发症的观察与护理

与成人不同,儿童心脏移植适应证以先天性心脏病和心肌病为主,各年龄段儿童心脏移植适应证占比不同,婴儿心脏移植适应证以复杂先天性心脏病为主,年长儿心脏移植适应证以扩张型心肌病为主。先天性心脏病心脏移植术后死亡率高于非先天性心脏病心脏移植,术后预后最差,差距主要产生于移植术后早期。先心病的具体类型同样会影响术后结果:接受一期 Fontan 手术的患儿,移植术后病死率是其他先心病患儿的 8 倍;诊断为单心室的患儿,其术后病死率是其他先心病患儿的 12 倍,故不同适应证的术后并发症有所差别。另外,ABO 血型不相容移植、应用儿童 VAD 及体质量不匹配移植等治疗策略的应用效果不同,术后并发症发生情况也有所不同。此外,儿童心脏移植术后早期和晚期并发症发生情况各有侧重。儿童心脏移植术后主要并发症的观察与护理如下。

(一)原发性移植物功能障碍

原发性移植物功能障碍(Primary Graft Dysfunction,PGD)是儿童心脏移植术后的严重并发症,主要是由于急性左心室或双心室衰竭,而非肺血管阻力过高。

当发生 PGD 时,应首先使用正性肌力药物支持,当内科治疗无效时应使用机械循环支持,通常采用 ECMO 治疗 PGD,儿童心脏移植术后的 ECMO 技术较成人更复杂,并发症更多,对护士的无菌操作技术及专业理论水平提出更高的要求。

(二)术后出血

术后出血是心脏移植术后早期常见并发症之一,可引起患儿术后早期死亡,多与外科操作有关。术中注意检查各吻合口是预防术后出血的有效措施,术后应每天监测凝血功能,及时补充鱼精蛋白,必要时给予新鲜血浆。护士密切观察患儿症状与体征,定期观察患儿瞳孔及意识情况,警惕颅内出血;观察胃液及大便性状,关注有无消化道出血征象等。

发现下列情况及时向医生汇报,以便及时再次开胸探查及止血:①由于ECMO 期间的抗凝会导致右心房及主动脉插管处潜在出血,如若胸腔闭式引流液突然减少,应警惕是否出现心包填塞征象;②术后 24 小时内,床旁胸部 X 线片示纵隔影逐渐增宽,提示有纵隔积血;或床旁彩色多普勒超声示大量心包积液,应尽快手术,取出前纵隔及心包腔内的凝血块;③凝血机制指标正常,但胸腔闭式引流量持续增多,且无减少倾向;④术后突然出现大量血性引流液,引流管手感温暖,一般为有较大出血点。

(三)低心排综合征

低心排综合征是心脏移植术后早期常见并发症,术后应用小剂量的正性肌力药物比较有益处,多巴酚丁胺和异丙肾上腺素是比较常见的选择。

当发生低心排综合征时,首先是识别临床表现,及早处置。发生低心排综合征时,可出现心率增快、血压下降、脉压变小、脉搏细弱、四肢湿冷、面色苍白、尿量减少、意识障碍、心律失常、肺水肿和中心静脉压升高等征象,如果患儿已放置血流导向气囊导管(又称 Swan-Ganz 管),可检测心排血量、心排血指数,也可通过床旁彩色多普勒超声测定心排血量。

其次是查明低心排综合征的原因,如果为急性排斥反应,可使用甲泼尼龙冲击疗法,以逆转病变过程,挽救供心。如果为采心过程中心肌发生严重损害,则须使用增强心肌收缩力的药物,有时还需配合应用主动脉内球囊反搏或 ECMO 辅助循环,以支持心功能。用药方面,加用如米力农等血管扩张剂和(或)正性肌力药物。对于供体心脏过大的情况,移植结束后延迟关胸是改善心功能最简单的方法,延迟关胸时因胸骨、肌肉及皮肤未闭合,创面长时间暴露,仅以无菌贴膜覆盖,容易导致感染、体温丧失以及纵隔移位现象,因此护士应特别注意无菌技术、观察体温以及体疗时循环是否稳定。

(四)肺动脉高压

肺血管阻力是急性供体右心室衰竭的危险因素,右心导管术可评估血流动力学参数,如肺血管阻力指数,术前护士配合医生进行仔细评估,以判断术后右心室功能不全发生的风险。若术前评估心肺血管阻力升高,那么术前需要积极采取预防措施,例如从手术室开始应用一氧化氮,避免酸中毒,提供高浓度的氧气吸入。术后早期充分镇痛、镇静,过度通气,正确使用正性肌力药物等。

(五)系统性高血压

系统性高血压是心脏移植术后十分常见的并发症,术后 24 小时内严密观察患儿血压情况。很多因素导致心血管动力过强,比如供体心脏过大、高剂量皮质激素等,此时可以合理选择静脉内血管扩张剂,护士持续观察血压、用药效果。

(六)心律失常

心脏移植术后的儿童易发生快速性和缓慢性心律失常。建立起足够的心率对于维持心排量十分重要,心房起搏最常用于控制心率,故早期可采用药物治疗,术后 1 周内静脉给予异丙肾上腺素,或安装临时心脏起搏器。

（七）肾功能不全

肾功能不全是移植患儿常见的长期术后并发症。术前慢性心力衰竭,术中体外循环的应用、术后低心排综合征等都可导致肾功能恶化,但儿童发生急性肾衰竭很少,因而很少需要透析。当发生持续性少尿时,可遵医嘱连续输注袢利尿剂和低剂量多巴胺,必要时停用钙调磷酸酶抑制剂(如环孢素或他克莫司)。

（八）消化系统并发症

消化系统并发症在儿童心脏移植术后也很常见,包括消化不良、应激性溃疡、胆囊炎、胰腺炎、胃肠道穿孔等,使用抑酸药物应持续至类固醇减量或撤药。儿童使用免疫抑制药物,特别是使用皮质类固醇时,可能会导致胃肠道穿孔。当患儿出现厌食、体重减轻或腹痛等临床症状时,护士需警惕胰腺炎,胰腺炎时可采取胰腺休息策略,直到生化检测恢复正常和临床症状消失。

（项　明）

第六节　心脏移植患儿的健康教育

一、心脏移植患儿的术前健康教育

（一）定制健康教育计划

指导患儿及家庭照顾者培养良好的生活习惯,注重个人卫生,帮助其了解心脏移植的相关知识及用药注意事项。为患儿进行全面的病史采集与检查,了解营养状况,并提供营养指导。

（二）疫苗接种

移植等待者罹患疫苗可预防性的感染性疾病风险增加,应尽一切努力确保移植等待者及家庭照顾者在移植前已按照国家相关指南完成建议接种的全部疫苗。

1.移植患儿

移植等待者应在病程早期接种疫苗,灭活疫苗和活疫苗均可在移植前接种。减毒活疫苗应在移植前至少4周接种,以确保与疫苗相关的病毒复制在移植前已消除。建议所有移植等待者接种流感疫苗,移植前应接种乙肝系列疫苗,并按照当地相关指南接种常规的四价脑膜炎球菌疫苗,确保移植前 4 周完善麻疹、流行性腮腺炎、风疹联合疫苗(Measles Mumps Rubella,MMR)及水痘疫苗(Varicella Vaccine,VV)接种,特别考虑为小于 1 岁的移植等待者在 6 个月开始接种 MMR 和 VV。对于没有移植等待者数据的灭活疫苗,应遵循国家免疫咨询委员会对一般人群提出的建议。

2.移植患儿的密切接触者

最好接种麻疹、腮腺炎、MMR 和 VV,以防止移植患儿接触野生型病毒的风险。

(三)术前指导

等待期间患儿需积极进行内科治疗,控制感染,完善各项准备。年长儿术前进行呼吸运动训练及床上大小便训练。告知家庭照顾者,为免术后监护期间患儿产生严重分离性焦虑,请提前安抚、鼓励患儿,做好心理建设。移植术后患儿需长期坚持免疫抑制治疗,需做好准备。

二、心脏移植患儿的术后健康教育

(一)术后康复指导

告知各项检查的目的及重要性,如 X 线、心电图、超声心动图、血液化验、EMB 等,监测排斥反应和血药浓度。教会年长儿深呼吸、咳嗽咳痰的方法,配合术后康复治疗。督促患儿按时服药,家庭照顾者能识别药物不良反应。免疫抑制治疗期间,应监测受者的生长和青春期发育,并注意类固醇所致骨科疾病相关体征和症状的发展。

(二)术后常见并发症的观察与识别

长期使用免疫抑制剂使得儿童移植术后感染十分常见,细菌感染是严重感染的最常见原因。不同部位细菌感染,会出现相应症状,如化脓性皮肤感染表现为红、肿、热、痛;肺部感染表现为发热、咳嗽、咳痰等;肠道细菌感染表现为腹痛、腹泻、脓血便等;中枢神经系统感染表现为头痛、肢体活动障碍等。胃肠道并发症在儿童心脏移植术后也很常见,肾功能不全是移植患儿常见的长期术后疾病。家庭照顾者需学会识别常见并发症的表现,如有异常,及时就医。

三、心脏移植患儿的出院健康教育

（一）一般自我护理

培养良好的生活习惯，正确掌握血糖、血压的监测方法。

（二）用药指导

正确识别药物的名称、作用、副作用、剂量与频次、注意事项，以及药物的正确保管方法。抗排斥药物可引起面部皮肤粗糙、色素沉着、痤疮，影响患儿外貌，需教会家庭照顾者皮肤护理的方法，避免挤压、防止感染。

（三）饮食护理

术后 3 个月内摄取高热量饮食，术后 1 年内限制钠盐摄入，少食动物内脏。

（四）活动指导

移植后的学龄儿童在身体良好的前提下可恢复上学。移植术后半年，已有稳定可靠的免疫抑制治疗方案、一般情况良好的患儿，可外出旅游。避免过度劳累，保证充足的休息与睡眠。

（五）生活指导

家中严禁饲养宠物或家禽、禁止在室内种植物。避免去人群聚集的公共场所或使用公共交通工具，如不可避免，须戴口罩与手套。教会家庭照顾者识别排斥反应征兆。

（六）疫苗接种

器官移植受者罹患感染的风险明显高于普通人群，儿童更是如此。针对移植患儿，灭活疫苗可在移植后 3~6 个月开始安全接种，但流感疫苗最早可在移植后 1 个月接种，不建议移植后接种流感活疫苗。针对移植患儿的密切接触者，其接种活疫苗对移植患儿几乎没有风险，但天花和口服脊髓灰质炎疫苗除外。灭活疫苗应作为家庭的首选，流感疫苗尤其重要，最好接种灭活的流感疫苗。

（七）定期随访

（1）随访频率。移植患儿恢复顺利，建议术后第 1 个月每 7~10 天随访 1 次，第 2 个月至术后 2 年每 14 天随访 1 次，术后第 2 年每月 1 次，2 年后每 3~6

个月 1 次,但若出现免疫抑制剂血药浓度不稳定、不良反应、感染和排斥反应等并发症,或存在棘手的医学或社会心理异常等问题,随访频率应随之增加,除常规门诊随访以外,每 1~2 年还应行进一步的临床评估。

(2)随访项目。患儿需完成完整的病史采集、体格检查,血液、尿液检测,心电图、超声心动图检查,冠状动脉造影和血管内超声或冠状动脉 CT 检查(每 1~2 年 1 次);术后 1 年内的患儿,需在术后 3 周、3 个月、6 个月、1 年复查 EMB,若可疑或已经出现排斥症状,需跟进计划外的 EMB 结果。随访还需了解患儿生活、用药及血压、血糖控制情况,根据检查结果进行药物调整,必要时返院治疗。

(王寒凝)

第七节　案例分析：儿童心脏移植护理

【诊断】

(1)扩张型心肌病;(2)心功能Ⅳ级;(3)终末期心衰。

尽管心脏外科手术在治疗严重的儿童心血管疾病方面已取得巨大进步,心脏移植仍然是某些终末期疾病的标准治疗方法。随着外科手术技术的改进以及免疫抑制剂的发展,儿童心脏移植受者术后生存率逐渐提升。

【患儿资料】

患儿,刘某,女,6 月 20 天,因"呼吸困难 18 天",以"扩张型心肌病、心功能Ⅳ级、终末期心衰"入院。患儿 18 天前出现气促,口唇紫绀,吐奶、拒奶,精神差,易烦躁,后因意识不清,经外院抢救,后意识恢复。入院后给予卡托普利抗心室重构,西地兰强心,螺内酯、氢氯噻嗪利尿及营养心肌治疗。内科药物治疗 4 个月效果不佳,心衰症状进行性加重,近期心衰症状频繁发作,维持艰难,拟行心脏移植术前评估。

【护理评估】

1.健康史

患儿平日健康状况一般,无其他手术外伤史,但起病时精神差,拒奶。

2.身体评估

患儿意识清楚,精神差,体温 36.5 ℃,脉搏 178 次/分,呼吸 30 次/分,血压

114/81 mmHg,血氧饱和度 92%,身长 76 cm,体质量 9 kg,BMI 指数 15.58 kg/m²。患儿心律整齐,心音尚可,无杂音,胸肺听诊呼吸音正常,双肺尚清,未闻及明显啰音,无胸膜摩擦感。腹部外形正常,腹部触诊全腹柔软,无压痛、反跳痛,腹部包块未触及,肝脏肋下正常,脾脏肋下未触及,肾脏未触及,双下肢不肿。

3.实验室及其他检查

(1)心脏专项评估示心功能较差,超声心电图示左室心腔球形扩大,双室壁舒缩运动弥漫性减弱,二尖瓣中至重度关闭不全,射血分数为 15%,左心室淤血。心电图示阵发房早、室早。

(2)胸部 X 线示心影增大,心胸比 0.65。

(3)移植相容性评估示患儿 ABO 血型为 O 型,单特异性抗体检测阴性。

(4)血常规检查示白细胞 15.64×10⁹/L↑、中性粒细胞 24.9%。

(5)肝肾功示天门冬氨酸氨基转移酶 45 U/L↑、白蛋白 32.5 g/L↓、球蛋白 19.2 g/L↓、尿素氮 7.83 mmol/L↑。

(6)其他如凝血功能、感染性疾病评估无特殊。

4.心理社会状态评估

患儿照顾者救治意愿强烈,但对患儿病情不太了解,担心患儿预后,家庭社会支持系统、经济条件良好。

【术前护理诊断】

(1)活动无耐力,与体循环血量减少导致心衰有关。

(2)营养失调,低于机体需要量,与长期营养物质摄入减少有关。

(3)清理呼吸道低效,与患儿体弱、无力排痰有关。

(4)潜在并发症:低心排综合征。

(5)焦虑,与疾病治疗时间长、花费大等有关。

(6)知识缺乏,患儿及家属缺乏疾病相关知识。

【术前护理目标】

(1)患儿活动量得到适当的限制,能满足基本生活所需。

(2)患儿获得足够的营养,满足生长发育的需要。

(3)患儿能顺利有效地咳出痰液,呼吸道通畅。

(4)能识别相关并发症,积极配合治疗和护理。

（5）患儿家庭照顾者能获得本病的相关知识和心理支持,较好地配合诊断检查和手术治疗。

【术前护理措施】

1.针对活动无耐力

（1）休息。保持室内空气清新,室温控制在 18~20 ℃、湿度控制在 60%。患儿卧床休息,减少活动,必要时使用药物镇静。注意被褥要轻暖,穿衣不要过多,以免引起不安和出汗;内衣应宽松,以免影响呼吸;勤换尿布,保持皮肤清洁,使患儿感觉舒适,以利于休息。治疗护理应集中进行,尽量使患儿安静,以减少机体的耗氧量。

（2）氧疗。注意观察呼吸变化,烦躁、口唇发绀等缺氧表现应及早给氧,以改善低氧血症。一般采用鼻导管吸氧,若缺氧严重出现呼吸衰竭时应使用人工呼吸器。吸氧过程中经常导管是否通畅,患儿缺氧症状是否改善,发现异常及时处理。

2.针对营养失调

（1）补充营养。给予患儿充足的营养,少量多餐。喂养患儿时应耐心,每次喂养须将头部抬高或抱起,以免呛入气管发生窒息。若进食困难,可按医嘱留置胃管进行鼻饲,或静脉补充营养。

（2）准确记录 24 小时出入量。该患儿病情危重,需准确记录 24 小时出入量,若出入量不平衡需报告医生并积极处理。同时,注意使用输液泵控制静脉点滴速度,保持液体均匀输入,避免心力衰竭加重。

3.针对清理呼吸道低效

保持呼吸道通畅,按需给患儿更换体位、拍背,促使呼吸道分泌物的排出;痰液黏稠可适当提高室内温度,以湿化空气,湿润呼吸道,也可采用超声雾化吸入;如果呼吸道分泌物多,影响呼吸时可用吸引器吸痰,以及时清除痰液,保持呼吸道通畅。

4.针对低心排综合征等潜在并发症

密切观察病情变化,注意观察患儿神志、面色、呼吸、心音、心率等变化。当患儿出现烦躁不安、面色苍白、呼吸加快>60 次/分、心率>180 次/分、心音低钝、奔马律、肝脏在短时间内急剧增大,是心力衰竭加重表现,应及时报告医生,准备强心剂、利尿剂等,做好抢救准备;若患儿出现血压偏低、面色苍白、四肢发冷、尿量减少等低循环、血容量不足的症状,警惕低心排综合征的发生,需立即处理。

5.针对焦虑与知识缺乏

做好心理护理,对患儿关心爱护、态度和蔼,建立良好的护患关系,安抚好患儿情绪,采取如鸟巢、音乐疗法等方式缓解患儿的恐惧心理。允许患儿及家长表达感情,向患儿家长解释病情和检查、治疗经过,指导他们以正确的态度对待患儿,取得他们理解和配合,并通过榜样案例帮助患儿家长树立治疗信心。另可介绍适合的基金项目缓解患儿家庭焦虑和费用问题。

【治疗过程】

患儿入院后积极完善相关检查,在全身麻醉下行心脏移植术(同种异体移植)、心脏临时起搏器植入术。术中见心脏显著扩大,左心为主,全心收缩无力,二尖瓣重度关闭不全。术后当日气管插管回重症监护室监护,持续静脉泵入多巴胺、肾上腺素维持循环,呋塞米利尿,止血抗感染等对症治疗,术后长期免疫抑制治疗,警惕畸形排斥反应、原发性移植物失功、低心排综合征、术后感染及肝肾功能不全等并发症。术后第二天拔除气管插管改温湿化氧疗,继续强心利尿处理,加强肺部理疗,加强营养支持及脏器支持治疗。

【术后护理诊断】

(1)有感染的危险,与术后服用免疫抑制剂及疾病导致机体抵抗力下降有关。

(2)清理呼吸道无效,与患儿术后插管有关。

(3)潜在并发症:低心排综合征、原发性移植物功能障碍、排斥反应等。

(4)有出血的风险,与术后使用抗凝药物和手术有关。

(5)有非计划拔管的风险,与术后患儿烦躁等有关。

(6)有皮肤完整性受损的风险,与机械因素或设备使用有关。

(7)活动无耐力,与长期卧床、活动减少有关。

(8)营养失调,低于机体需要量,与长期营养物质摄入减少有关。

(9)知识缺乏,缺乏疾病相关知识。

(10)焦虑,与担心患儿手术及预后有关。

【术后护理目标】

(1)患儿住院期间不发生感染。

（2）患儿能维持或改善呼吸状态，氧合情况较好。

（3）患儿住院期间无潜在并发症发生，或一旦发生能及时发现并处理。

（4）患儿住院期间无出血事件发生，或一旦发生能及时发现并处理。

（5）患儿住院期间无非计划拔管事件发生，或一旦发生能及时发现并处理。

（6）患儿住院期间皮肤完整无破损，或一旦发生能及时发现并处理。

（7）患儿住院期间活动耐力逐步恢复并能达到正常活动。

（8）患儿住院期间营养状态改善，达到机体需要量。

（9）患儿照顾者知晓治疗过程及护理知识。

（10）患儿照顾者焦虑情绪得到缓解。

【术后护理措施】

1.针对有感染的风险

心脏移植手术术程长、创伤大，且术后管路繁多，容易发生感染，严格执行保护性隔离。移植后患儿放置于单独的心脏移植层流重症监护病房，并由具备心脏移植的基础知识、监护能力及相应资质的医护人员进行专人专护。层流监护病房温度控制在24~26 ℃，湿度控制在40%~60%，每日用1 000 mg/L含氯制剂消毒液拖地2次，对物体表面及仪器擦拭1~2次。空气细菌培养每天1次，各物体表面每2~3天做1次细菌培养。同时，减少探视和人员走动，所有进入层流病房的物品必须消毒，接触患儿前后严格执行包括手卫生、隔离衣等保护性隔离院感要求。保持各管道穿刺口敷料干洁、无渗血，换药时，严格无菌操作。

2.针对清理呼吸道无效/低效

观察患儿呼吸道情况及血氧饱和度变化，该患儿术后早期机体肺等重要脏器和组织的氧合需求由呼吸机提供，做好呼吸机辅助呼吸状态下的气管护理，及时、正确、按需操作气道内吸引，避免呼吸机相关性肺炎的发生非常重要。本案例患儿术后循环呼吸恢复较好，术后第二日顺利脱机，脱机后持续序贯氧疗，密切关注患儿是否有喉头水肿、呼吸困难等情况发生，避免拔管后低氧血症的发生，一旦发现及时处理。肺部物理疗法是帮助有效排痰的重要辅助措施，可结合患儿病情按需使用。

3.针对潜在并发症

密切观察患儿病情是预防和及时处理潜在并发症的重要措施，也是对监护护士临床能力的考验与体现。

观察要点包括心率、血压、CVP、出血量、尿量等，识别常见的心律失常，严密观察四肢肢端颜色、温度及末梢血液，记录每小时出入量，术后早期基本维持负平衡，当尿量不达标时，及时应用利尿药物并观察效果；遵医嘱用药，根据病情调节输液速度及量，每班复核各种微量泵入血管活性药物剂量、速度，更换血管活性药物速度要快，严禁同一通道输入速度差异较大的药物，在增减血管活性药时，严密监测患儿的血流动力学变化，避免因调整了血管活性药物而造成血压的忽高忽低。本案例患儿使用肾上腺素 0.02 ~ 0.05 μg/（kg·min）和多巴胺 5 ~ 7.5 μg/（kg·min），改善心功能，使血压维持在 70/40 ~ 100/60 mmHg。

当发生 PGD 时，应首先使用正性肌力药物支持，当内科治疗无效时应使用机械循环支持，通常采用 ECMO 治疗该并发症，儿童心脏移植术后的 ECMO 技术较成人更复杂，并发症更多，对护士的无菌操作技术及专业理论水平提出更高的要求。

排斥反应是心脏移植受者死亡的主要原因之一，急性排斥反应可能发生在心脏移植后任何时间。正确识别急性排斥反应的症状，如体温升高、倦怠、乏力、呼吸困难、不能平卧、食欲减退、心律不齐等。一旦出现上述症状，高度警惕是否出现急性排斥反应，并做相应的处理。护士还需掌握不同免疫抑制剂的给药时间，正确给药，观察药物不良反应。监测药物的血药浓度时，给药前半小时抽血，根据血药浓度结果调整药物用量。本案例应用免疫抑制剂他克莫司期间，未发生上述并发症，患儿恢复较好。

4.针对有出血的风险

术后出血是心脏移植术后早期常见并发症之一，可引起患儿术后早期死亡，多与外科操作有关，术中注意检查各吻合口是预防术后出血的有效措施。若术后联合 ECMO 治疗因其需持续泵入肝素抗凝，故观察术后出血更应谨慎，早期每 2 小时监测 1 次凝血功能，稳定后每 4 ~ 6 小时监测一次，根据活化凝血时间和活化部分凝血酶原时间结果及时调整肝素用量。本案例患儿术后未联合 ECMO 治疗，术后每天监测凝血功能，及时补充鱼精蛋白，必要时给予新鲜血浆。护士密切观察患儿症状与体征，定期观察患儿瞳孔及意识情况，警惕颅内出血；观察胃液及大便性状，关注有无消化道出血征象等。

发现下列情况及时向医生汇报，以便及时再次开胸探查及止血：①由于ECMO 期间的抗凝会导致右心房及主动脉插管处潜在出血，如若胸腔闭式引流液突然减少,应警惕是否出现心包填塞征象;②术后 24 小时内,床旁胸部 X 线片示纵隔影逐渐增宽,提示有纵隔积血;或床旁彩色多普勒超声示大量心包积液,应尽快手术,取出前纵隔及心包腔内的凝血块;③凝血机制指标正常,但胸腔闭式引流量持续增多,且无减少倾向;④术后突然出现大量血性引流液,引流管手感温暖,一般为有较大出血点。

5.针对有非计划拔管的风险

患儿术后置入管道较多,包括呼吸机气管导管、心包引流管、纵隔引流管、胃管、中心静脉导管、动脉置管等,每根管道对促进患儿康复都非常重要,因此做好患儿管道的安全固定及护理具有重要意义。

(1)气管导管。每班交接气管插管深度,做好记录,妥善固定导管并给予适当约束,吸痰时严格无菌操作,吸痰时间不超过 15 秒。

(2)心包纵隔引流管。妥善固定引流管,防止反流造成逆行感染,每 2 小时记录引流量的颜色、量及性质。

(3)中心静脉导管。每天更换敷贴 1 次,观察穿刺点周围皮肤有无红肿、渗液,输液前后做好冲封管,在静脉注药、抽血时,严格消毒三通管连接处。

(4)动脉置管。严格无菌操作,预防感染,持续监测时每班至少校正 1 次,每 2 小时冲洗 1 次。

管道除安全固定外,还需保护性约束患儿、防止患儿抓扯导管基础上给予适当的镇静镇痛,一般应用右美托咪定 0.4~0.8 μg/(kg·h)和力月西 1~5 mg/(kg·h)联合治疗,防止患儿躁动增加管道脱落的风险。

6.针对有皮肤完整性受损的风险

患儿术后卧床时间长,固定仰卧位,术侧肢体制动,术后管道繁多,不宜给患儿大幅度翻身,增加术后压力性损伤的发生率。为预防压力性损伤的发生,术前对患儿易受压的骨突位置予康惠尔水胶体敷料保护,术后应用防压气垫床,患儿枕部、臀部、足跟给予水垫保护。在医嘱要求禁翻身期间,4 名护理人员适当平抬患儿易受压部位并涂抹赛肤润液体敷料。在血流动力学稳定下,尽可能定时给患儿翻身。每日使用 2%葡萄糖酸氯己定医用湿巾擦浴 1 次,保持皮肤干洁的同时还可以减少感染。

7.针对营养失调

科学喂养直接关系到患儿正常发育。本案例采用程序式喂养支持,术中留置胃管。术后联合监护室医生、消化科医生、营养师、胸外科专科护士等多学科评估患儿情况,依据患儿循环、肠鸣音、呕吐、腹泻、胃储潴留、消化道出血等指标判断进食或行肠内营养。经评估后本案例患儿行胃管鼻饲全营养配方奶后逐步过渡到经口喂养,出院时体质量 9.5 kg、身长 77 cm。

8.针对活动无耐力

运动康复是心脏康复中的重要一环。患儿活动耐力的提升需在康复治疗师等专业人员协助下进行,为其制订个性化的康复运动方案,包括主动运动和被动运动,从而促进患儿康复,需注意的是康复训练应循序渐进,根据患儿病情逐步增加活动量,减少多余的消耗。

9.针对焦虑与知识缺乏

术后家长担心患儿预后、紧张患儿病情变化的内心复杂情绪较术前更明显,做好心理护理是照护中的重要内容。允许患儿及家长表达感情,向患儿家长解释病情和检查、治疗经过,指导他们以正确的态度对待患儿,取得他们理解和配合,同时对患儿关心爱护、态度和蔼,采取如鸟巢、音乐疗法等方式安抚好患儿情绪,建立良好的护患关系。另外,通过榜样案例帮助患儿家长树立治疗信心,定期组织知识大讲堂宣教相关移植内容,缓解家长对疾病无知的焦虑感。

(申玉洁)

主要参考文献

[1] 姚琳,叶桂荣.器官移植科护理健康教育[M].北京:科学出版社,2019.

[2] 艾伦·D.柯克.器官移植学[M].朱继业,徐骁,李照,译.天津:天津科技翻译出版社,2020.

[3] 王曙红,郑一宁.器官移植科分册[M].长沙:湖南科技出版社,2012.

[4] 刘龙山,李建一,王长希.《实体器官移植等待者和接受者的疫苗接种:美国移植学会传染性疾病实践团体指南》解读[J].实用器官移植电子杂志,2021,9(4):257-260.

[5] 刘龙山,韦勇成,王长希.《儿童实体器官移植后减毒活疫苗接种国际专家

共识(2018)》解读[J].实用器官移植电子杂志,2021,9(4):261-266.

[6] Brown G,Moynihan K W,Deatrick K B,et al. Extracorporeal Life Support Organization(ELSO):guidelines for pediatric cardiac failure[J]. Asaio J, 2021,67(5):463-475.

[7] 周诚,王国华,王怡轩,等. 中国儿童心脏移植操作规范(2019版)[J].中华移植杂志(电子版),2020,14(3):136-142.

[8] 黄洁,廖中凯.中国心脏移植免疫抑制治疗及排斥反应诊疗规范(2019版)[J].中华移植杂志(电子版),2019,13(1):15-20.

[9] 廖中凯.中国心脏移植术后随访技术规范(2019版)[J].中华移植杂志(电子版),2019,13(1):24-27.

[10] Mehra M R,Canter C E,Hannan M M,et al. The 2016 international society for heart lung transplantation listing criteria for heart transplantation:a 10-year update[J]. J Heart Lung Transplant,2016,35(1):1-23.

[11] Costanzo M R,Dipchand A,Starling R,et al. The International Society of Heart and Lung Transplantation Guidelines for the care of heart transplant recipients [J]. J Heart Lung Transplant,2010,29(8):914-956.

第八章　儿童造血干细胞移植护理

第一节　造血干细胞移植概述

一、造血干细胞移植的概念

造血干细胞移植（Hematopoietic Stem Cell Transplantation，HSCT），是经全身放射治疗和（或）大剂量化疗及免疫抑制剂联合预处理，清除受者体内的肿瘤细胞、异常克隆细胞，然后将自体或异体造血干细胞移植给受者，使受者重建正常造血及免疫功能，从而达到治愈目的的一种治疗手段。造血干细胞移植按免疫学分类分为自体造血干细胞移植（autologous Hematopoietic Stem Cell Transplantation，auto-HSCT）、同基因造血干细胞移植（syngeneic Hematopoietic Stem Cell Transplantation，syn-HSCT）、异基因造血干细胞移植（allogeneic Hematopoietic Stem Cell Transplantation，allo-HSCT）。auto-HSCT 和 syn-HSCT 移植物与受者的基因不存在差异，几乎没有移植物抗宿主病（Graft Versus Host Disease，GVHD）的风险，感染概率也较 allo-HSCT 少得多，缺点是移植后复发率高。

二、造血干细胞移植的适应证

恶性疾病如恶性血液病、Ⅳ期神经母细胞瘤等；非恶性血液病如重型再生障碍性贫血、地中海贫血等；先天性遗传代谢病如黏多糖病、原发性免疫缺陷病、遗传性脑白质病等。

（张世群　张　黎）

第二节　造血干细胞移植患儿移植前评估

为确保患儿通过移植获得最大收益、最小风险,移植前患儿需接受必要的检查和评估,评估内容参见第一章第四节相关内容。

(张世群　张　黎)

第三节　造血干细胞移植患儿护理

一、预处理及护理

预处理是 HSCT 过程中的重要环节,在 HSCT 恢复早期,患儿因受预处理的影响,免疫功能受到抑制,全血细胞减少,皮肤黏膜屏障的损伤等,易导致感染。

(一) HSCT 一般护理常规

全环境保护、皮肤护理、口腔护理、会阴及肛周护理措施参见第一章第八节相关内容。心理护理主要是给予患儿心理支持,通过听音乐、看动画片、聊天等方式分散注意力,缓解紧张焦虑情绪。

(二)饮食护理常规

(1)食物新鲜、清淡、易消化、少食多餐,忌辛辣、刺激、油炸食物。

(2)食物宜蒸煮且熟透,患儿进食前还需经微波炉高火消毒 3~5 分钟。

(3)餐具一用一消毒。

(三)放射治疗的护理

(1)放疗前的护理。向患儿及其监护人介绍有关放疗的知识、注意事项、配合要点,可能出现的不良反应。放疗过程中如有恶心、呕吐、头疼、乏力、膈肌痉挛、腮腺肿大等,给予对症处理,远期的不良反应如放射性白内障、甲状腺功能低下等,消除焦虑和恐惧,积极配合治疗。摘除身上佩戴的金属饰品,避免增加放射吸收,损伤皮肤。

(2)放疗时护理。照射前半小时不进食,以免呕吐。按医生要求摆好姿势并固定不动,以确保照射剂量准确。照射完毕卧床休息半小时,减轻胃肠道反应。

(3)放疗后的护理。照射部位皮肤如出现瘙痒、红斑、脱皮、水疱、破溃等放射性皮炎的症状,通知医生进行处理。保持局部皮肤清洁干燥,每日清水清洗后轻轻蘸干,避免用刺激性药液和用力揉搓局部皮肤。照射区皮肤禁止粘贴胶布及冷热刺激。放疗期间多饮水,以增加尿量,促进放疗后的毒素排出体外。

(四)大剂量化疗护理

常用的化疗药物有白消安、环磷酰胺、氟达拉滨、兔抗人胸腺免疫球蛋白、噻替派、阿糖胞苷、足叶乙甙等,常见的不良反应有骨髓抑制,黏膜炎,心、肝、肺、肾及神经系统毒性等,用药期间严格监测患儿血常规,胃肠道反应及肝肾功能,并做好以下护理。

(1)心功能不全的观察及护理。监测心电图、生命体征、出入量。有心功能不全的患儿应卧床休息,吸氧;严格控制输液量及速度;必要时遵医嘱给予强心、利尿等治疗。

(2)药物相关性肺炎的观察及护理。观察患儿有无剧烈干咳、进行性呼吸困难。如有药物相关性肺炎,遵医嘱予皮质醇激素治疗,卧床休息、吸氧。

(3)出血性膀胱炎(Hemorrhagic Cystitis,HC)的预防。环磷酰胺预处理前一天至结束后24小时持续碱化及水化液体输注,予美司钠预防HC,鼓励患儿多饮水。

(4)中枢神经系统毒性的预防及护理。输注白消安前30分钟遵医嘱予苯妥英钠口服预防癫痫。观察患儿有无癫痫发作及白质脑病症状(意识障碍、发音障碍、癫痫发作)。癫痫发作时防止舌咬伤,必要时遵医嘱予甘露醇降低颅内压、止惊等治疗。

(5)兔抗人胸腺免疫球蛋白过敏反应的预防及护理。使用兔抗人胸腺免疫球蛋白过程中及使用后密切观察有无皮疹、寒战、高热等过敏反应,根据过敏反应严重程度遵医嘱减慢输注速度或暂停输注,予保暖、降温等对症治疗及护理。

(6)阿糖胞苷综合征的观察及护理。用药后6~12小时观察有无骨痛或肌痛、发热、全身不适、皮疹、眼睛发红等阿糖胞苷综合征表现,输注阿糖胞苷同时遵医嘱予糖皮质激素眼药水滴眼预防和治疗结膜炎、角膜炎,出现阿糖胞苷综合征时遵医嘱对症治疗。

二、儿童造血干细胞采集及护理

（一）骨髓采集与护理

（1）备血。按所需采集骨髓量备同等量的红细胞悬液。

（2）备皮。采髓前一天备皮，包括胸骨至股上 1/3 处，背部自第 4 腰椎至股上 1/3 处，需在备皮后清洁洗澡。

（3）物品准备。无菌骨髓穿刺针 4~6 支、25 U/mL 肝素液 500 mL、热合机、收集骨髓液的无菌容器、无菌血袋等。

（4）动员。采集前 1~2 小时予 0.5 mg/kg 地塞米松静脉滴注。

（5）麻醉与采髓。采用全身麻醉。采髓部位主要为髂后上棘。采集量通常以有核细胞>$3×10^8$/kg（受者）体重计算，但采髓总量要小于 20 mL/kg（供者）体重。采髓前禁食禁饮 4~6 小时。术中准确记录肝素钠的用量，其是回输干细胞时应用鱼精蛋白的重要依据。

（6）注意事项。采髓要在百级洁净手术室进行。婴幼儿供者采髓至需要量的一半时输注同型红细胞悬液补充血容量。

（二）外周血干细胞的采集与护理

正常情况下，造血干细胞存在于骨髓中特定的"壁龛"里，与周围的骨髓基质细胞、成骨细胞、内皮细胞等紧密连接，而在外周血中的含量极低，必须经过"处理"才能获得足够数量的 PBSC。使造血干细胞自骨髓释放至外周血的过程即为动员，再通过血细胞分离采集技术即可得到满足临床应用的 PBSC。目前健康供者最常用的动员剂是粒细胞集落刺激因子（Granulocyte Colony-stimulating Factor，G-CSF），而自体供者常用的动员方法是化疗联合 G-CSF 动员。健康供者和自体供者动员使用 G-CSF 的剂量通常为 10 μg/（kg·d），分 2 次皮下注射，动员 4~5 天开始采集，健康供者多数 1 次即能满足采集量，少数需次日再采集 1 次；自体供者通常需要 2~3 次采集才能满足。PBSC 动员及采集护理措施如下。

（1）供者健康评估。要求异体供者身体健康，无传染性及遗传性疾病。

（2）心理护理。告知供者捐献干细胞可能会有短期轻微不适，不会影响长期健康，血细胞通常经过 2 周就可以恢复正常水平，以减轻其紧张、焦虑情绪。

（3）饮食指导。采集前两餐，不宜吃高蛋白、油腻的食物。采集前避免流质，采集过程中少饮水。

（4）用药指导。口服补钙。G-CSF 可引起头痛、骨痛、肌肉酸痛、疲倦等症状，停药后症状消失，不能耐受者可遵医嘱予解热镇痛药，严重不良反应极少。禁服用非甾体抗炎药、阿司匹林，以免影响凝血功能。采集前 2 小时注射全天剂量动员剂。

（5）动员效果评估及采集时机选择。动员期间每日监测血常规以便评估动员效果，采集前相关细胞值要求如表 8.3.1 所示。

表 8.3.1 采集前白细胞、血小板计数及红细胞比容

供者类别	白细胞（×10^9/L）	血小板（×10^9/L）	红细胞比容（%）
健康供者	>10	>50	>18
自体	1~3	>20	>18

（6）外周血干细胞采集的注意事项及观察与护理。

①选择 autoMNC 程序（耗材 P1YA）。

②体重<30 kg 小儿备 1 U 的红细胞悬液用于采集的第一个循环充管路，以避免供者出现低血容量。

③血流速度儿童从 10 mL/min 开始，最大流速 30 mL/min，成人供者流速 50~60 mL/min。

④建议手动采集，采集过程中随时观察离心腔内白膜厚度和质地、白膜泵出情况。白膜厚度 2 mm 左右为宜，质地要松紧适宜，如果白膜太厚和（或）质地过于紧实，应下调每循环血量，反之应上调。将管路从细胞监测器中取出，手动调节白膜泵出量和白膜收集量，以减少血小板和红细胞损耗，特别是供受者 ABO 血型不合，要减少红细胞混入。

⑤以枸橼酸钠（ACD）为抗凝剂，枸橼酸钠与全血比为 1∶10~1∶13，起始为 1∶10，当处理全血量达到供者全身血容量后，可调低至 1∶12，最大为 1∶13；同时也要根据供者有无枸橼酸钠中毒症状进行调节，如供者出现手脚、口周麻木等，需调至 1∶13。

⑥采集技术要求，处理循环血量上限为 4 倍血容量，采集时间上限为 5 小时，采集密度上限为 14 天内不超过 5 次。

⑦观察枸橼酸钠不良反应,如出现手脚、口周麻木等中毒症状,适当加快葡萄糖酸钙滴速。少数供者可能出现皮肤潮红、发痒、皮疹、呼吸困难等过敏反应症状,遵医嘱予地塞米松、异丙嗪等抗过敏及其他对症治疗。

⑧观察低血容量反应,如出现面色苍白、头晕、恶心、呕吐、心率加快、血压下降等应暂停采集,饮用糖开水和吃点心,严重者静脉注射高渗葡萄糖扩容等。应防止空腹或饥饿采集。

⑨产品细胞所需数量以受者体重计算,要求如表 8.3.2 所示。

表 8.3.2　产品细胞数量要求

供者类别	CD34+细胞($\times 10^6$/kg)	单个核细胞($\times 10^8$/kg)
自体	1~2	4
异体	2~4	4~8

三、儿童造血干细胞回输及护理

输注造血干细胞需使用输血器,非低温保存外周血干细胞输注方法同一般成分血,骨髓血及冻存干细胞输注有特殊要求。如输注供受者 ABO 血型不合或冻存造血干细胞,受者可能出现短暂的溶血,常见血红蛋白尿,要观察尿色、尿量,尿量2~3 mL/(kg·h)至少 2 小时。输注完毕后碱化尿液,采集尿样送检。

（一）护理评估

评估造血干细胞的来源及保存方式,供者及受者血型。

（二）护理措施

（1）用药。回输前 30 分钟遵医嘱用异丙嗪肌内注射、静脉滴注甲泼尼龙预防过敏,静脉推注 20%甘露醇减轻容量负荷,输注冻存干细胞需静脉推注恩丹西酮预防呕吐。

（2）查对。双人查对样品袋上供者编号、采集日期及容量。

（3）观察。密切观察生命体征、尿色、尿量及有无过敏反应,前 15 分钟输注速度慢,无异常则以患儿能耐受的最快速度输注,必要时遵医嘱利尿。

（4）骨髓血输注要预防栓塞。骨髓血输注前倒挂静置 30 分钟,使其中的脂肪上浮,输注中不得摇动,每袋骨髓血输注最后约 10 mL 时应弃掉,避免输入脂肪引起肺栓塞,输完后按 1 mg 鱼精蛋白中和 100 U 肝素来计算(最大不超过 50 mg)。鱼精蛋白输注速度不宜过快,10 分钟内不超过 50 mg,以免发生低血压、心动过速、呼吸困难等不适。

(5)冻存干细胞输注护理。冻存造血干细胞需推注,前 4 分钟 3~5 mL/min,如果患儿耐受可增加速度,每袋从融化至输完在 15 分钟以内,以免二甲基亚砜对干细胞产生毒性。输注过程中常见恶心、腹部不适,指导患儿深呼吸以尽快排出二甲基亚砜。

四、感染的观察、预防及护理

(一)感染的观察

(1)严密观察生命体征变化,白细胞及中性粒细胞计数。

(2)全身皮肤黏膜有无破损或红肿等感染表现。

(3)有无咽痛、咳嗽、气急、呼吸困难等呼吸道感染表现。

(4)有无尿频、尿急、尿痛、血尿等尿路感染表现。

(5)有无呕吐、腹泻、腹痛等胃肠道感染表现。

(6)有无导管相关性血流感染的表现,中心静脉导管口有无红肿、硬结。

(二)感染的预防及护理措施

(1)执行 HSCT 一般护理常规及饮食护理常规。

(2)移植前遵医嘱用抗真菌、细菌及抗病毒等药物,清除体内潜在感染。移植前 5 天患儿常规口服非吸收性抗生素消毒肠道。移植后 1 个月至使用免疫抑制剂期间每周口服复方磺胺甲恶唑片 3 天预防卡氏肺囊虫病。

(3)遵医嘱每周常规输注静脉丙种球蛋白增加抵抗力,白细胞计数<20× 10^9/L 注射粒细胞集落刺激因子。

(4)观察患儿有无呼吸道、泌尿道、消化道、皮肤黏膜、中枢神经系统、导管相关性血流感染表现,发现患儿有感染征象时及时报告医生,遵医嘱予抗感染治疗。患儿肺部感染出现咳嗽、气急、呼吸困难时,应卧床休息,遵医嘱予雾化吸入、吸氧等。尿路感染时,遵医嘱留取尿培养,嘱患儿多饮水。胃肠道感染时,观察呕吐、腹痛情况,大便颜色、性状及量,遵医嘱留取大便培养,维持水、电解质平衡,大便后肛周涂抹皮肤保护剂。中枢神经系统感染时,遵医嘱予甘露醇降颅内压、止惊等治疗。怀疑有中心静脉导管相关性血流感染,则同时经中心静脉导管各管腔及外周静脉血进行血培养检测,必要时拔除中心静脉导管并留取导管培养。若中心静脉导管口皮肤感染,每日用阿米卡星或百多邦局部换药。

五、移植物抗宿主病的观察及护理

移植物抗宿主病是指 allo-HSCT 的患者在重建供者免疫的过程中,来源于供者的淋巴细胞攻击受者脏器产生的临床病理综合征,分为急性移植物抗宿主病(acute Graft Versus Host Disease,aGVHD)、慢性移植物抗宿主病(chronic Graft Versus Host Disease,cGVHD)、急性和慢性移植物抗宿主病重叠综合征三种。

(一)移植物抗宿主病的观察

(1)aGVHD 可以发生在移植后的各个时间段,最常发生于移植后 100 天内或减停免疫抑制剂后。aGVHD 表现为皮肤斑丘疹、腹泻、腹部绞痛、血清胆红素上升。

(2)cGVHD 主要累及器官包括皮肤、口腔、眼睛、胃肠道、肝脏、肺部、关节、筋膜和阴道等。皮肤类似扁平苔藓或硬皮病样改变;干燥口腔黏膜溃疡;眼睛干涩、畏光、烧灼及异物感,无菌性结膜炎、角膜溃疡、视力下降甚至失明;胃肠道硬化表现为食欲减退、消化不良、腹痛、腹泻、食管狭窄;肝脏主要表现为高转氨酶性肝炎、胆管炎、高胆红素血症;阻塞性肺部病变表现为呼吸困难、咳嗽、气喘;筋膜炎、关节僵硬及挛缩。cGVHD 可以仅为单器官症状,也可以广泛累及多器官。

(3)急性和慢性移植物抗宿主病重叠综合征,即 aGVHD 和 cGVHD 同时存在。aGVHD 分级标准如表 8.3.3 所示,该标准是 aGVHD 国际联盟(MAGIC)参考欧洲 GVHD 评估指南进行的分级,cGVHD 临床分级(NIH)如表 8.3.4 所示,该标准由美国国立卫生院制定。

表 8.3.3　aGVHD 国际联盟(MAGIC)分级标准

分级	累及器官			
	皮肤 (仅活动性红斑)	肝脏	上消化道	下消化道
0 级	无活动性 (红斑)皮疹	总胆红素 <2 mg/dL	无或间歇性 恶心、呕吐 或厌食	成人:<500 mL/d 或<3 次/天 儿童:< 10 mL/(kg · d) 或 < 4 次/天
1 级	皮疹面积<25%	总胆红素 2~3 mg/dL	持续性恶 心、呕吐或 厌食	成人:500 ~ 999 mL/d 或 3 ~ 4 次/天 儿童:10~19.9 mL/(kg · d) 或 <4~6 次/天
2 级	皮疹面积 25%~50%	总胆红素 3.1~6 mg/dL		成人:1 000~1 500 mL/d 或 3~4 次/天 儿童:20~30 mL/(kg · d) 或<7~ 10 次/天
3 级	皮疹面积>50%, 全身红斑	总胆红素 6.1~15 mg/dL		成人:>1 500 mL/d 或>7 次/天 儿童:> 30 mL/(kg · d) 或 > 10 次/天
4 级	全身红斑 (>50%)伴水疱 形成或表皮剥脱 (>5%)	总胆红素 >15 mg/dL		严重腹痛伴或不伴肠梗阻或便血 (无论排便量如何)

注:整体临床分级(基于最严重的靶器官受累):①0 度:无任何器官 1~4 级;②Ⅰ度:1~2 级皮肤,无肝
　　脏、上消化道或下消化道受累;③Ⅱ度:3 级皮疹和(或)1 级肝脏和(或)1 级上消化道和(或)1 级下
　　消化道;④Ⅲ度:2~3 级肝脏和(或)2~3 级下消化道,0~3 级皮肤和(或)0~1 级上消化道;⑤Ⅳ度:
　　4 级皮肤、肝脏或下消化道受累,0~1 级上消化道受累。儿童≤14 岁。

表 8.3.4 cGVHD 临床分级（NIH）系统

分级	皮肤、口腔、眼睛、胃肠道、肝脏、肺部、关节、筋膜、阴道
0 分	没有症状
1 分	没有严重功能受损，对日常活动没有影响
2 分	对日常活动有明显影响但没有残疾
3 分	对日常活动严重影响并伴有严重残疾

（二）移植物抗宿主病的护理措施

（1）护理皮肤。对 GVHD 皮肤实行分级护理，保持皮肤清洁，避免受压和挠抓。Ⅰ～Ⅲ度：干燥、瘙痒的护理方法，白细胞计数（White Blood Cell，WBC）>1.0×10⁹/L 时，使用维生素 E 乳膏；WBC<1.0×10⁹/L 时，使用消毒食用橄榄油（微波炉高火消毒 3 分钟，自然冷却后涂抹），遵医嘱予他克莫司软膏涂抹。Ⅳ度：水泡>0.5 cm，0.5% 的碘伏消毒皮肤 3 遍，用无菌注射器在水泡基底部抽取泡液，再用 0.5% 的碘伏消毒 3 遍后，无菌纱布覆盖皮肤。对皮肤破溃处，生理盐水棉球点蘸式清洗后，用 0.5% 碘伏消毒 3 遍，再用无菌油纱布覆盖。

（2）肠道护理。准确记录腹泻的次数、量。保护肛周皮肤，每次便后清洗干净，蘸干后涂抹皮肤保护剂。进食少渣半流食或禁食，同时静脉补充水、电解质及静脉高营养治疗，腹泻减轻后逐步恢复饮食。消化道出血严重者应密切观察心率、血压变化，以防出现循环衰竭。监测血常规及凝血功能，必要时遵医嘱输注成分血预防和控制出血、纠正贫血。

（3）遵医嘱使用抗移植物宿主病药物治疗并观察疗效及其副作用。

（三）免疫抑制剂的用药管理

常用的药物有环孢素、他克莫司、类固醇激素、吗替麦考酚酯、甲氨蝶呤等，注意观察药物疗效及其副作用。环孢素、他克莫司、类固醇激素、吗替麦考酚酯的用药管理参见第一章第七节。甲氨蝶呤用药期间予亚叶酸钙漱口液（生理盐水 500 mL+亚叶酸钙 12 mg）口含并吞咽一口，以减轻口腔和食管黏膜的不良反应，用药后 24 小时予亚叶酸钙肌内注射减轻其血液学毒性。

六、其他并发症的观察及护理

（一）毛细血管渗透综合征

毛细血管渗透综合征（Capillary Leak Syndrome, CLS）是多种原因造成毛细血管内皮损伤，使得毛细血管通透性增加，大量血浆蛋白进入组织间隙，出现的进行性全身性水肿、低蛋白血症、低血容量性休克、急性肾缺血等临床表现的一组临床综合征。HSCT 后的 CLS 多于移植后早期发生，可以是植入综合征的一种表现，也可以发生于严重感染、免疫抑制剂或细胞因子应用后。护理措施如下：

（1）用药护理。遵医嘱停止所有生长因子，遵医嘱予甲泼尼龙［0.5～1 mg/（kg·d）］治疗及胶体液补充血容量。

（2）病情观察。监测呼吸、心率、血压变化，准确记录出入量、体重，观察颜面四肢水肿变化。

（3）出入量护理。严格控制入量，入量大于出量者遵医嘱予利尿剂，并观察利尿效果。

（4）保护皮肤。水肿明显者预防压力性损伤，避免局部长期受压，经常变换体位，受压部位局部予软垫衬垫。

（5）促进舒适。胸腔、心包、腹腔积液者半卧位休息、吸氧。

（6）其他。必要时遵医嘱血液滤过治疗。

（二）植入综合征

植入综合征（Engraftment Syndrome, ES）是 HSCT 后在中性粒细胞恢复初期发生的一种临床综合征，表现为发热、皮疹（类似于 GVHD）、体重增加、弥漫性肺实质浸润。护理措施如下：

（1）病情观察。监测中性粒细胞计数、体重，观察体温、皮疹，有无气促、呼吸困难、发绀等表现。

（2）用药护理。遵医嘱予甲泼尼龙治疗 1 mg/（kg·d），发热时遵医嘱予降温。

（3）皮疹护理。按造血干细胞移植皮肤护理常规及皮肤 GVHD 分级护理方法。

（4）促进舒适。卧床休息，监测血氧饱和度，必要时吸氧。

（三）泌尿系统并发症

肾功能损伤是移植后常见且重要的并发症，包括急性肾损伤、慢性肾脏病、出血性膀胱炎。护理措施如下：

（1）病情观察。监测血肌酐、尿色、尿量，血压，有无尿频、尿急、尿痛等。

（2）对症护理。有 HC 者执行接触隔离，鼓励患儿多饮水，经常变换体位。遵医嘱持续予碱化、水化尿液及利尿、解痉止痛等。必要时遵医嘱留置三腔尿管行膀胱内用药及冲洗，冲洗膀胱及用药时协助患儿变换体位，使冲洗液与膀胱内壁充分接触以发挥冲洗疗效。

（四）溶血的观察及护理

溶血主要是移植后血型不合导致的溶血和自身免疫性溶血，表现为贫血、血红蛋白尿、黄疸，可伴有肾功能损害。护理措施如下：

（1）观察患儿尿色、尿量，遵医嘱碱化、水化尿液，指导患儿多饮水。

（2）观察患儿面色、口唇、甲床苍白程度，血红蛋白<80 g/L 时，遵医嘱输注红细胞悬液、卧床休息、吸氧。

（3）观察患儿皮肤巩膜黄疸程度。

（五）肝窦阻塞综合征

肝窦阻塞综合征（Sinusoidal Obstruction Syndrome，SOS）是骨髓移植后早期严重的肝脏并发症，SOS 多在移植后 10~20 天发生，多以高胆红素血症为首发表现，伴有肝脏增大、右上腹压痛、腹水、体重增加等，门脉高压的表现多在胆红素升高后4~10 天内出现。护理措施如下：

（1）监测肝功能、尿量、体重、腹围，控制水电解质平衡。

（2）腹水明显者半坐卧位休息，减轻压迫症状，抽取腹水的患儿注意观察穿刺点有无渗血渗液。腹水迅速增加且伴肾功能不全的患儿，遵医嘱予血液透析/滤过治疗。

（3）遵医嘱予利尿、止痛等对症治疗。

（4）重度 SOS 的患儿需使用去纤苷治疗，注意观察其不良反应，出血及低血压。

（六）移植后淋巴增殖性疾病

移植后淋巴增殖性疾病（Post-Transplant Lymphoproliferative Disorder，PTLD）是指接受实体器官移植或 HSCT 后的患者由于免疫抑制而发生的一组由良性淋巴组织增殖到恶性肿瘤的淋巴系统增殖性疾病。其发病与受体免疫功能抑制和 EB 病毒感染相关，PTLD 发生的中位时间为移植后 4~6 个月，临床症状主要表现为发热、肝脾淋巴结肿大、体重下降、食欲减退、疲劳、败血症以及多器官功能障碍。护理措施如下：

（1）观察体温、肝脾淋巴结，监测血常规，EB 病毒检测。

（2）遵医嘱予利妥昔单抗、供者或第三方 EBV-CTL，减停免疫抑制剂等治疗，并观察药物副作用。

（3）予以患儿及陪护心理支持，使其采取积极理性的态度面对。

（张世群　张　黎）

第四节　造血干细胞移植患儿的健康教育

一、入仓前健康教育

（1）物品准备。所有物品需彻底清洁、干燥，经过消毒处理后方可进入层流室。

（2）身体准备。患儿剃光头，陪护剪男式短发，入层流室前晚彻底清洁全身，特别是耳朵、腋下等皮肤皱褶处。

（3）移植相关知识教育。告诉患儿及家属造血干细胞移植相关知识及治疗流程，移植治疗不同阶段的配合要点，使患儿和家属对治疗全程有较好认知。

二、入仓后健康教育

（1）维持无菌环境，保持室内及床单位整洁、地面清洁干燥，如有污染立即消毒。

（2）教会患儿及陪护者正确使用设施，如床栏、传递窗等。

（3）指导陪护者协助患儿生活护理：①每日准确测量并记录患儿体重，早上起床解便后、进食前称体重。②记录出入量。使用量杯、电子秤准确测量并记录患儿摄入物、排泄物、呕吐物的名称、性状、量及时间。③清洁护理。协助患儿口腔卫生、皮肤清洁。④中心导管护理指导。避免中心静脉导管意外脱落，颈部勿大幅度转动，以防缝线断裂；使用导管固定贴等妥善固定导管；约束婴幼儿手臂防止抓脱导管；防止导管扭曲、受压；发现导管内有回血，敷料有潮湿、松动、污染等立即通知护士。

（4）告知患儿及陪护者预处理、造血干细胞回输、造血及免疫重建等过程中可能出现的并发症及治疗护理措施。

三、出院健康教育

（一）预防感染

（1）居住环境管理。患儿居住环境空气消毒每日 1 次，物体表面、地面每日湿式清洁除尘；房间每日通风两次，温度 20~22 ℃，湿度 50%~60%；不养宠物、花草，不用地毯。

（2）饮食管理参见本章第三节相关内容。

（3）个人卫生。接触患儿前需洗手；患儿进食后立即漱口，进食固体食物后及睡前、晨起刷牙；保持会阴部及肛周清洁干燥，大便后清洗肛周皮肤；床上用品每周更换，经常更换外衣，每日更换内衣。

（4）外出防护。移植后早期减少不必要的外出和不必要的人员接触，如需就诊随访，要佩戴口罩和防晒；移植 3 个月后，根据患儿具体情况，选择人少、空气新鲜、温度适宜的地方外出活动。

（二）用药及随访

（1）用药。按时服用抗排异药物；每周服用复方磺胺甲恶唑片 3 天预防卡氏肺囊虫感染。

（2）随访。出院后 3 个月内，每周随访 1 次；3 个月后，根据恢复情况，两周随访 1 次；1 年后若情况稳定，1 年随访 1 次；若出现发热、皮疹、腹泻、气促等情况随时就诊。

（3）预防接种。HSCT 患儿应被视为从未免疫接种过的人。移植后一般一年左右可以开始接种疫苗，还要根据患儿是否继续接受免疫抑制治疗、免疫重建情况综合评估。一般从灭活疫苗开始接种,需慎重考虑活疫苗接种。

(姚　娟)

第五节　案例分析：儿童造血干细胞移植护理

【诊断】

(1)混合细胞性白血病;(2)移植物抗宿主病Ⅲ度(肠道)。

造血干细胞移植是治疗儿童恶性血液病、骨髓衰竭性疾病以及部分原发性免疫缺陷、遗传代谢病的有效方法。而 aGVHD 是其严重并发症,是导致移植失败甚至死亡的重要危险因素之一。其中肠道 aGVHD 病情进展快,临床症状重;有效的观察及护理,可提高患儿的移植成功率。

【患儿资料】

患儿,叶某,男性,7 岁 9 月,因"确诊混合细胞性白血病 10 月,复发 6 月,拟行造血干细胞移植"入院。入院后予以完善移植前相关检查并清除潜在感染及抗感染治疗,行塞替派+白消安+环磷酰胺+兔抗人胸腺免疫球蛋白方案预处理后完成造血干细胞回输(高分 7/10 相合,供者血型 A/RH+,患者血型 O/RH+)。期间予以成分血输注、泰能+万古霉素+卡泊芬净等联合抗感染,回输前后予环孢素、吗替麦考酚酯、甲氨蝶呤及巴利昔单抗、布地奈德等预防和治疗 aGVHD,生长抑素、卡络磺钠止血,优思弗利胆、维嘉能保心、奥美拉唑护胃,禁食期间予以补钾、补钙、营养液输注等对症治疗。

【护理评估】

1.健康史

患儿于回输后第 11 天出现腹泻,伴呕吐及腹部绞痛,腹泻症状由轻到重,大便为褐绿色水样便,含黏液,初始腹泻量 500~800 mL/d,4~6 次/天,逐渐加重;回输后第 20 天,出现大便带血丝及血凝块,腹泻量>1 000 mL/d,止泻药物和抗生素治疗无效。回输后第 25~29 天出现入量小于出量 500 mL 以上,有乏力、腹胀、夜尿增多等情况。移植期间无头昏、头痛、视物模糊、惊厥、昏迷,无骨关节肿痛,无进行性面色苍白及鼻衄、齿龈出血等情况。

2.身体评估

患儿意识清楚,体温 36.6 ℃,呼吸 22 次/分,脉搏 100 次/分,血压 91/52 mmHg,血氧饱和度 96%,身高 113 cm,体重 15.8 kg。面色稍苍白,双侧口角及颊黏膜均可见破溃,双侧呼吸音对称,双肺呼吸音粗,未闻及湿啰音。诉腹痛,按揉后可稍缓解,肛周皮肤无发红及破溃,肢端暖。

3.实验室及其他检查

(1)血常规:白细胞 $1.64×10^9$/L↓、血红蛋白 85 g/L↓、血小板 $35×10^9$/L↓。

(2)大便隐血++。

(3)肝肾功+电解质:总钙 1.99 mmol/L↓、钾 2.8 mmol/L↓、白蛋白 28 g/L↓。

(4)胸部 CT:双肺病变较前稍吸收,右侧少量胸腔积液。

(5)心脏超声:房间隔缺损(卵圆孔型)。

(6)胃镜:霉菌性食管炎,抗真菌治疗后好转。

(7)肠镜组织活检检查:回盲部肠黏膜慢性炎症伴腺上皮凋亡。

4.心理社会评估

因前期骨穿、腰穿等各种有创操作导致患儿存在恐惧心理,出现腹泻、血便时就更加紧张,患儿本身及家属对其预后丧失信心。

5.风险评估

疼痛评估(脸谱评分法)4~6 分,中度疼痛;营养评估(STAMP 评分表)4 分,高风险。

【护理诊断】

(1)疼痛,与疾病有关。

(2)排便异常,腹泻,与移植物抗宿主反应及化疗药物毒副作用有关。

(3)体液/电解质/酸碱失衡,与长时间禁食及大量腹泻有关。

(4)口腔黏膜受损,与化疗药物有关。

(5)营养失调,低于机体需要量,与长时间禁食、疾病消耗有关。

(6)焦虑,与疾病治疗时间长、病情变化快等有关。

(7)潜在并发症:肝静脉闭塞病。

【护理目标】

(1)患儿无明显哭闹,处于安静舒适状态。

(2)患儿出院时大便恢复正常。

(3)维持患儿机体体液及电解质平衡。

(4)口腔黏膜光滑,无红肿、出血、疼痛不适。

(5)改善原有营养失调状态,营养供给能满足生理需要。

(6)情绪稳定,积极配合治疗。

(7)住院期间不再发生或一旦发生并发症能及时发现并处理。

【护理措施】

1.针对疼痛

(1)评估疼痛的性质及严重程度。

(2)保持室内环境安静、舒适,取可减轻疼痛的舒适体位。

(3)治疗及护理集中进行,动作轻柔,通过讲故事、游戏等转移其注意力。

(4)必要时遵医嘱使用镇痛药物。

2.针对排便异常

(1)观察并记录患儿腹泻次数、性状、颜色、气味、量等,并及时送检。

(2)调整饮食,去除造成腹泻的饮食原因。

(3)观察有无脱水情况。

(4)做好肛周皮肤的护理,做到大便后及时清洗,注意动作轻柔,不要用力擦洗,可采取氧气吹肛周的方式,促进清洗后皮肤快速干洁。

(5)遵医嘱给予抗排斥药物、肠黏膜保护剂、修复肠黏膜药物等。

3.针对体液/电解质/酸碱失衡

(1)监测患儿意识、精神状态、生命体征、血氧饱和度及末梢循环情况。

(2)监测体重、遵医嘱记录24小时出入量,关注与体液平衡相关的血液检验报告。

(3)观察有无体液丧失、脱水征兆(尿量、皮肤弹性、黏膜干燥等),遵医嘱用药。

4.针对口腔黏膜受损

(1)观察并记录患儿的口腔黏膜、牙龈、唇、舌的情况及口腔唾液 pH 值的变化,必要时做咽拭子培养。

(2)指导进餐后立即漱口、刷牙,根据口腔 pH 值及咽拭子培养结果选择漱口液含漱,如 pH 值≤6.5,采用 3%碳酸氢钠、制霉菌素杀灭真菌,粒-巨噬细胞集落刺激因子促进口腔黏膜炎的修复与再生等。

（3）食物和饮水温度适宜,避免过烫、过冷、刺激性食物。

5.针对营养失调

（1）加强营养状况评估及出入量管理。

（2）根据肠道情况指导调整饮食结构,必要时以静脉高营养治疗。

（3）向患儿及家属讲解禁食期间营养的注意事项,取得家属理解与配合。

6.针对焦虑

多与患儿及家属交流,多关心患儿病情,体谅其负性情绪,采取同伴支持或讲解成功案例及最新治疗进展,增强战胜疾病信息。为患儿申请救助基金等。

7.针对潜在并发症（肝静脉闭塞病）

（1）每日测量患儿腹围和体重,准确记录出入量,观察有无腹胀及生命体征变化,并详细记录。

（2）VOD/SOS 的轻型患儿予支持治疗多可自愈,中、重型患儿宜尽早遵医嘱行药物治疗。

（3）对症治疗,包括限水、限钠、补充白蛋白及输注血浆、维持水电解质平衡等。

（4）肾衰患儿可考虑血液透析治疗,经颈内静脉肝内门体分流术可缓解腹水情况。

（潘小容）

主要参考文献

[1] 黄晓军.实用造血干细胞移植[M].2 版.北京:人民卫生出版社,2019.

[2] 崔焱,张玉侠.儿科护理学[M].7 版.北京:人民卫生出版社,2021.

[3] 李小寒,尚少梅.基础护理学[M].7 版.北京:人民卫生出版社,2022.

[4] 王卫平,孙锟,常立文.儿科学[M].9 版.北京:人民卫生出版社,2018.

[5] 李秋.儿科临床手册[M].北京:人民卫生出版社,2014.

第九章　儿童器官移植术后重症监护

第一节　儿童重症监护病房概况

儿童重症监护病房（Pediatric Intensive Care Unit，PICU）作为治疗和护理器官移植术后患儿的主要区域，必须具有与人体器官移植术后监护工作相适应的场地、设备设施、人员配备，以及单独的移植 PICU 区域。

一、环境准备

（一）病房设置

儿童移植 PICU 病区应相对独立成区，宜分为医疗区域、辅助区域、污物处理等区域。医疗区域应分保护区和普通区，各区应有明确的分区标识和管理细则。其设置应符合《重症医学科建设与管理指南（试行）》要求，科室建筑布局、功能流程合理，达到Ⅲ级洁净辅助用房标准。器官移植术后重症监护病床数量原则上不少于移植病区床单元数量的 20%，其中开展肝脏、心脏、肾脏移植技术至少各设置 1 张重症监护单间病床。按照《人体器官移植技术临床应用管理规范》规定，移植 PICU 病床使用面积不得少于 9.5 m²，建议 15～18 m²，床间距应在 1 m 以上，单人病室每床使用面积建议为 18～25 m²，保护区应设有适于隔离的房间和符合国家标准（WS/T 313—2019）要求的手卫生设施，所有出水口应安装水过滤装置，器官移植术后患儿建议入住单间进行保护性隔离，有条件的监护病房可在移植病房入口处设置缓冲间，供更衣和洗手用。

（二）病室清洁消毒

（1）物表消毒。移植 PICU 病区内墙、地面、门窗、玻璃、家具使用清水擦拭，然后用 1∶80 含氯消毒液（有效氯含量 600 mg/L）消毒或用一次性消毒湿纸巾擦拭。

（2）空气消毒。所有物品到位后，封闭房间，开启动态消毒机 2 小时/次，2 次/天（采用洁净技术病室除外），患儿入室前，进行环境卫生学监测，要求空气培养无细菌生长，合格后方可进入。

（3）物品消毒、灭菌。被服高压灭菌，床垫、枕芯、被褥等用床单位消毒机消毒；一次性物品不得复用；可重复使用物品需经清洁、消毒（灭菌）后使用；口服药物经紫外线消毒，静脉药物及肌注药物使用消毒湿纸巾擦拭；食品经微波炉加热消毒后食用；患儿所有物品如书刊、毛巾、床上用品、电子产品均应消毒或灭菌后送入。

（4）病房管理。儿童重症监护移植病房房门应处于常闭状态；室温保持在 18~24 ℃，湿度 50%~60%。有条件的移植监护室无菌物品和污染物品的传递通道应严格分开，同时减少工作人员进入无菌间时带进细菌；禁止在室内摆放干花、鲜花或盆栽等。

二、物品准备

病床、无菌物品、适量备用药物及物品应定点定位放置。生活用品、卫生用品入柜或放入整理箱，入室物品需脱去外包装，诊疗用具专人专用，如听诊器、血压计等；移植重症监护病房入室准备区需常备无菌隔离衣、一次性鞋套、一次性帽子、一次性外科口罩、一次性手套等防护装备。

三、仪器准备

儿童移植 PICU 需配备呼吸机、多功能心电监护仪、无创心功能监测仪、除颤仪、起搏器、注射泵、吸引器等重症监护必要的设备设施；空气净化消毒机等消毒设备；便携式脑电图、便携式床旁彩超、体外膜肺氧合（Extracorporeal Membrane Oxygenation，ECMO）、连续性血液净化设备、彩色多普勒超声诊断设备、纤维支气管镜、脑电仿生刺激仪等治疗和检查设备。

四、人员准备

儿童移植 PICU 需组建器官移植术后医疗护理专业小组,其中护理小组成员需具备护理器官移植术后患儿的相应资质。

（一）成员组成

取得儿童重症监护专业岗位培训证书的执业护士。

（二）工作内容

主要负责器官移植患儿的术后监护、治疗、饮食、康复等。

（三）器官移植术后监护资格准入制度

(1)具有良好的职业道德和责任心。

(2)学历本科或大专,从事 PICU 护理工作 3 年以上,具有良好的儿童重症监护理论基础。

(3)熟练掌握器官移植术后各种并发症的观察和处理。

(4)熟练掌握器官移植术后急慢性排斥反应的观察和处理。

(5)熟练掌握器官移植术后饮食、活动管理。

(6)熟练掌握各种免疫抑制剂的使用方法及毒副作用的观察和处理。

(7)熟练掌握保护性隔离患儿房间的消毒隔离技术及措施。

(8)熟练掌握有创血压、中心静脉压的监测。

(9)熟练掌握小儿心肺复苏抢救技能及医护团队配合技巧。

(10)熟练掌握器官移植术后各种引流管的观察和护理。

(11)能密切观察患儿,一旦出现病情变化能及时报告,妥善处理,确保患儿安全。

(12)该技术能力每 2 年复评一次,复评不合格者需培训考核合格后方可上岗。

五、入室要求

(1)患有或疑似患有传染性(感染性)疾病的医务人员不得进入器官移植监护病房。

(2)由器官移植术后护理专业组成员对患儿实施管理,限制人员进出,无关人员谢绝入内,尽量减少其他人员进出移植监护室次数。

（3）禁止无关人员探视、参观。

（4）进入移植监护室前,必须换鞋或穿鞋套,戴口罩、帽子,穿工作服、穿隔离衣;口罩使用超过4小时更换,当口罩潮湿或有污染时立即更换。

（5）进入移植监护病房前应严格执行手卫生。

（6）进入移植监护病房后,医护人员严格遵守无菌制度和无菌原则,严格执行无菌技术及诊疗操作规范。

（邓　星　蒋　瑶　周恒宇）

第二节　重症监护病房移植患儿的监护及护理

一、移植患儿的交接

儿童移植患者存在病情复杂、用药种类多、侵入性导管多、护理风险大等情况,术后手术室和PICU、转科时PICU和病房需进行交接的内容繁多,为了保证交接信息的完整性,需规范床旁交接流程。临床上儿童移植患者的交接常使用SBAR（现状Situation、背景Background、评估Assessment、建议Recommendation）标准化沟通模式,通过专用的SBAR患儿交接单和规范的床旁交接流程,可以使护理人员快速、全面掌握患儿的病情。SBAR沟通模式简化为四个字:情、景、评、议,对加强床旁交接的有效性、降低护理不良事件风险具有重要作用。

（一）SBAR交接单

儿童移植患者SBAR交接单包括以下内容:

（1）S（现状Situation）。包括患儿基本信息、转入或者转出时间、转入或者转出诊断、手术名称、主要治疗经过、隔离措施等。

（2）B（背景Background）。包括既往病史、过敏史（药物和食物）、宗教信仰、医嘱等。

（3）A（评估Assessment）。包括:①生命体征:心率、心律、呼吸、血压、氧饱和度、体温。②术中情况:麻醉方式、麻醉情况、手术经过、移植术式、出血和输血补液情况。③气管插管:气管导管型号、深度、类型、是否带有气囊。④瞳孔:

瞳孔大小和光反射。⑤意识:判断患儿的意识水平。⑥皮肤:皮肤有无异常,有无压力性损伤。⑦四肢活动:四肢活动是否正常。⑧深静脉血栓:有无深静脉血栓。⑨动静脉通道:动静脉通畅情况和位置。⑩引流管:引流管名称、通畅情况、置入时间、深度(有深度的引流管)。⑪异常报告值:异常报告结果及处理情况。⑫转科带药:带入药品的名称、剂量、使用方法、剩余量等。⑬复苏史:有无心肺复苏,有无电除颤。

(4)R(建议 Recommendation)。根据患儿病情提出的治疗建议。

（二）交接流程

除了 SBAR 交接单,还需具有规范的交接流程,在精简交接流程的基础上,确保交接内容的准确完整。

1.手术室交 PICU 流程

(1)手术室电话通知。可使用电话记录单记录患儿的基本信息和准备要求。

(2)PICU 病床准备、用物准备。根据移植患儿的消毒隔离制度和术后监护要求准备床单位和用物。

(3)交接患儿情况。根据 SBAR 交接单上的内容逐个交接,并进行病历资料和物品交接。完成一项内容交接即在相应的位置打钩,所有内容交接完毕后手术室和 PICU 的医生和护士分别签署转入、转出时间及姓名。

2.PICU 交病房流程

(1)与病房确定床位。电话通知病房转出患儿的基本情况和准备要求,确定转出时间。

(2)病房准备床单位、用物。根据移植患儿的消毒隔离制度和病情进行相应的床单位和用物准备。

(3)交接患儿情况。根据 SBAR 交接单上的内容逐个交接,并进行病历资料和物品交接,所有内容交接完毕后 PICU 和病房的医生和护士分别签署转入、转出时间及姓名。

二、各个系统的监测和护理

完善的移植围手术期护理对于儿童移植患者应对移植手术创伤及术后恢复具有非常重要的意义,移植科、手术室、PICU 应制定系统的护理方案,通过充分的术前准备、完善的术中护理、严密的术后监测及精心护理,促进移植患儿恢复。

(一)循环系统的监测及护理

1.心率、节律的监测

(1)使用多功能监护仪进行心率和节律的监测,选择 R 波向上,P 波显示清楚,QRS 波幅大的心电导联监测,通常选择 Ⅱ 导联,便于观察心率和节律。

(2)心率过快过慢均会影响心排量,因此当出现心率增快或者减慢时需查找原因并进行对症处理。不同年龄小儿心率的正常范围如表 9.2.1 所示。

(3)注意观察患儿心律失常的出现,在心电监护仪上了解心率计数的动态变化情况,根据心电图诊断标准,明确分析各种心律失常。

表 9.2.1　不同年龄小儿心率正常范围

年龄	清醒时心率(次/分)	安睡时心率(次/分)
新生儿	100~180	80~160
婴儿	100~160	75~160
幼儿	80~110	60~90
学龄前儿童	70~110	80~90
学龄期儿童	65~110	60~90
青少年	60~90	50~90

2.血压监测

(1)有创血压(Invasive Blood Pressure,IBP)。进行 IBP 监测时注意测压传感器校零(校零时传感器与患儿右心房中点在同一个水平),IBP 测压管路需定时使用生理盐水或肝素水冲洗以保持通畅,管道内不允许有气泡和血块;注意评估有无拔管指征,术后血流动力学稳定后尽早拔管。

(2)无创血压(Non-invasive Blood Pressure,NIBP)。测量 NIBP 时,选用适宜的袖带,袖带宽度需要覆盖小儿上臂长度的 1/2~2/3,选取合适的位置(袖带边缘距肘窝 2~3 cm)测量,手臂与右心房处于同一水平,松紧合适,连续测压 2 小时需松解袖带或者更换对侧上肢测压。不同年龄小儿的血压正常范围如表 9.2.2 所示。

表 9.2.2　不同年龄小儿血压正常范围

年龄	收缩压(mmHg)	舒张压(mmHg)
新生儿	60~90	20~60
婴儿	87~105	53~66
幼儿	95~105	53~66
学龄前儿童	97~112	57~71
青少年	112~128	66~80

3.中心静脉压监测

(1)中心静脉压(Central Venous Pressure, CVP)监测通过中心静脉导管(Central Venous Catheter, CVC)进行, CVC 通常的穿刺部位为颈内静脉(首选)、锁骨下静脉、股静脉。CVP 反映全身有效血容量及右心功能,正常值为 8~12 cmH_2O(0.8~1.2 kPa),监测过程中注意定期校零(校零时传感器与患儿右心房中点在同一个水平,患儿处于安静状态)。CVP 值受多种因素的影响,如补液速度过快、心功能不全、有效血容量不足或过多等,单看 CVP 值意义不大,观察 CVP 的动态变化意义较大。

(2)CVP 的监测应结合血压(Blood Pressure, BP)的改变,以提示患儿心功能和容量情况。CVP 与 BP 同时监测的临床意义如表9.2.3 所示。

表 9.2.3　CVP 与 BP 同时监测的临床意义

CVP	BP	原因	处理原则
低	低	血容量严重不足	充分补液
低	正常	血容量不足	适当补液
高	低	心功能不全/血容量相对过多	强心、舒张血管
高	正常	容量血管过度收缩	舒张血管
正常	低	心功能不全/血容量不足	补液试验

4.心功能监测

(1)无创心功能监测。

①根据患儿术后病情,必要时进行无创/有创心功能监测。在无创心功能

监测时要准确按照仪器使用步骤进行监测,监测过程中定期对电极进行检查,注意保持颈、胸部电极处皮肤的清洁和干燥,防止汗液和污染物致使电极脱落而导致监测失败,经常查看皮肤有无过敏、起疱或者溃烂,如有发生,可进行间隙监测。

②随时观察与记录以下参数:心输出量(Cardiac Output,CO)/心指数(Cardiac Index,CI)、每搏射血量(Stroke Volume,SV)/每搏射血指数(Stroke Index,SI)、全身血管阻力(Systemic Vascular Resistance,SVR)、胸腔液体含量(Thoracic Fluid Content,TFC)、每搏量变异度(Stroke Volume Variation,SVV)等。

(2)有创心功能监测。

①有创心功能监测常使用脉搏指示持续心输出量(Pulse-indicated Continuous Cardiac Output,PiCCO)监测,PiCCO监测需用一根CVC管道和动脉管道,CVC一般选择颈内静脉或锁骨下静脉,动脉可选择股动脉或腋下动脉,儿童多选择股动脉。

②PiCCO监测要使用PiCCO专用动脉导管和配套的测压套件,注意正确连接压力测量导线于CVC上,按照仪器上的操作提示,从CVC内注入冰盐水(<8 ℃),重复进行3次热稀释测量定标;在测量界面基线稳定后匀速注入冰盐水,注射时间在5秒以内,注入量根据患儿的体重和胸腔内液体量进行选择;注射完毕后关闭连接阀,测量结果出现后方可触摸或移动患儿导管;至少每8小时用热稀释法进行校正1次,病情变化或者测量参数变异较大时及时重新校正,测压、采血、校正零点等操作注意防止空气进入测压系统;注意观察留置导管穿刺部位有无渗血、血肿、有无缺血和栓塞,更换敷料时无菌操作并防止导管滑出;静脉连接导管不能抽回血,以防静脉传感器发生堵塞;注意评估有无拔管指征,术后血流动力学稳定后尽早拔管。

③每班观察并记录参数,CI、每搏量指数(Stroke Volume Index,SVI)、全心舒张末期容积指数(Global End-diastolic Volume Index,GEDI)、全身射血分数(Global Ejection Fraction,GEF)、心功能指数(Cardiac Function Index,CFI)、系统血管阻力指数(Systemic Vascular Resistance Index,SVRI)等。

5.评估末梢灌注

评估患儿皮肤温度、皮肤颜色、毛细血管再充盈时间(Capillary Refill Time,CRT)。CRT的评估,患儿取平卧位,使身体各部位基本与心脏处于同一水平,抬高肢端,用手指压迫患儿足底等皮下组织表浅部位,片刻后去除压力,观察局部皮肤颜色变化,撤除压力后,局部皮肤颜色由白转红的时间≤2 秒为正常,>3秒说明循环功能障碍。

6.液体管理

术后补液使用微量泵 24 小时匀速输入,根据患儿病情制定每日液体管理目标,进行精准液体管理,计算每小时尿量,详细记录出入量,观察有无脱水及水电解质紊乱,每日监测电解质,及时处理液体失衡;保证出量,选择合适的利尿剂和剂量。

（二）呼吸系统的监测及护理

1.呼吸频率和节律

（1）呼吸频率。小儿年龄越小,呼吸频率愈快,应对额外负担时的储备能力较成人差。不同年龄小儿呼吸频率正常范围如表9.2.4 所示。

（2）呼吸节律。婴幼儿因呼吸中枢发育不完善,呼吸运动调节功能较差,易出现呼吸节律不齐、间隙呼吸及呼吸暂停等,移植术后患儿需密切监测呼吸节律,发现有节律不齐时及时进行处理。

表 9.2.4　不同年龄小儿呼吸频率正常范围

年龄	呼吸（次/分）
新生儿	40~45
1 岁以内	30~40
1~3 岁	25~30
4~7 岁	20~25
8~14 岁	18~20
15 岁以上	18

2.呼吸方式

正常婴幼儿呈腹（膈）式呼吸,7 岁以后大多数为胸腹式呼吸,少数移植术后患儿会出现呼吸方式异常,此类患儿需要密切观察其呼吸方式。

3.呼吸音

移植术后患儿常常戴气管插管,听诊呼吸音需分别听诊前胸、后胸、背部,双侧对称部位交替听诊,并作对照,评估双侧呼吸音是否对称并识别异常的呼吸音。

4.经皮血氧饱和度

影响血氧饱和度监测的因素有局部皮肤颜色、末梢灌注状况、皮肤角化层的厚度、指甲污染或有颜料覆盖等,监测时要去除这些影响因素以保证数值的准确性;宜选择合适的血氧饱和度探头,定时更换监测部位,防止局部持续受压。

5.血气分析

移植术后患儿需进行血气分析检查,监测血液酸碱度(Potential of Hydrogen,pH)、血二氧化碳分压(Partial Pressure of Carbon Dioxide,$PaCO_2$)、血氧分压(Partial Pressure of Oxygen,PaO_2)、标准碳酸氢盐(Standard Bicarbonate,SB)、碱剩余(Base Excess,BE)及电解质等的变化,有助于对病情进行全面而又准确的判断。使用专用的血气采集针采集标本,采集部位应尽量远离输液部位,采集时注意无菌操作,标本采集完毕后及时排气封闭,尽快送检,对于异常结果要结合临床分析,判断其真实性,必要时复查。

6.胸部 X 线片

移植术后患儿进行胸部 X 线片检查可以评估患儿肺部情况、气管插管深度、CVC 深度,进行检查时注意保持去枕平卧,用沙袋固定头部使患儿头颈部处于中立位,胸前不要有遮挡,以保证胸部 X 线片检查结果的准确性。

7.评估患儿的气管插管

(1)通过听诊呼吸音、观察胸廓起伏、胸部 X 线片评估患儿的气管导管深度是否合适;每班交接呼吸机参数与气管导管深度,并做好记录。

(2)勤翻身,使用机械辅助排痰机予以患儿胸部物理疗法,按需吸痰以保持呼吸道通畅,吸痰时严格无菌;加强呼吸功能锻炼,防止肺泡塌陷、肺不张的发生。

(3)正确连接呼吸机管路,妥善固定气管插管,注意气体湿化;及时更换浸湿的胶布,遵医嘱适当使用镇静镇痛剂,以预防非计划性拔管的发生;注意评估有无拔管指征,条件成熟时尽早撤离。

(4)预防呼吸机相关性肺炎(Ventilator Associated Pneumonia,VAP)发生的集束化管理。吸痰时戴一次性无菌手套,气管导管内吸痰使用密闭式吸痰管,使用中的吸痰管道玻璃接头放置在1:80的84消毒液瓶内浸泡,每日4次口腔护理和鼻腔冲洗;使用一次性呼吸机管道,一人一套,长期使用者每周更换呼吸机管路,疑有污染时及时更换,每日更换空气过滤器;呼吸机自带的过滤器和湿化罐每周更换消毒;无禁忌证的患儿应置于半卧位,床头抬高30°~45°,常规采用重力鼻饲,胃肠排空差的持续胃管滴注,必要时空肠管饲,以减少误吸的发生;呼吸机管路的集水杯应处于呼吸回路的最低位,轻轻拍打,将冷凝水及时倾倒在装有1:80的84消毒液(有效氯含量600 mg/L)的有盖容器中,避免倒流和污染环境。

(三)神经系统的监测及护理

1.评估患儿的神志和意识

评估患儿术后苏醒情况,神志清醒程度可反映脑功能状况;严密监测并记录生命体征及意识、瞳孔变化、瞳孔对光反射、四肢活动与感觉,观察有无出现颅内高压或颅内出血的症状,如头晕、头痛、呕吐、视神经乳头水肿、肢体无力等。意识或肢体功能障碍患儿,保持患儿肢体处于功能位,病情允许下可每日行气压治疗、关节松动、推拿治疗各3次,以防止废用综合征的发生和深静脉血栓形成。

2.评估患儿精神状况

评估患儿有无躁动、焦虑、谵妄、幻觉、恐惧、睡眠障碍等,若有异常及时告知医生进行处理。

3.其他检查

必要时可行脑电图、CT、磁共振检查以评估患儿脑功能状态。

(四)消化系统的监测及护理

1.消化系统监测

监测患儿胃肠减压的色、质、量;听诊肠鸣音,监测腹围,评估患儿肠道恢复情况;观察患儿有无腹胀、恶心、呕吐、腹泻;观察患儿排气排便情况,以及有无出现消化道出血症状。

2.营养支持

术后营养支持十分重要,术前营养不良、术中创伤易造成移植患儿代谢紊乱,影响全身功能恢复,因此需加强营养。术后早期胃肠道功能或者移植器官功能未完全恢复,常使用完全或者部分肠外营养支持,肠外营养输注时首选中心静脉,其次选择粗且直的血管,并严密观察有无静脉炎或输液渗漏的发生;患儿胃肠道功能允许下,营养师根据患儿病情制定饮食方案,选择合适的膳食种类,注意评估患儿消化情况,并定期进行营养评估。

（五）泌尿系统的监测及护理

1.尿量

术后尿量既可以反映肾脏本身灌注和功能,又可以反映心功能和组织灌注是否良好。术后要保证患儿充分休息以减轻肾脏负担,供给充足的营养;留置尿管的患儿加强消毒、定期更换尿管和引流袋;肾功能不全的患儿,积极寻找原因,进行对症治疗;肾功能衰竭患儿,必要时行血液净化治疗。

（1）少尿。术后每小时尿量≤1 mL/kg 为少尿,常见原因有血容量不足、肾功能受损、导尿管阻塞、低心排出量等,结合患儿病史与临床表现综合分析原因,尽快进行处理。

（2）多尿。术后每小时尿量>3 mL/kg 为多尿,提示患儿可能存在肾小管功能障碍性肾功能不全。肾移植术后患儿的尿量要求需结合术前尿量进行判断。

（3）血红蛋白尿。可能是红细胞破坏过多而产生,易阻塞肾小球致肾衰竭,必要时碱化尿液、渗透性利尿、补充晶体液等。

2.生化指标

术后遵医嘱抽血进行肾功能检查,评估肾功能。

3.尿常规

通过尿液检查,检测尿液中各种成分的含量,以及是否存在尿蛋白、红细胞等,评估泌尿系统情况。

（六）血液系统的监测及护理

1.监测出血倾向

遵医嘱抽血监测患儿血凝五项、血常规、凝血因子、血栓弹力图等,观察患儿有无出血倾向。

2.预防血栓形成

移植术后一般不需要纠正凝血功能障碍,常使用肝素、华法林、双嘧达莫、前列腺素 E 等抗凝剂抗凝,保持低凝状态以预防血栓形成。

3.谨慎输血

移植术后患儿需谨慎输血,根据患儿具体病情评估是否需要纠正贫血和凝血功能障碍,谨慎输注血小板、血浆、冷沉淀、纤维蛋白原、凝血酶原复合物等。

（七）感染的监测及护理

1.体温监测

儿童体温中枢发育不全,易受环境温度影响,移植术后患儿需注意体温的监测,及时发现低体温或者高体温。低体温时给予患儿保暖,高体温时可物理降温、药物降温。

2.各部位症状

注意观察患儿伤口、穿刺部位、引流管周围等有无红肿、渗液等,做好伤口护理、管道护理。

3.各种培养检查结果

遵医嘱定期查血培养、痰培养,了解患儿有无感染。

4.预防感染

严格执行消毒隔离制度,加强手卫生,防止交叉感染;将移植患儿安置在专用的移植单间病房,行保护性隔离,限制入室人数,每日用多功能空气消毒机消毒4次,定时通风换气;无菌操作时,要严格遵守无菌操作规程;减少侵入性操作,若患儿病情允许尽早拔除引流管;加强基础护理,术后给予翻身、机械辅助排痰、雾化等治疗,鼓励患儿咳嗽咳痰,保持伤口敷料清洁干燥,保持全身皮肤的完整;合理使用抗生素与免疫抑制剂,定期复查感染指标和免疫抑制剂浓度。

三、意识状态的监测及 PICU 镇静镇痛治疗

（一）意识状态的监测

PICU 术后的患儿处于强烈的应激环境中,在治疗过程中可能会出现意识状态的改变,如谵妄、躁动等,其原因包括:①患儿术后伤口疼痛、各种导管及其他身体的不适且不能描述。②长期卧床,与父母分离,大量陌生面孔,双手保护性约束使患儿不能自由活动导致躁动不安。③周围环境的噪声、各种仪器的报警声和持续照明灯光,影响睡眠和饮食。④年长儿对疾病的担心、焦虑与恐惧。⑤激素和术后免疫抑制剂的使用引起的毒副作用。

（二）儿科临床镇静评分系统

适当的镇静镇痛可以帮助患儿改善睡眠、消除或减少治疗期间带来的创伤、诱导遗忘，同时也减轻家属的焦虑，促进医患合作。

儿科临床镇静评分系统有多种，Ramsay 评分表（Ramsay Sedation Scores）是 PICU 最常用的镇静评分方法，如表 9.2.5 所示。危重患儿 Ramsay 评分 2~4 分是理想的镇静状态。有人工气道的患儿镇静程度可能需要更深，Ramsay 评分可达 3~5 分。

表 9.2.5　Ramsay 评分表

分值	临床表现
1 分	焦虑、紧张、躁动不安
2 分	合作、安静、良好的定向力、对机械通气耐受良好
3 分	只对指令有反应
4 分	对轻叩眉间或巨大声响刺激反应敏捷
5 分	对轻叩眉间和巨大声响刺激反应迟钝，对疼痛刺激无反应
6 分	对轻叩眉间和巨大声响刺激无反应

危重疾病、持续使用镇痛和镇静药物是诱发谵妄发生的危险因素，故 PICU 采用康奈尔儿童谵妄量表（The Cornell Assessment of Pediatric Delirium，CAPD）评估儿童精神错乱，如表 9.2.6 所示。评分≥9 分为阳性，需早期进行干预，从而降低 PICU 儿童谵妄的发生率。

表 9.2.6　康奈尔儿童谵妄量表

	从不＝4 分	极少＝3 分	有时＝2 分	经常＝1 分	一直＝0 分
患儿是否与照顾者有眼神接触					
患儿是否有目的性动作					
患儿是否能察觉周围环境变化					
患儿是否能表达需求					

续表

	从不＝4分	极少＝3分	有时＝2分	经常＝1分	一直＝0分
患儿是否烦躁不安					
患儿是否无法被安抚					
患儿是否活动过少					
患儿是否互动反应过慢					

（三）PICU 镇静镇痛评估

大多数 PICU 术后患儿治疗过程中会经历疼痛,若未处理,会导致睡眠周期紊乱、激素分泌异常,甚至对患儿生长发育、心理及神经发育产生不良影响,PICU 患儿镇痛和镇静治疗能够消除或减轻患儿的疼痛、躯体不适感、躁动和谵妄,防止无自主行为,保护患儿的生命安全,降低器官代谢和氧耗,保护脏器、改善人机同步、调节应激反应。如果镇静不足可能增加非计划性拔管的发生,过度镇静可能会延迟撤机时间、增加呼吸机相关性肺炎的发生、延长住院时间,甚至发生戒断综合征和精神错乱,危重患儿应每 2 小时进行镇静镇痛评估,儿童疼痛评估工具中,能自我表述的患儿推荐视觉模拟评分量表(Visual Analogue Scale,VAS)、数字疼痛评分法(Numerical Pain Rating Scale,NRS)评估表,不能自我表述的患儿采用 CRIES 量表(Cries,Requires Oxygen Increased Vital Signs,Expression,and Sleeplessness,CRIES)、面部表情评分法(Face Pain Scale,FPS)、CHEOPS 疼痛评估(Children's Hospital of Eastern Ontario Pain Scale,CHEOPS)、FLACC 量表(The Face,Legs,Activity,Cry,Consolability Scale,FLACC)等评估表。机械通气患儿的镇静水平使用状态行为量表(State Behavior Scale,SBS)来评估。

（四）镇静镇痛药物

儿童常用的镇静镇痛药物有咪唑安定、吗啡、芬太尼、舒芬太尼、瑞芬太尼、地佐辛等。

（1）咪唑安定。咪唑安定是新一代的苯二氮卓类药物,作用于中枢神经系统,是 PICU 中最常用的镇静药。其优点是半衰期短,蓄积少,对呼吸抑制相对较小,药效比地西泮强 4 倍,可诱导患儿顺行性遗忘,因而广泛用于儿科患者。

推荐用法：首剂量 0.1~0.3 mg/kg，静脉注射；维持量 1~5 μg/(kg·min)，静脉注射。

（2）吗啡。吗啡是最常用的阿片类镇痛药，可以缓解内脏、躯体和神经性疼痛。其特点是抑制代偿性交感反应，起效时间相对较慢，从而引起血管舒张，血压下降。推荐用法：首剂量 100 μg/kg，静脉注射；维持量 10~40 μg/(kg·h)，静脉注射。

（3）芬太尼。芬太尼是一种人工合成的强效阿片类药物，其特点是高度脂溶性，容易透过血脑屏障，起效迅速。芬太尼镇痛效果是吗啡的 100~180 倍，与吗啡相比对循环系统影响小，尤其适用于血流动力学不稳定的患儿。2 岁以下儿童用法用量无规定，2~12 岁按体重 0.002~0.003 mg/kg 给药。推荐用法：首剂量 1~2 μg/kg，静脉注射；维持量 1~4 μg/(kg·h)，静脉注射。

（4）舒芬太尼。舒芬太尼属于阿片受体激动剂，镇痛效果更优于芬太尼，使用的安全范围也强于吗啡和芬太尼，具有镇静、催眠作用，适宜术后镇痛。本品新生儿禁用。推荐用法：首剂量 0.1~0.3 μg/kg，静脉注射；维持量 0.04~0.08 μg/(kg·h)，静脉注射。

（5）瑞芬太尼。瑞芬太尼是一款更适合儿童使用的阿片类受体激动剂，其特点是起效快，半衰期短，代谢不依赖器官功能，不易蓄积。用药方面 2~12 岁儿童与成人一致，不推荐 2 岁以下儿童使用。瑞芬太尼镇痛对血流动力学更加稳定。在有效人工气道情况下，瑞芬太尼 3~6 μg/(kg·h)同时联合咪达唑仑 2 μg/(kg·min)可使术后患儿维持合适镇痛镇静水平，由于瑞芬太尼起效迅速，所以不推荐在无人工气道情况下单独静脉推注，需要在人工气道下使用，防止并发症的发生。

（6）丙泊酚。丙泊酚为短效镇静催眠药，因在儿童可能引发丙泊酚输注综合征，故可以单次推注，但不推荐 3 岁以下儿童使用。

（7）其他药物，包括地西泮、右美托咪定、氢吗啡酮等。

PICU 护士应当对常用的镇痛镇静药物有一定的认识，掌握其常规使用剂量，使用过程中密切观察患儿的生命体征，定期评估镇静镇痛效果。

四、各种导管的护理要点

（一）气管导管的护理

1.妥善固定

根据不同年龄选择合适的气管导管和插入合适的深度,如表9.2.7所示,必要时予以摄X线片确定导管位置,X线片确定导管尖端平2~3胸椎水平。注意镇静、约束到位,尤其是上肢的约束到位,必要时使用约束腰带,呼吸管道的固定要留有余地,便于患儿活动,每班交接导管插入深度,将长度标在固定胶布上。吸痰等护理操作时,妥善固定导管,操作后再次测量插入深度。及时更换浸湿的胶布,更换胶布需两人进行,其中一人为年资较高的主治医生或责护组长。

表 9.2.7　气管导管型号和深度

年龄	型号（mm）	深度（cm）
早产儿	2.5	8~9
足月儿	3	9~10
6月	3.5	10
12月	4	11
>2岁	年龄/4+4	年龄/2+12（经鼻+2）

2.保持通畅

防止管路及气管导管扭曲打折并及时清理呼吸管道的积水,注意观察湿化罐水位,维持温度32~37 ℃,交接班时一定要检查湿化效果,吸痰时注意吸痰管的插入深度,为避免气道黏膜损伤,推荐浅度吸引,深度吸引的相关损伤比浅度吸引大,以不超过导管尖端为宜。观察患儿胸廓起伏,听诊呼吸音是否对称、患儿的潮气量是否正常,面色口唇颜色等。

3.呼吸机集束化管理

预防VAP采用呼吸机集束化管理和气管导管内壁清理术。气管导管内壁清理术是指在使用人工气道期间,应用带气囊的导尿管清理气管导管内壁附着的痰液,延缓和阻止气管导管内壁细菌生物膜的形成,避免痰痂堵塞气管导管和降低呼吸机相关性肺炎的发生率。

（1）操作前准备。①适当镇静。②先进行气管导管内吸痰。③6号或8号一次性气囊导尿管1根（气管导管内径小于4.0 cm用6号导尿管，4.0 cm以上用8号导尿管），2 mL一次性注射器1支，简易复苏器及复苏面罩，无菌手套2副。④操作者1名，协助者1名。

（2）操作步骤。①洗手，戴口罩、帽子。②常规进行气管导管内吸痰。③观察生命体征，待稳定后方可做此操作。④测量气管导管总长度，标记导尿管插入深度，以不超过气管导管尖端0.5 cm为宜。⑤检查导尿管气囊完整性。用2 mL注射器向气囊内注入空气0.3～1 mL（气管导管≤4.0 cm，注入0.3～0.5 mL，>4.0 cm，注入0.8～1 mL）。⑥回抽出空气。空针保留等量空气并连接在气囊接头备用。⑦用生理盐水或无菌水溶性凝胶润滑导尿管，还可喷涂活性银制剂增加抗菌效果。⑧操作者将导尿管插入气管导管至预设深度。协助者迅速向气囊内注入空气，操作者一手固定好气管导管，另一只手迅速将气囊导尿管拉出。⑨协助者连接呼吸机管路，继续机械通气。⑩观察患儿，并做好记录。

（3）适应证和禁忌证。①适应证：气管插管和气管切开患儿。②禁忌证：生命体征不稳定者，呼气末正压（Positive End-expiratory Preassure，PEEP）参数较高、急性呼吸窘迫综合征（Acute Respiratory Distress Syndrome，ARDS）禁止做此操作。

（4）注意事项。①仔细测量气管导管总长度，气囊导尿管尖端切忌超过气管导管尖端0.5 cm。否则可能导致气道黏膜损伤出血，且导尿管无法拉出。②导尿管插入预设深度后，不要取出导丝，防止导尿管扭曲致气囊注气管堵塞，导致注入或排出空气受阻。③如果发生气囊导尿管拉出困难，应先将气囊放气，再拉出或注入少许生理盐水润滑。必要时直接拔出气管导管。④导管的拔除条件，待病情稳定，呼吸功能恢复，结合血流动力学及血气参数、胸片等指标进行撤机实验，拔管前做好呼吸道管理。

（二）引流管的护理

1.妥善固定

移植术后根据术中情况放置引流管，当存在多根引流管时，PICU护士应当向手术医生了解各管路放置的位置和作用，并做好相应标示，将引流管道妥善固定在床旁,预留活动度,防止引流管折叠、扭曲及牵拉。

2.保持通畅

定时检查引流是否通畅,除了观察引流物的颜色、性质及量以外,针对不同的引流管需要明确不同引流管的观察和护理重点,注意观察患儿生命体征及腹部体征,术后 24 小时注意有无内出血或吻合口漏等,若有异常情况应及时处理。

3.防止感染

引流袋每日进行更换,更换时注意无菌操作,引流袋位置应低于患儿身体,切勿高举引流袋高于患儿身体,防止逆流造成感染,观察伤口周围皮肤有无红肿糜烂,遵医嘱更换伤口敷料,保持伤口敷料清洁干燥。

4.拔除引流管

72 小时后,引流量减少且颜色明显变浅,结合胸腹片、超声等辅助检查以及患儿的临床症状进行拔管。

(三)胃肠减压的护理

1.妥善固定

妥善固定胃管,防止滑脱,为防止胃管与胃黏膜粘连,每日应轻轻转动一下胃管,观察引流物性质,引流物呈暗红色提示有活动性出血,绿色或深棕色引流物提示肠道有梗阻可能,应及时向医师汇报检查真空负压引流器效能是否正常,妥善固定引流管道,当负压器内充满较多气体或液体时,应予及时排出,以保持负压存在。

2.保持胃管的通畅

每 1~2 小时检查评估引流是否通畅,观察胃液颜色、量和性状。当引流不畅时,应以生理盐水冲洗胃管,每天用生理盐水 10~20 mL 反复冲洗胃管致其通畅。观察患儿的生命体征及腹部情况,是否有恶心、呕吐、腹胀等。当需要经胃管注入药物时,根据药物吸收时间,暂时夹闭胃管。

3.预防感染

对于长期置胃管的患儿,应遵循胃管推荐时间更换胃管,防止置管时间过长导致胃管前端变硬而损伤胃黏膜,观察鼻部黏膜有无压迫征象,每日行口腔护理。

4.胃管拔除

胃肠减压留置时间须视病情决定,如肛门排气,腹胀消失,肠鸣音恢复要及时通知医务人员根据病情拔除,不可自行拔除胃管。

(四)中心静脉导管的护理

1.妥善固定

每班回抽经外周静脉置入中心静脉导管(Peripherally Inserted Central Catheter,PICC)、CVC 有无回血,确定导管是否通畅,导管是否脱出、移位、打折、折断等情况,将导管适当做弧形弯曲,避开骨突关节处,以 2 条胶布交叉固定,另取 1 条胶布固定在蝶翼和导管接口处,用透明敷贴,采取"无张力粘贴法",以穿刺点为中心覆盖整个导管及蝶翼。

2.导管维护

间断输液及输血前后、输注黏稠、高渗、中药制剂,对血管刺激性药物后,连续输注药物不相容时,PICC/CVC 使用 0~10 U/mL 的肝素液封管或不含防腐剂的盐水封管,一般选用 10 mL 注射器或 10 mL 预冲式导管冲洗器应用脉冲式冲管,正压封管,导管冲洗液量原则上是导管及附加装置内腔容积总和的 2 倍以上,封管液为 1.2 倍。

3.导管相关性感染预防

严格无菌操作,观察穿刺点皮肤完整性、有无红肿热痛等表现,臂围或腿围有无变化,观察敷料完整性,纱布敷料 2 天更换一次,透明敷料 7 天更换一次,若敷贴出现卷边、松动、浸湿应当及时更换,消毒溶液有效浓度不低于 0.5%碘伏,消毒面积大于敷贴面积,输液接头采用含 2%氯己定的异丙醇溶液进行擦拭,每 96 小时更换输液接头。

4.导管拔除

指导患儿行瓦尔萨尔瓦(Valsalva)动作或屏住呼吸,拔除导管后按压穿刺点处直至不出血、不渗血,覆盖闭合性敷料于穿刺点 24 小时,并检查导管完整性。怀疑导管相关血液感染,应做导管尖端培养。

(五)留置尿管的护理

1.妥善固定

对留置尿管的患儿,妥善固定导尿管并做好标记,临床一般采用双腔气囊导管,一般婴幼儿选择 F6 尿管,学龄期儿童选择 F8 尿管,青春期儿童选择 F10或 F12 尿管,根据导管型号气囊注入 3~10 mL 生理盐水。并予以别针和橡皮筋固定于床单上,预留活动长度,避免牵拉。

2.保持引流通畅

防止尿管受压、扭曲、反折及堵塞等情况,观察尿液的颜色、性状和量,若术后早期出现血尿或尿中有血块时,容易导致尿管堵塞,应进行挤压尿管,严禁尿管冲洗,同时需要密切监测 24 小时尿量。

3.预防感染

集尿袋每日更换,集尿袋不得超过膀胱高度并避免挤压,防止尿液反流,发生逆行感染。为了防止和控制泌尿系统感染,每天给予 0.02%洗必泰或 0.1%新洁尔灭行会阴护理 2 次,保持会阴部、尿道口清洁,导尿管超过 1 周应及时更换,严格无菌操作,定期评估,病情允许情况下尽早拔管。

4.拔管护理

拔管前先放尽尿管气囊,后缓慢将尿管拔除,以防尿道黏膜损伤。

（六）动脉测压管及漂浮导管的护理

1.妥善固定

动脉测压管一般常规选择桡动脉进行穿刺,持续进行 IBP 监测,漂浮管用于 CVP、PiCCO 等血流动力学监测,患儿活动或翻身时,防止导管脱出、扭曲,烦躁者使用约束带适当约束肢体,防止导管拔出。

2.保证导管通畅

测压前检查各管道是否通畅、有无气泡及各管道连接是否严密,连接后观察心电监护上波形是否正常,持续监测时要求每班校正 1 次(调至零位),校正时压力传感器与右心房中点在同一水平线,定时使用肝素水/生理盐水冲洗管路,每 2 小时冲洗一次,每次 2 mL。

3.预防感染

严格无菌操作,预防感染,测压管连接的输液器每日进行更换,测压套件根据厂家推荐时间一般每 96 小时更换一次,穿刺点敷料每 7 天更换一次,浸湿、松动、渗血、渗液后及时更换,观察穿刺点皮肤有无异常表现。

4.拔管护理

根据病情,有创动脉一般48小时拔除,漂浮导管3~7天拔除,拔除穿刺点时加压包扎,直至不出血,同时观察肢端循环,防止感染。

(魏小丽　蒋　瑶　周恒宇)

主要参考文献

［1］Daverio M,von Borell F,Ramelet A S,et al. Correction to:pain and sedation management and monitoring in pediatric intensive care units across Europe:an ESPNIC survey［J］. Critical Care,2022,26(1):139.

［2］Anon J B,Jacobs M R,Poole M D,et al. Antimicrobial treatment guidelines for acute bacterial rhinosinusitis［J］. Otolaryngol Head Neck Surg,2004,130(1 Suppl):1-45.

［3］Blakeman T C,Scott J B,Yoder M A,et al. AARC Clinical Practice Guidelines:artificial airway suctioning［J］. Respir Care,2022,67(2):258-271.

［4］Infusion Nurses Society. Infusion nursing standards of practice［J］. J Infus Nurs,2006,29(1 Suppl):S1-S92.

［5］宋文良,刘春峰.《2022年美国重症医学会关于在重症监护病房环境和早期活动理念下预防和处理儿童重症患者疼痛、躁动、神经肌肉阻滞以及谵妄的临床实践指南》解读［J］.中国小儿急救医学,2022(6):428-432.

［6］何珊,王亚力,左泽兰.中文版康奈尔儿童谵妄量表的临床初步应用［J］.中华儿科杂志,2019,57(5):344-349.

［7］王文超,胡静,顾莺,等.危重症患儿临终关怀模式的构建［J］.中华护理杂志,2019,54(10):1519-1523.

［8］许峰,皮丹丹.常用镇静和镇痛药的超说明书用药分析［J］.中国小儿急救医学,2018,25(1):12-14.

［9］皮丹丹,刘成军,李静,等.舒芬太尼用于小儿先天性心脏病术后镇痛的效果和安全性［J］.儿科药学杂志,2013,19(9):8-11.

［10］皮丹丹,刘成军,李静,等.瑞芬太尼在小儿术后镇痛疗效和安全性的研究［J］.中国小儿急救医学,2018,25(3):203-207.

［11］邓迎,皮丹丹,刘成军,等.地佐辛用于儿童术后镇痛有效性和安全性的随机对照试验［J］.中国循证儿科杂志,2023,18(1):27-31.

［12］许峰,钱素云.中国儿童重症监护病房镇痛和镇静治疗专家共识(2018 版)解读［J］.中华儿科杂志,2019,57(5):336-337.

［13］刘永锋,郑树森.器官移植学［M］.2 版. 北京:人民卫生出版社,2021.

［14］何晓顺,成守珍,朱晓峰,等.器官移植临床护理学［M］. 广州:广州科技出版社,2018.

［15］欧洲委员会.移植器官质量与安全指南［M］.6 版. 北京:科学出版社,2019.

［16］Kathirvel S,Tetsuro S. 器官移植麻醉与围手术期管理［M］. 姜虹,夏明,译.北京:人民卫生出版社,2021.

［17］崔焱,张玉侠.儿科护理学［M］. 7 版.北京:人民卫生出版社,2021.

［18］桂莉,金静芬.急危重症护理学［M］.5 版.北京:人民卫生出版社,2022.

［19］艾伦·D.柯克.器官移植学［M］.朱继业,译.天津:天津科技翻译出版社,2020.

附　件

附件 1　中国公民逝世后器官捐献者评估记录表

基本信息

姓名：　　性别：□男　□女　　年龄：　　　住院号：

身高：　　体重：　　血型：□A　□B　□O　□AB　　Rh：□阳性　□阴性

协调员：　　评估医生：　　评估时间：　　年　月　日　时　分

捐献来源医院：　　　　　　ICU 住院时间：

死亡标准：□脑死亡（DBD）　□心脏死亡（DCD）　□脑心双死亡（DBCD）

捐献器官及组织：□肝　□肾　□心　□肺　□胰腺　□小肠　□角膜
　　　　　　　　□其他：＿＿＿＿＿＿

病史情况

发病原因：＿＿＿＿＿＿＿＿＿＿＿＿＿＿＿发病距今：＿＿＿天＿＿＿小时

临床诊断：＿＿＿＿＿＿＿＿＿＿＿＿＿＿＿＿＿＿＿＿＿＿＿＿＿＿＿

高血压：□无　□未明　□有　　　糖尿病：□无　□未明　□有

心脑血管疾病史：□无　□未明　□有＿＿＿＿＿＿＿＿＿＿＿＿

心脏骤停：□无　□有　低血压时长：＿＿＿小时＿＿＿分钟

肿瘤病史：□无　□未明　□有＿＿＿＿

感染性疾病史：□无　□有　（□乙肝　□结核　□HIV　□丙肝　□新冠
　　　　　　　□其它＿＿＿＿＿＿）　□未明

地方性感染史：□无　□有　（□组织胞浆菌　□芽生菌　□球孢子菌　□锥虫
　　　　　　　□线虫　□其他＿＿＿＿＿＿）　□未明

输血史：□无　□有　□未明

乙肝疫苗接种史：□无　□有　□未明

续表

病史情况

吸毒史：□无　□未明　□有＿＿＿＿＿＿＿＿＿＿＿＿＿＿＿＿＿＿＿＿

监禁史：□无　□未明　□有＿＿＿＿＿＿＿＿＿＿＿＿＿＿＿＿＿＿＿＿

性病史：□无　□未明　□有＿＿＿＿＿＿＿＿＿＿＿＿＿＿＿＿＿＿＿＿

动物抓、咬伤史：□无　□未明　□有＿＿＿＿＿＿＿＿＿＿＿＿＿＿＿＿

深部伤口史：□无　□未明　□有＿＿＿＿＿＿＿＿＿＿＿＿＿＿＿＿＿

临床评估

体表：□脓肿＿＿＿＿＿＿　□溃疡＿＿＿＿＿　□淋巴结肿大＿＿＿＿＿　□创伤＿＿＿＿＿
　　　□伤口及引流液＿＿＿＿＿＿＿＿＿＿＿＿＿　□针眼＿＿＿＿　□纹身＿＿＿＿
　　　□耳洞＿＿＿＿＿＿＿　□身体穿洞＿＿＿＿＿＿　□其它＿＿＿＿＿＿＿

X 线胸片：□未做　□脓肿　□活动性结核　□胸水　□感染结果描述：＿＿＿＿＿＿＿

超声：□腹水　□腹部脏器脓肿　□未做　□其他＿＿＿＿＿＿＿＿＿＿＿＿＿
　　　□肝肾超声　结果描述：＿＿＿＿＿＿＿＿＿＿＿＿＿＿＿＿＿＿＿＿

其他影像学检查：□未做　□胸腹部 CT　□心脏彩超　□头颅 CT　□胸部 CT
　　　　　　　　□头颅 MRI　□其他＿＿＿＿＿＿＿＿＿＿　结果描述：＿＿＿＿＿＿

其他：□肠内容物溢出　□伤口明显脓液　□感染的器官、血管　□尿管　□气管插管
　　　□创伤性管道　□其他＿＿＿＿＿＿＿＿＿＿＿＿＿＿＿＿＿＿＿

□其他＿＿＿＿＿＿＿＿＿＿＿＿＿＿＿　结果描述：＿＿＿＿＿＿＿＿＿＿＿＿＿

当前血压：＿＿＿＿＿＿＿＿＿／＿＿＿＿＿＿＿＿＿ mmHg 当前尿量：＿＿＿＿＿＿＿＿＿ mL/h

血管活性药物	□肾上腺素　剂量：＿＿＿＿＿＿＿	□异丙肾上腺素　剂量：＿＿＿＿＿
	□去甲肾上腺素　剂量：＿＿＿＿＿	□多巴胺　剂量：＿＿＿＿＿＿
	□多巴酚丁胺　剂量：＿＿＿＿＿＿	□可达龙　剂量：＿＿＿＿＿＿
	□血管加压素　剂量：＿＿＿＿＿＿	□米力农　剂量：＿＿＿＿＿＿
	其他：	

肝功能、肾功能、电解质、凝血功能				
	入院			获取前
日期				
血钠 135~145 mmol/L				
血钾 3.5~5.5 mmol/L				

续表

肝功能、肾功能、电解质、凝血功能					
	入院				获取前
时间					
BUN 7~20 mg/dL					
肌酐<100 μmol/L					
总胆红素<21 μmol/L					
ALT<50 U/L					
AST<40 U/L					
GGT<57 U/L					
ALP<120 U/L					
PT 9.4~12.5 s					
INR 0.85~1.15					
血常规					
	入院				获取前
日期					
时间					
WBC(3.5~9.5)×10^9/L					
NEUT% 40%~75%					
Hb 130~175 g/L					
血小板(125~350)×10^9/L					
尿常规					
	入院				获取前
日期					
时间					
尿量(mL/h)					
颜色					
外观					
尿蛋白(-)					

续表

尿常规				
	入院			获取前
pH 值 4.5~8.0				
白细胞(-)				
红细胞 0~9.2				
细菌 0~385				
肿瘤标志物				
甲胎蛋白:□未做　□阴性　□阳性		绒毛膜促性腺激素:□未做　□阴性　□阳性		
癌胚抗原:□未做　□阴性　□阳性		鳞状细胞癌相关抗原:□未做　□阴性 □阳性		
糖类抗原 199:□未做　□阴性　□阳性		前列腺特异性抗原:□未做　□阴性　□阳性		
糖类抗原 125:□未做　□阴性　□阳性		神经元特异性烯醇化酶:□未做　□阴性 □阳性		
异常凝血酶原:□未做　□阴性 □阳性		其他肿瘤标志物结果:		
其他检查:肿瘤 CTC 检查　□未做　□阴性　□阳性_____				
病毒检测				
HBV 血清学检查(阳性打勾):□未做　□HBsAg　□抗 HBs　□HBeAg　□抗 HBe □抗 HBc				
梅毒螺旋体和非梅毒螺旋体检测:□未做　□阴性　□阳性				
HIV 抗体:□未做　□阴性　□阳性				
CMV 巨细胞病毒抗体:□未做　□阴性　□阳性				
HCV 抗体:□未做　□阴性　□阳性				
EBV(EB 病毒)抗体:□未做　□阴性　□阳性				
新型冠状病毒抗体:□未做　□阴性　□阳性				
新型冠状病毒核酸:□未做　□阴性　□阳性				

续表

感染可选筛查性检查

对于具有高危病史/个人史的供者:HIV-RNA:□未做　□阴性　□阳性

HCV-RNA:□未做　□阴性　□阳性　HBV-DNA:□未做　□阴性　□阳性

单纯疱疹病毒 IgG 抗体:□未做　□阴性　□阳性

水痘-带状疱疹病毒抗体:□未做　□阴性　□阳性

弓形虫抗体(仅针对心脏移植的供者):□未做　□阴性　□阳性

BK 病毒血清学检测(针对肾移植供者):□未做　□阴性　□阳性

西尼罗病毒的血清学检测或核酸检测(主要针对高发地区或高发季节时):□未做
□阴性　□阳性

隐孢子虫、类圆线虫和枯氏锥虫血清学检测(针对来自有地方性疾病的供者):□未做
□阴性　□阳性

其他□

感染相关生物标志物检测

降钙素原(PCT):□未做　□正常　□异常:_____ ng/mL

1,3-β-D-葡聚糖试验(G 试验):□未做　□阴性　□阳性

半乳甘露聚糖试验(GM 实验):□未做　□阴性　□阳性

隐球菌荚膜多糖抗原测定:□未做　□阴性□　阳性

γ-干扰素释放试验(IGRA):□未做　□阴性　□阳

病原微生物检查			
时间	送检标本	检查方法	结果(含药敏)

续表

注:送检标本选项:□外周血 □尿液 □痰液或气道分泌物 □器官保存液 □脑脊液 □引流液 □胸腹腔积液 □肺泡灌洗液 □其他标本_____ 检测方法选项:□细菌、真菌培养 □直接涂片染色 （□革兰氏染色 □抗酸染色 □弱抗酸染色 □墨汁负染色 □六胺银染色） □宏基因组检测 □其他方法_____

器官病理穿刺活检			
器官	是否送检	时间	结果
肝脏	□是 □否		
肾脏	□是 □否		
其他	□是 □否		

附件 2　中国公民逝世后捐献肾脏质量评估记录表

姓名：　　　　性别：□男　□女　　　　年龄：　　　　血型：□A　□B　□O　□AB
身高：　　　　体重：　　　　住院号：
死亡标准：□脑死亡（DBD）　　□心脏死亡（DCD）　　□脑心双死亡（DBCD）

肾脏
冷灌注开始时间：_____月_____日_____时_____　　　分灌注液体量：_____ mL
热缺血时间：□无　□有_____ min　　　双肾是否分开：□否　□是

右肾		左肾	
□硬　□软 轻度/中度/重度	□否　□是 延伸到肾动脉 □否　□是： 长度_____ cm	腹主动脉 斑块	□否　□是 延伸到肾动脉 □否　□是： 长度_____ cm	□硬　□软 轻度/中度/重度

右肾图	□否　□是	肾动脉斑块	□否　□是	左肾图
	□否　□是	肾梗塞区	□否　□是	
	□否　□是	包膜撕破	□否　□是	
	□否　□是	包膜下血肿	□否　□是	
	□否　□是	囊肿	□否　□是	
	□否　□是	是否已修肾	□否　□是	

右肾	左肾
长度____ cm 宽度____ cm 厚度____ cm 动脉 数量____支距离____ cm 动脉瓣是否保留：□是　□否 多支动脉是否共瓣：□是　□否 长度____ cm ____ cm ____ cm 内径____ mm ____ mm ____ mm	长度____ cm 宽度____ cm 厚度____ cm 动脉 数量____支距离____ cm 动脉瓣是否保留：□是　□否 多支动脉是否共瓣：□是　□否 长度____ cm ____ cm ____ cm 内径____ mm ____ mm ____ mm

续表

右肾	左肾
静脉数量____支距离____cm 带下腔静脉:□是 □否 长度____cm ____cm ____cm 内径____mm ____mm ____mm	静脉数量____支距离____cm 带下腔静脉:□是 □否 长度____cm ____cm ____cm 内径____mm ____mm ____mm
输尿管 □单支 □双支 □三支 长度____cm ____cm ____cm 解剖异常:□无 □有_____ 外科损伤:□无 □有_____ 活检:□无 □有_____	输尿管 □单支 □双支 □三支 长度____cm ____cm ____cm 解剖异常:□无 □有_____ 外科损伤:□无 □有_____ 活检:□无 □有_____
低温机械灌注监测指标:压力____流量____ 阻力____ □肾脏拍照:包括外观、解剖异常和外科 损伤	低温机械灌注监测指标:压力____流量____ 阻力____ □肾脏拍照:包括外观、解剖异常和外科 损伤
获取医生:_____ 获取时间:_____年_____月_____日 修肾医生:_____	

中国公民逝世后捐献肾脏病理评估表

标本编号：

标本送检日期：　　年　　月　　日　　　　　　　　　　时间：

肾小球总数（g）		硬化肾小球数量		硬化肾小球比例	
细小动脉总数（v）		玻璃样变动脉数量		玻璃样变小动脉比例	

肾间质纤维化（CI） Interstitial Fibrosis	无 （<5%）	轻度 （5%~25%）	中度 （26%~50%）	重度 （>50%）
肾小管萎缩（CT） Tubular Atrophy	无 （<5%）	轻度 （5%~25%）	中度 （26%~50%）	重度 （>50%的皮质肾小管 被累及）
肾间质炎症（I） Interstitial Inflammation	无 （<5%）	轻度 （5%~25%）	中度 （26%~50%）	重度 （>50%的肾皮质部分 被累及）
小动脉内膜纤维化 增厚（CV） Arterial Intimal Fibrosis	无 （<5%）	轻度 （5%~25%）	中度 （26%~50%）	重度 （>50%的动脉管腔狭窄）
动脉透明样变（AH） Arteriolar Hyalinosis	无 （<5%）	轻度 （至少1支 小动脉分支）	中度 （1支以上 小动脉分 支被累及）	重度 （多支小动脉全周呈 透明样变）
肾小球内微血栓（GT） Glomerular Thrombi	无	轻度 （<10%的毛 细血管袢）	中度 （10%~25% 的毛细 血管袢）	重度 （>25%的毛细血管袢）

续表

肾小管损伤/坏死 （ATI/ATN） Acute Tubular Injury/ Necrosis	无	轻度 （肾小管上 皮肿胀、核脱 失、刷状缘 消失）	中度 （局灶性肾 小管上皮凝 固性坏死）	重度 （大片缺血性坏死）
其他病变:FSGS 改变（ ）、肿瘤（ ）、感染（ ） 备注: Banff Schema:I（ ）,T（ ）,G（ ）,V（ ）,CI（ ）,CT（ ）,CG（ ）,CV（ ）, 　　　　　AH（ ）,　MM（ ） Remuzzi 评分:　　分（其中肾小球硬化＝　　,肾小管萎缩＝　　,肾间质纤维化＝　　,小动脉管 腔狭窄＝　　）				

供肾活检组织表现:

报告者:

报告日期:　年　月　日　AM:

PM:

说明:本评估表仅作为病理观察结果,不作为供肾取舍的唯一依据,供肾取舍需结合临床综合指标确定。

附件3　中国公民逝世后捐献肝脏质量评估记录表

姓名:	性别:□男　□女	年龄:	血型:□A　□B　□O　□AB
身高:	体重:	住院号:	

死亡标准:□脑死亡(DBD)　　□心脏死亡(DCD)　　□脑心双死亡(DBCD)

肝脏

动脉冷灌注开始时间:____月____日____时____分　　灌注液体量:_____mL

门静脉冷灌注开始时间:____月____日____时____分　　灌注液体量:_____mL

热缺血时间:□无　□有____min

肝脏重量:_____g　长度____cm　宽度____cm　厚度____cm

门静脉:宽度____cm,长度____cm

肝动脉:外径____mm,内径____mm,长度____cm

胆总管:外径____mm,内径____mm

肝上下腔静脉:宽度____cm,长度____cm　肝下下腔静脉:宽度____cm,长度____cm

肝脏质地:□质软　□质韧　□质硬

解剖异常:□无　□有_____

外科损伤:□无　□有_____

包膜撕裂:□无　□有_____

血　　　肿:□无　□有_____

供者血管:□无　□有_____

胆道插管:□无　□有_____

胆道冲洗:□无　□有_____

副肝右动脉:□无　□有_____

副肝左动脉:□无　□有_____

获取后零点病检:□无　□有_____

□肝脏拍照

是否行劈离式肝移植:□否　□是(如勾选"是",请填写以下内容)

劈离手术方式:□左外叶　□扩大左外叶　□左半肝　□右半肝　□在体劈离　□离体劈离

手术开始时间:_____　获取完毕时间:_____

切肝器械:□超声刀　□钳夹法　□CUSA　□双极电凝

部分肝首先获取离体:□否　□是

门脉离断时间:_____门脉插管灌注时间:_____

续表

门静脉灌注液体:4℃晶体液_____ mL + 4℃ UW 液_____ mL

腹主动脉插管时间:_____

腹主动脉灌注液体:4℃晶体液_____ mL + 4℃ UW 液_____ mL

门静脉插管时间:_____

门静脉灌注液体:4℃晶体液_____ mL + 4℃ UW 液_____ mL

手术用时_____ min　　切肝时间_____ min　　术中出血量_____ mL

术中补液:晶体_____ mL　　胶体_____ mL

下腔静脉取舍:□右肝　□左肝　　　中肝静脉取舍:□右肝　□左肝

脂肪肝:□无　□有:□轻度　□中度　□重度

左肝减体积:□无　□有:□獭尾　□三段部分　□单段

左肝静脉:□单支　□双支

肝静脉整形:□无　□有:□直接拼合　□补片修整　□架桥　□其他

口径:　　　　门静脉左支口径:_____ mm

左肝管:□单支　□双支　左肝动脉:□单支　□双支　□三支

左侧供肝质量:_____ g　　　　　　右侧供肝质量:_____ g

肝动脉

胆道

A Type I 43.7%　B Type II 26.2%

C Type III 12.6%　D Type IV 10.7%

Variations in Middle and Left Hepatic Vein

Type I　Type II　Type IIIA

Type IIIB　Type IV

续表

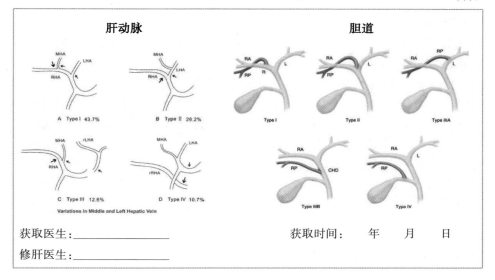

| 肝动脉 | 胆道 |

获取医生：_____

修肝医生：_____

获取时间： 年 月 日

中国公民逝世后捐献肝脏病理评估表

标本编号:

标本送检日期:____年____月____日　　　供者姓名:____　性别:____年龄:____

标本大体描述:

快速病检类型:快速石蜡□　　　　快速冰冻□

供肝活检类型	楔形活检(W): 穿刺活检(N):		大小/长度:　　　　cm	
门管区数量:　　　个		门管区部位:		
门管区炎症	无 □	轻度 □	中度□	重度□
门管区纤维化	无 □	轻度 □	中度□	重度□
肝细胞脂肪变 (大泡性)	无 □	轻度□ (10%~30%)□	中度□ (30%~50%)□	重度□ (>50%)□
肝细胞脂肪变 (小泡性)	无 □	轻度 (10%~30%)□	中度 (30~50%)□	重度 (>50%)□
注意:评估供肝细胞脂肪变时请注明脂肪变大致比例:				
肝细胞水变性	无 □	轻度 (10%~30%)□	中度 (30%~50%)□	重度 (>50%)□
肝细胞及毛细 胆管淤胆	无 □	轻度 (10%~30%)□	中度 (30%~50%)□	重度 (>50%)□
慢性肝炎和肝纤维化评分:G　　　S				
总体描述:				
其他:				

报告者:

报告日期:____年____月____日

附件4 中国公民逝世后捐献心脏质量评估记录表

姓名：	性别：□男 □女	年龄：	住院号：
血型：□A □B □O □AB		Rh 血型：□+ □-	
身高：	体重：	胸围：	

脑死亡达标时间		传染病	
原发病		发病时间	年 月 日
服药史		心脏相关疾病史	
疾病史			

心脏		
CPR	□无 □有(时间：_____ 方式：□胸外按压 □电除颤 □其他_____)	
心脏杂音	□无 □有(部位：____性质：____强度：____传导：____)	
血管活性药物	□肾上腺素 剂量：____	□异丙肾上腺素 剂量：____
	□去甲肾上腺素 剂量：____	□多巴胺 剂量：____
	□多巴酚丁胺 剂量：____	□可达龙 剂量：____
	□血管加压素 剂量：____	□米力农 剂量：____
	其他：	
生化指标	TNI：_____	CK-MB：_____
	BNP：_____	PCT：_____
	其他：	
ECG(上传图片)		
心胸比		
胸片(上传图片)		
胸部薄层 CT (上传图片)		

超声评估		
M 型及二维		多普勒超声
左房	mm	二尖瓣	
左室	mm	主动脉瓣	

续表

超声评估			
M 型及二维		多普勒超声	
右房	mm	三尖瓣	
右室	mm	肺动脉瓣	
主动脉	mm	射血分数	EF _____%
肺动脉	mm	室间隔及左室厚度	mm
下腔静脉宽度	mm		
异常分流	房水平:□无　□有	室水平:□无　□有	动脉水平:□无　□有
备注			

获取情况及外观评估	
解剖异常	□无　□有(描述_____)
外观损伤	□无　□有(描述_____)
灌注情况	冷灌注开始时间:　　日　　时　　分
	灌注效果:
	灌注液名称:
	灌注液体量:　　　　　　mL
	冷缺血时间:　　　　　　min
心包	心包增厚:□否　□是　(描述_____)
	心包粘连:□否　□是　(描述_____)
	心包积液:□否　□是　(描述_____)
钙化斑块	主动脉:□否　□是　(描述_____)
	肺动脉:□否　□是　(描述_____)
	冠状动脉:□否　□是　(描述_____)
备注	

附件 5　中国公民逝世后捐献肺脏质量评估记录表

姓名：　　性别：□男　□女　　年龄：　　血型：□A　□B　□O　□AB
身高：　　体重：　　住院号：

死亡标准：□脑死亡（DBD）　　□心脏死亡（DCD）　　□脑心双死亡（DBCD）

肺脏				
诊断	死亡原因			
	心脏按压史		胸部外伤史	
既往史	吸烟史		恶性肿瘤史	
	哮喘史		手术史	
	合并症		误吸史	
生命体征	T	℃	R	次/分
	P	次/分钟	Bp	mmHg
呼吸系统	PaO_2	mmHg	SaO_2	%
	FiO_2	%	气管插管时间	天
	PaO_2/FiO_2			
	Vt	mL	PEEP	cmH_2O
	胸片/CT（上传图片）			
	支气管镜			
循环系统	CVP	cmH_2O	24 小时入量	
	液体平衡		24 小时尿量	
检验	PCT		CRP	
抗生素				

附件6 精神卫生中心出具的司法鉴定意见书

××精神卫生中心司法鉴定意见书(示例)
××精卫中心司法鉴定中心[20××]精鉴字第××号

一、基本情况

委托人:××医院

委托鉴定事项:××的精神状态及其民事行为能力

受理日期:20××年××月××日

鉴定材料:被鉴定人母亲××提供的关于××日常情况的书面说明材料及××医院的委托书。

鉴定日期:20××年××月××日

鉴定地点:××精神卫生中心

在场人员:被鉴定人的母亲××

被鉴定人:××,××岁,男,汉族,已婚,初中文化,工人。身份证号:×××××××××××××××××。户籍地址:××省××市××街道××号

二、基本案情

被鉴定人××拟进行活体肝移植供肝切取手术,××作为活体肝移植供体,目前进行相应化验及检查未发现明显异常,既往无特殊病史及精神疾病相关病史。按照相关规定术前需对××的智力状况及是否具有民事行为能力进行司法鉴定。

三、资料摘要

被鉴定人母亲××提供的"情况说明"述:××既往无精神病病史,正常,平时与家人、邻居、同事相处好,能独立完成工作及各种家务,能主动关心照顾家人,未见其有异常言行。

四、鉴定过程

经详细审阅送鉴定材料并对被鉴定人进行了有关检查。

精神检查:被鉴定人自行步入检查室,意识清楚,定向力完整,衣着整齐,年貌相符,接触沟通良好,对答切题,言有条理,能准确叙述其个人经历及家庭情况,称其平时带养小孩,对家人关心,和邻居、家人和睦相处,知晓其女儿目前的病情状况,且明确表达自己愿意供肝的意愿,明白手术的风险、性质和意义。其

语言表达、情感交流、理解力、判断力、逻辑推理能力及记忆力等均好。未发现幻觉妄想等精神病性症状。

体格检查：未发现异常。

韦氏成人智力测验：IQ 为 90。

五、分析说明

根据相关的鉴定资料，结合目前的检查，被鉴定人××既往无特殊疾病及精神病史，能正常完成家务，并合理安排自己的日常生活及作息，工作表现较为优秀，人际关系良好，社会功能完整，其智能及记忆正常。

被鉴定人××能与人有效交流沟通并充分表达自己的意愿，也能正确辨认自己的权利和义务并积极保护自己的合法权益，故目前评定为具有完全民事行为能力。

六、鉴定意见

1.被鉴定人诊断：目前精神活动（智力及心理活动）未见异常。

2.被鉴定人××目前具有完全民事行为能力。

司法鉴定人签名：

《司法鉴定人执业证》证号：

司法鉴定人签名：

《司法鉴定人执业证》证号：

（公章）

二〇××年××月××日

附件7 器官移植术前多学科专家讨论意见汇总表

受体： 性别： 年龄： 血型： ID 号：

受体诊断:1. 2.

时间： 年 月 日

地点：

主持人：

科室（根据病情邀请相关科室）	专家意见	是否同意手术	签名	职称
感染科	（专科意见）			
消化科	（专科意见）			
放射科	（专科意见）			
重症医学科	（专科意见）			
麻醉科	（专科意见）			
...				

附件 8　活体器官移植伦理审查意见书

××医院人体器官移植技术临床应用与伦理委员会
活体器官移植伦理审查意见书(示例)

编号：

接受人姓名		性别		年龄	
身份证号			病案号		
诊断					
手术名称及部位 (肾脏移植应当注明左、右)					
捐献人姓名		性别		年龄	
身份证号			病案号		
手术名称及部位 (肾脏移植应当注明左、右)					
活体器官捐献人的捐献意愿是否真实			是□　否□		
有无买卖或变相买卖人体器官的情形			是□　否□		
捐献人是否具有完全民事行为能力			是□　否□		
是否与接受人谈话核实有关信息			是□　否□		
捐献人与接受人关系		是否符合有关要求		是□　否□	
活体器官的配型和接受人的适应证是否符合伦理原则和人体器官移植技术管理规范			是□　否□		
主管医师是否向捐献人说明活体器官摘取手术的风险、术后注意事项、可能发生的并发症以及预防措施			是□　否□		
主管医师是否确认除摘取器官产生的直接后果不会损害捐献人其他正常的生理功能			是□　否□		
捐献人/接受人是否签署知情同意书			是□　否□		

续表

捐献人及其具有完全民事行为能力的父母、成年子女（已结婚的捐献人还应当包括其配偶）是否共同签署捐献人自愿无偿捐献器官的书面意愿书	是□　否□
接受人是否签署接受捐献人捐献器官的书面意愿书	是□　否□
主管医师意见	主管医师签字： 科主任签字： 　　年　月　日
人体器官移植技术临床应用与伦理委员会意见	主任委员签字： 委员签字： （盖章） 　　年　月　日
院长意见	院长签字： 　　年　月　日

注：此表一式三份，向省级卫生行政部门报送时提交，医院伦理委员会存档，患者病历备查。

中英文对照及英文缩写一览表

英文缩写	英文全称	中文全称
—	Deceased Organ Donation and Transplantation	公民逝世后器官捐献与器官移植
—	Velcro rale	Velcro 啰音，又称瓦尔科罗音
—	Valsalva	瓦尔萨尔瓦
AAR	Accelerated Acute Rejection	加速性排斥反应
ABMR	Antibody Mediated Rejection	抗体介导的排斥反应
ACT	Activated Coagulation Time	全血活化凝血时间
aGVHD	acute Graft Versus Host Disease	急性移植物抗宿主病
AIDS	Acquired Immune Deficiency Syndrome	获得性免疫缺陷综合征
AKI	Acute Kidney Injury	急性肾损伤
allo-HSCT	allogeneic Hematopoietic Stem Cell Transplantation	异基因造血干细胞移植
APN	Advanced Practice Nurse	高级实践护士
AR	Acute Rejection	急性排斥反应
ARDS	Acute Respiratory Distress Syndrome	急性呼吸窘迫综合征
AS	Alport Syndrome	Alport 综合征，又称遗传性进行性肾炎
ASA	American Society of Anesthesiologists	美国麻醉医师协会
ATG	Anti Thymocyte Globulin	抗胸腺细胞球蛋白
ATG	Rabbit Anti-human Thymocyte Immunoglobulin	兔抗人胸腺细胞免疫球蛋白

续表

英文缩写	英文全称	中文全称
auto-HSCT	autologous Hematopoietic Stem Cell Transplantation	自体造血干细胞移植
BE	Base Excess	碱剩余
BKV	BK Virus	BK 病毒,又称人多瘤病毒
BP	Blood Pressure	血压
CAPD	The Cornell Assessment of Pediatric Delirium	康奈尔儿童谵妄量表
CDC	Complement Dependent Cytotoxicity	补体依赖的细胞毒性作用
CFI	Cardiac Function Index	心功能指数
cGVHD	chronic Graft Versus Host Disease	慢性移植物抗宿主病
CHD	Congenital Heart Disease	先天性心脏病
CI	Cardiac Index	心脏指数
CKD	Chronic Kidney Disease	慢性肾脏病
CLS	Capillary Leak Syndrome	毛细血管渗透综合征
CMV	Cytomegalo Virus	巨细胞病毒
CNI	Calcium Neuroprotein Inhibitors	钙神经蛋白抑制剂
CNIs	Calcineurin Inhibitor	钙调磷酸酶抑制药
CNS	Central Nervous System	中枢神经系统
CO	Cardiac Output	心输出量
CPB	Cardiopulmonary Bypass	体外循环
CR	Chronic Rejection	慢性排斥反应
CRF	Chronic Renal Failure	儿童慢性肾功能衰竭
CRRT	Continuous Renal Replacement Therapy	连续性肾脏替代疗法
CRT	Capillary Refill Time	毛细血管再充盈时间
CsA	Ciclosporin	环孢素
CUSA	Cavitron Ultrasonic Surgical Aspirator	超声吸引装置
CVC	Central Venous Catheter	中心静脉导管

英文缩写	英文全称	中文全称
CVP	Central Venous Pressure	中心静脉压
DCD	Donor After Cardiac Death	心脏死亡后器官捐献
DD	Deceased Donation	死亡器官捐献
DD	Dent Disease	Dent 病
dd-cf DNA	Donor-derived Cell-free DNA	供体来源游离 DNA
DDI	Donor-derived Infection	供体来源性感染
DGF	Delayed Graft Function	术后移植肾功能延迟恢复
dnDSA	de novo Donor-specific Antibodies	移植后新生供体特异性抗体
DRIs	Dietary Reference Intakes	膳食营养素参考摄入量
DSA	Donor Specific Antibody	供体特异性抗体
EBV	Epstein-Barr Virus	EB 病毒
ECD	Expanded Criteria Donor	扩大标准供体
ECMO	Extracorporeal Membrane Oxygenation	体外膜肺氧合
EC-MPS	Enteric-coated Mycophenolate Sodium	麦考酚钠肠溶片
EEG	Electroencephalogram	脑电图
EMB	Endomyocardial Biopsy	心内膜心肌活检
EN	Enteral Nutrition	肠内营养
EPO	Erythropoietin	促红细胞生成素
ES	Engraftment Syndrome	植入综合征
ESRD	End Stage Renal Disease	儿童终末期肾病
FCC	Family-centered Care	以家庭为中心
FK506	Tacrolimus	他克莫司
FVRI	Pulmonary Vascular Resistance Index	肺血管阻力指数
GEDI	Global End-diastolic Volume Index	全心舒张末期容积指数
GEF	Global Ejection Fraction	全身射血分数
GFR	Glomerular Filtration Rate	双侧肾小球滤过率

续表

英文缩写	英文全称	中文全称
GLIM	Global Leadership Initiative on Malnutrition	全球营养领导层倡议营养不良诊断标准
GS	Gitelman Syndrome	Gitelman 综合征,又称吉泰尔曼综合征
GVHD	Graft Versus Host Disease	移植物抗宿主病
HBV	Hepatitis B Virus	乙型肝炎病毒
HC	Hemorrhagic Cystitis	出血性膀胱炎
HCT	Hematocrit	红细胞比容
HCV	Hepatitis C Virus	丙型肝炎病毒
HIV	Human Immunodeficiency Virus	人类免疫缺陷病毒,又称艾滋病毒
HLA	Human Leukocyte Antigen	人类白细胞抗原
HR	Hyperacute Rejection	超急性排斥反应
HSCT	Hematopoietic Stem Cell Transplantation	造血干细胞移植
HSV	Herpes Simplex Virus	单纯疱疹病毒
HT	Heart Transplant	心脏移植
HTK	Histidine-tryptophan-ketoglutarate solution	HTK 液
IBP	Invasive Blood Pressure	有创血压
ICD	Implantable Cardioverter Defibrillator	植入型心律转复除颤器
IL	Interleukin	白细胞介素
ISHLT	International Society of Heart and lung Transplantation	国际心肺移植学会
ISODP	International Society of Organ Donation and Procument	国际器官捐献与获取协会
IVIG	Intravenous Immunoglobulin	静脉用免疫球蛋白
KDOQI	Kidney Disease Outcomes Quality Initiative	肾脏病预后质量倡议
LVAD	Left Ventricular Assist Device	左心室辅助装置
MCT	Medium Chain Triglyceride	中链甘油三酯

续表

英文缩写	英文全称	中文全称
MDR	Multi-drug Resistant	多重耐药
MDR-GNB	Multi-drug Resistant Gram Negative Bacteria	多重耐药革兰氏阴性菌
MELD	Model for End-stage Liver Disease	终末期肝病模型
MMF	Mycophenolate Mofetil	吗替麦考酚酯
MMR	Measles-Mumps-Rubella	风疹联合疫苗
MPA	Mycophenolic Acid	霉酚酸
MRSA	Methicillin-resistant Staphylococcus Aureus	耐甲氧西林金黄色葡萄球菌
mTOR	mammalian Target of Rapamycin	哺乳动物雷帕霉素靶蛋白
NIBP	Non-invasive Blood Pressure	无创血压
NRS	Numerical Pain Rating Scale	数字疼痛评分法
NRS 2002	Nutrition Risk Screening 2002	营养风险筛查 2002
OPO	Organ Procurement Organization	器官获取组织
$PaCO_2$	Partial Pressure of Carbon Dioxide	血二氧化碳分压
PACU	Postanesthesia Care Unit	麻醉后监测治疗室
PaO_2	Partial Pressure of Oxygen	血氧分压
PAP	Pulmonary Arterial Pressure	肺动脉压
PAWP	Pulmonary Artery Wedge Pressure	肺毛细血管楔压
PBSC	Peripheral Blood Stem Cell	外周血干细胞
PEEP	Positive End-expiratory Pressure	呼吸末正压
PELD	Pediatric End-stage Liver Disease	儿童终末期肝病模型
PGD	Primary Graft Dysfunction	原发性移植物功能障碍
pH	Potential of Hydrogen	酸碱度
PICC	Peripherally Inserted Central Catheter	经外周静脉置入中心静脉导管
PiCCO	Pulse-indicated Continuous Cardiac Output	脉搏指示持续心输出量
PICU	Pediatric Intensive Care Unit	儿童重症监护病房
PN	Parenteral Nutrition	肠外营养

续表

英文缩写	英文全称	中文全称
PRA	Panel Reactive Antibody	群体反应抗体
PRNT	Pediatric Renal Nutrition Taskforce	儿童肾脏营养工作组
PTLD	Post-transplant Lymphoproliferative Disorder	移植后淋巴增殖性疾病
PVR	Pulmonary Vascular Resisitence	肺血管阻力
PVS	Persistent Vegetative State	持续性植物状态
PYMS	Pediatric Yorkhill Malnutrition Score	儿科 Yorkhill 营养不良评分工具
rATG	Rabbit Anti-human Thymocyte Globulin	兔抗人胸腺细胞免疫球蛋白
RBC	Red Blood Cell	红细胞悬液
RT	Renal Transplantation	肾移植
SB	Standard bicarbonate	标准碳酸氢盐
SBAR	Situation	现状
	Background	背景
	Assessment	评估
	Recommendation	建议
SBS	State Behavior Scale	状态行为量表
Scr	Serum Creatinine	血清肌酐
SI	Stroke Index	每搏射血指数
SLSEP	Short Latency Somatosensory Evoked Potential	短潜伏期体感诱发电位
SOS	Sinusoidal Obstruction Syndrome	肝窦阻塞综合征
SOT	Solid Organ Transplant	实体器官移植
SPF	Sun Profection Factor	防晒因子
SSI	Surgical Site Infection	手术部位感染
STAMP	Screening Tool for the Assessment of Malnutrition in Pediatrics	儿科营养不良筛查工具

续表

英文缩写	英文全称	中文全称
STRONGkids	Screening Tool for Risk of Nutrition Status and Growth	生长发育风险筛查工具
SV	Stroke Volume	每搏射血量
SVI	Stroke Volume Index	每搏量指数
SvO2	Mixed Venous Oxygen Saturation	混合静脉血氧饱和度
SVR	Systemic Vascular Resistance	全身血管阻力
SVRI	Systemic Vascular Resistance Index	系统血管阻力指数
SVV	Stroke Volume Variation	每搏量变异度
syn-HSCT	syngeneic Hematopoietic Stem Cell Transplantation	与同基因造血干细胞移植
TCD	Transcranial Doppler	经颅多普勒超声
TCMR	T Cell Mediated Rejection	T 细胞介导的排斥反应
TEE	Trans-esophageal Echocardiography	经食管超声心动图
TFC	Thoracic Fluid Content	胸腔液体含量
TOF	Train-of-Four Stimulation	肌松监测刺激
TTS	International Transplantation Society	国际器官移植协会
UNOS	United Network for Organ Sharing	器官资源共享网络
UTI	Urinary Tract Infection	泌尿系感染
UW	University of Wisconsin solution	UW 液
VAP	Ventilator Associated Pneumonia	呼吸机相关性肺炎
VAS	Visual Analogue Scale	视觉模拟评分量表
VRE	Vancomycin-resistant Enterococcus	耐万古霉素肠球菌
VV	Varicella Vaccine	水痘疫苗
VZV	Varicella-Zoster Virus	带状疱疹病毒
WHO	World Health Organization	世界卫生组织